中医求实系列

中医入门课（二）

青龙虎啸汤与回阳救命汤

周忠海　陈启鹏　主编

中国科学技术出版社
·北京·

图书在版编目（CIP）数据

中医入门课. 二, 青龙虎啸汤与回阳救命汤 / 周忠海, 陈启鹏主编. -- 北京: 中国科学技术出版社, 2025. 6（2025.11 重印）. -- (中医求实系列丛书). -- ISBN 978-7-5236-1223-1

Ⅰ. R2

中国国家版本馆 CIP 数据核字第 202413YM99 号

策划编辑 韩 翔 于 雷
责任编辑 韩 翔
文字编辑 卢兴苗
装帧设计 佳木水轩
责任印制 徐 飞

出 版 中国科学技术出版社
发 行 中国科学技术出版社有限公司
地 址 北京市海淀区中关村南大街 16 号
邮 编 100081
发行电话 010-62173865
传 真 010-62179148
网 址 http://www.cspbooks.com.cn

开 本 710mm × 1000mm 1/16
字 数 305 千字
印 张 20.5
版 次 2025 年 6 月第 1 版
印 次 2025 年 11 月第 2 次印刷
印 刷 北京博海升彩色印刷有限公司
书 号 ISBN 978-7-5236-1223-1/R · 3416
定 价 58.00 元

编者名单

主　编　周忠海　陈启鹏

编　者（以姓氏笔画为序）

王　燕　王建中　王晨霖　韦荣幸　邓　硕　本　空
付昭伟　付昭伟　朱如春　刘宗强　农　平　农富翔
孙忠明　杜广文　杜亚鸿　李　刚　李　香　李建红
杨晓峰　杨晓辉　何双育　何海洋　张　静　张洪强
张晓鸣　张善华　陈继珍　林　俊　林自萍　罗育新
周克兵　周忠林　祝和军　祝俊波　胥轲瑋　袁海洸
贾兴友　徐小周　凌泽萱　栾春梅　郭妍君　唐彬媛
黄云辉　黄书芳　谭艳薇　黎　生　潘西秋

内容提要

本书是“中医入门课”的第二部，书中收录了周忠海医师利用青龙虎啸汤和回阳救命汤两个临床常用验方，实现“一方多用、一方多病”的诊疗效果。书中所述医案不仅有详细的诊治过程、用方用药、药效反馈，还以编者最擅长的“446 辨证”法对医案进行了剖析详解，力求让读者真正看懂并学会选方用药。研读医案时，若能善于归纳总结，学习效果必将事半功倍。

编者秉承一贯的求实、有效风格，立足于临床，以实效为核心，还原了编者在中医临床实践过程中的真实风貌。本书医案翔实，论述详明，说理透彻，求实求全，可供广大中医师和中医学子在临床实践中借鉴参考，也有助于初学者及爱好者快速入门，达到“一看就会，一用就灵”的学习效果。

主编简介

周忠海　1976年出生于黑龙江省。少年时拜师学医，19岁开始行医，擅治心血管疾病、顽固性哮喘、急慢性支气管炎、风湿病、胃病、痛经等。创研了大量效验方剂造福大众，开展了“大毒大偏药治疗大病大疾”的相关研究，提出了“先看后闻再尝最后喝”的体验式教学法，开创了“四虚四实六外感”教学体系。在重视疾病治疗的同时，更重视疾病的预防和调理，并将中医的辨证思维应用于食疗，对药食同源的食物进行合理配伍，结合现代工艺，制作具有调理体质功效的新型营养食品。

陈启鹏　毕业于北京中医药大学，温州老年病医院内科主治中医师、中医外科主治医师，师从温州地区多位名老中医，更是知名经方医家娄绍昆亲传弟子。擅长中西结合治疗老年常见病，慢性病的内科诊断和治疗，糖尿病足病、放射性溃疡、药物性皮肤溃疡、结核性皮肤溃疡、特殊细菌感染性创面、痛风石创面、瘢痕溃疡、外科手术后难愈性伤口、感染性窦道、自身免疫性疾病溃疡等慢性难耐性创面及皮肤缺损的修复。

杨 序

我于周忠海老师，亦师亦友。

本人自幼跟随爷爷、父亲学习中医，读药性，背汤头歌诀，承家传《四般脉学》。闲暇之余，上山识药；弱冠之年，通读《黄帝内经》《伤寒论》《金匮要略》《温病条辨》等，随其临症。而今五十有余，胸无点墨，只不过是有一点经验而已。

读了《临证传奇·肆：中医求实》，我有幸结缘周忠海恩师。当时对书中所载方药，量大超群，有所顾忌，一直不敢运用。虽然我本人也很喜欢经方，平时药量开得也大，但没想到老师比我开的药量还大。我想：他一定是个中医临床高手！于是认真研读书中的每一个方剂，并存于手机备忘录中，以便临床遇到合适的患者加以验证。后来，我陆续用了书中七八个方剂，均立竿见影，效如桴鼓。

我只会用但不知其中的原理，于是决定找到老师，当面学习。一次偶然的机会，我发现老师在中医群里发了一则医案，随即就加上了老师微信，并问："老师，您出版的书还有吗？"老师回复："正在修订，还没出版。"我对此表示期待，老师随后发来几个视频让我先了解一下。

我又得知老师要举办"四虚四实六外感"中医培训班，于是赶紧报名参加学习。经过6天的培训学习，我深刻认识到自身的不足之处，再回到临床时，思路更加清晰了。这也使我深刻地认识到，中医原来有着简单而朴素的本质，学习和临床运用本是简单的，只是现在的中医变得极度复杂，几乎让人学不会。

恩师毕其一生研究中医，研究脏腑辨证、卫气营血辨证、八纲辨证、三焦辨证、六经辨证等，然后把复杂的中医，大道至简，融入"四虚四实六外感"理论体系，让我们学习中医时不再迷茫和困惑。

“四实四实六外感”中医体系，实用、简洁、易懂，不仅让中医小白也能开出有疗效的处方，更是明医培养的摇篮。

周师继《临证传奇·肆：中医求实》之后的“中医入门课”系列丛书即将问世。书里的验方，都是智慧的结晶，可复制性极强。无论是中医初学者，还是西医师学中医，都能很快跨进中医之门。书中每首验方，都是“专病专方专药”，更有学员临床的大量案例，反复多人运用，足证效验。

我曾用周师“培元提气止血汤”治好久治不愈的血崩，使我名声大振，用“温通承气汤”解决老年习惯性便秘，用“青龙虎啸汤”解决“内不治喘，外不治癣”的难题，用“新冠退热方”挽救了无数人的生命，用“回阳救命汤”治好了无数感染新型冠状病毒后遗症患者，用“柴胡桂枝汤加芪苓膏”治好了10年的口苦、皮肤病等。

中医世家　杨晓辉

祝　序

医壶日月长，方术天地宽。

人生很奇妙，总能在十字路口遇到点化你的贵人！能遇到周忠海老师是我的幸运，无论是德，还是艺，都让我收获很多！我认为跟师学习有四点很重要。

一是跟师学艺，学艺很重要。周老师的“黄芪赤豆汤、青龙虎啸汤、元阳升降汤、回阳救命汤、培元提气止血汤、新冠退热方”都成了我临床常用的方剂，且临床得到患者的普遍好评！当我把这些经验告诉其他同行们时，收到的反馈是，货真价实的秘方！明师之风也！

二是学艺先学德。周老师慈悲为怀，每每我有疑惑求教，并不会因我的无知而嫌弃，也不会因我非学员而置之不理，而是知无不言，言无不尽，总是把临床经验毫无保留地教给我们，实乃大爱之风也。

三是大道至简，还方于民！曾有人说：“一个真正的好中医，会让中医变得简单易学，不再扑朔迷离！”周老师自创的这套“四虚四实六外感”中医学术体系，开古今之未有。即便是中医初学者，也能学得会，并用得好。遥想当年医圣张仲景写《伤寒论》，文笔极其白话，也是为了尽可能让人学得会。今幸得遇周老师的“四虚四实六外感”中医体系，让中医变得相对简单。学了就会用，用了就有效，诚善人之风也。

四是毫不掩人之美。这一点很多人都做不到。在周老师的学习群里，周克兵医师分享自己治好一个疑难杂病的案例，周老师大加赞叹，更衷心为自己弟子有这样的成就而开心。一个鼓励学生成长的老师才能带出更好的学生。有一次，我在群里分享了“桂枝茯苓丸、甘麦大枣汤的个人心得”，周老师听后鼓励我多宣传、多讲解，并说要收录在他的新书之中，真是让我备受感动。此乃真君子之风也。

希望在周老师的中医之光照耀下，能有更多人受益，为更多患者解除病痛！

周公解梦惑，忠孝方为上。

海纳百川来，传道视己任！

南阳后学　祝俊波

陈 序

古之学中医者，必熟读“四书五经”“中医四大经典”，并跟师学艺多年，方成医者。所以学习中医门槛之高，让很多喜好中医的人“望而却步”。

今有周忠海先生为弘扬中医学之瑰宝，力求“中医之实”，启后学之路，开创中医新学之大道。周先生博采众方之长，潜心钻研古代经典医著，临床二三十年。为使中医做到“不乱、不虚、不空”，力求“至简、至实、至效”，结合现代教育模式，独辟蹊径，创立“四虚四实六外感”中医体系。

该体系既适合中医初学者，也适合有经验的临床医学工作者，经过几十届培训教学及实践，周先生的学生遍布我国东西南北各行各业，临床治愈了很多疑难病。周先生新作“中医求实系列”之《中医入门课(二)：青龙虎啸汤与回阳救命汤》即将付梓，相信能影响更多中医爱好者学习并爱上中医。

本人是名普通的医生，屈指算来，在医学路上跌跌撞撞30余年。一直在学习中求进步，但临床所遇患者甚多，验方太少，深感自己技艺不精，胸无点墨。有幸结识周先生十年余，承蒙先生厚爱，时有疑难求教方药治法，先生毫无保留，予以指导，疗效颇佳。

我曾用先生创作的“甘草生姜蜜膏”2瓶，治愈朋友20多年，寻遍全国名医治疗无效的胃病；还用先生的“紫云膏”治愈很多疑难皮肤病、浅二度烧烫伤、外伤，其疗效可以用立竿见影、效如桴鼓来形容。先生精心创作的“新冠退热方”，挽救了无数生命，我自己的亲身经历及亲朋好友的验证，基本2天退热。如此案例之多，不胜枚举。

先生胸怀天下苍生疾苦，呕心沥血，矢志不渝，为发展中医学临床与教育，奉献自己的善心。先生的目标宏伟而朴素：为了让每个家庭至少有一位中医，为家人健康护航。如果先生的“446 辨证”法，能得到推广普及，那么离先生的宏愿也就更进一步了。

相信在不久的将来，中医学会在世界遍地开花，造福全人类！

陈启鹏

于温州

前言

学习方剂要想达到真正的活学活用，那就得多多研读临床医案，因为没有医案的方剂是死板的、空洞的、局限的，也是枯燥的，学习效率会很慢。而临床医案的研读是来源于实践的、活泼的、形象的、扩展的，也是有趣的，学习效率显著提升。这也是我近三十年学医和教学总结的实用经验。

研读医案时如果再善于归纳总结，效果更会事半功倍。具体方法如下：先把主症由重到轻罗列出来，然后再找出引起主症的病因，再看是否符合方剂的主治范围？患者的变化症状有哪些？方剂要不要加减变化？医案与医案的相同病症有哪些？不同病症有哪些？方剂加减有什么区别？

如此一来，每一个方剂你都会真正学透彻，自然也就达到活学活用。按以上方法学习，只要学透 30 个方剂，你的中医技术就会非常厉害了。例如，20 世纪 90 年代，黄煌教授对卫生部和人事部（现国家中医药管理局）认定的 500 名全国名老中医做了一个问卷调查，得出结论：绝大部分名老中医临床常用方不超过 30 首。

本书就是按以上思路来撰写的，还采取我独有的【446 辨证】【综合辨证】【确定治则】【确定性味】【确定方药】【效果反馈】【疑点解惑】【医案总结】【知识补充】体系进行详细逐条分析、阐述原理，从而实现“用最易懂的语言，讲最专业的临床”，让读者达到“一看就会，一用就灵”的学习效果。

本书收录了笔者的临床压轴验方之二：青龙虎啸汤、回阳救命汤。“青龙虎啸汤”和“回阳救命汤”在临床中应用极为广泛，只要真正学会学透，就可以治疗很多病症。如刘宗强医师说：“只要学会了青龙虎啸汤，就可抵上一个咳喘专科啊！”湖南省娄底市的周克兵医师在2022年用“青龙虎啸汤”治愈了60多例顽固咳喘患者，并成为当地治咳喘的名医，甚至有人想花重金购买此方。四川的杨福高医师因应用“青龙虎啸汤”治愈患者，而被夸为“神医”。如果说“青龙虎啸汤”是治疗疑难顽固病的方子，那么“回阳救命汤”就是抢救危重病患者、救命的方子。笔者在成百上千的患者身上应用此方，疗效显著；杜亚鸿医师也用“回阳救命汤”救治新型冠状病毒病虚脱危重期的患者几百例。

正所谓：青龙虎啸寒痰水饮扶正气，回阳救命固阴补虚健脾胃。

陈启鹏医师在本书的整理及审校过程中付出了大量时间和心血，在此表示感谢！

周忠海

目　录

上篇　“青龙虎啸汤”治疗广泛疑难重病的研究

第 1 章　咳喘速效方：青龙虎啸汤 …… 001

一、简介 …… 002

二、辨证论治 …… 003

三、注意事项 …… 006

第 2 章　青龙虎啸汤临床医案精选 …… 008

一、青龙虎啸汤在肺癌治疗中的应用 …… 008

二、青龙虎啸汤在危重症中的应用 …… 020

三、青龙虎啸汤在顽固咳嗽病中的应用 …… 044

四、青龙虎啸汤在青少年咳喘病症中的应用 …… 074

五、青龙虎啸汤在发热病症中的应用 …… 083

六、青龙虎啸汤的特殊应用 …… 088

七、青龙虎啸汤在传染病中的应用 …… 093

八、青龙虎啸汤在甲流咳嗽时的治疗价值 …… 134

下篇　“回阳救命汤”治疗广泛疑难重病的研究

第 3 章　补虚救危方：回阳救命汤 …… 141

一、简介 …… 141

二、辨证论治 …… 142

三、注意事项 …… 143

第 4 章　回阳救命汤临床医案精选 145
一、回阳救命汤在老年病中的应用 145
二、回阳救命汤在癌症中的应用 153
三、回阳救命汤在危重症中的应用 160
四、回阳救命汤在脑部疾病中的应用 177
五、回阳救命汤在心脏病中的应用 184
六、回阳救命汤在肺病中的应用 191
七、回阳救命汤在痛症中的应用 201
八、回阳救命汤在失眠中的应用 223
九、回阳救命汤在出血症中的应用 231
十、回阳救命汤在皮肤病中的应用 235
十一、回阳救命汤在顽固病中的应用 239
十二、回阳救命汤在虚弱病症中的应用 253
十三、回阳救命汤在其他病症中的应用 265
十四、回阳救命汤在传染病中的应用 273

上　篇

"青龙虎啸汤"治疗广泛疑难重病的研究

第1章　咳喘速效方：青龙虎啸汤

"青龙虎啸汤"是我的临床验方，无论是感冒的新咳，还是虚证的久喘，只要"舌淡湿润，苔白厚"，皆可应用。诸如，气虚、阳虚、痰饮、寒咳、冷喘、秋燥、郁火，甚至阴虚证，只要没有达到"燥热"的程度，皆可以放心服用，不但能迅速达到止咳平喘的效果，还有补阳益气扶正的功用。

"青龙虎啸汤"在临床中应用广泛，对体弱气虚者及老人、小孩，皆可达到"扶正祛邪"的目的，甚至对"外寒内饮阳气虚"的肺癌咳喘也有惊人的效果。

陈高阳医师甚至将"青龙虎啸汤"带到了国家中医药管理局进行讲解传授。陈高阳医师在介绍的文章里写道："我看到此方后欣喜无比，经周先生同意特发扬之。之所以称此方为'千古奇方'，是因为此方药味虽多，但细思全出自经方，甚合病机转归趋势，明者观此，必然会心一笑。"

湖南省娄底市的周克兵医师用"青龙虎啸汤"治愈了60多例患者，成为当地治疗咳喘的名医。名老中医王幸福，也是因为此方和我相识并成为朋友。王幸福老师在《临证传奇·肆：中医求实》的序言中说："一日在医学微信群里看到一则医案，是治疗哮喘的。该案用方规范简洁，量大超群，效果显著，一看就是一个临床老手。于是就在群里打听周忠海老师。”

“青龙虎啸汤”在 COVID-19 大流行期间更是救治了大量咳喘、白肺患者，此类医案后文有所收录。

“青龙虎啸汤”验方基础来源于《伤寒论》中的名方小青龙汤。小青龙汤中之药，多是辛升耗散之品，容易耗气拔少阴之本，故气虚阳亏者，严禁服用。一般只适合在阳气不虚、风寒引起的哮喘急性发作时使用，待症状缓解之后，即改用其他方剂桂枝加厚朴杏子汤，或苓桂术甘汤等善后。

同时，因为小青龙汤中多温燥之品，过量或长期服用本方，容易损伤人体阴液，因此，阴虚干咳无痰或实火证者，皆不宜服用小青龙汤。

我经过 20 多年的临床经验将小青龙汤进行了优化，增加大补阳气的黄芪、附子，补脾温胃化饮的人参、白术、茯苓、生姜、大枣，化饮利水的葶苈子、泽泻，止咳理气的杏仁、厚朴，镇逆防止耗散的龙骨、牡蛎，清热防燥的生石膏，形成攻补兼施且应用广泛的新验方。此方突破了小青龙汤的禁忌证，大大扩展了小青龙汤的治疗范围。为了与小青龙汤区别，故特立新名为“青龙虎啸汤”。

“青龙虎啸汤”的应用，非常容易掌握，临床如果不会加减，按原方服用，同样可以取效。

一、简介

【方剂来源】周忠海临床验方，来源于《伤寒论》中的小青龙汤，为扶正化饮、止咳平喘剂。

【临床功效】大补元气，温阳化饮，升清提气，降逆化痰。

【主治病症】气虚阳弱，外寒里饮证。辨证要点为体弱气虚，阳亏畏冷，痰饮喘咳，痰涎清稀而量多，胸痞，不得平卧，头身疼痛，无汗，或身体痛重，头面四肢浮肿，舌苔白滑，脉或沉，或浮而无力。

适合治疗现代医学的慢性阻塞性肺气肿、支气管哮喘、过敏性哮喘、急性支气管炎、肺炎、百日咳、过敏性鼻炎、肺癌等属气虚阳弱，外寒里饮的咳喘。

【方剂组成】“青龙虎啸汤”的模板方，用药参考剂量如下。

生黄芪100g，制附子（有毒，须先煮90分钟）30g，麻黄20g，桂枝20g，炒白芍20g，干姜20g，细辛20g，炒乌梅20g，炙甘草20g，姜半夏20g，杏仁20g，葶苈子（布包）15g，生石膏80g，泽泻36g，枳实15g，炒白术20g，茯苓20g，生龙骨30g，生牡蛎30g，厚朴10g，生姜丝60g，大枣（去核）12枚。

【用法用量】每日1剂，连服3剂，每剂分2～3次服用，发作时可加服1～2次。

【方剂歌诀】青龙升清虎降逆，黄芪扶气附温阳。

麻桂芍干辛乌草，半杏龙牡枳厚葶。

术苓泽泻膏姜枣，扶正祛邪两不误。

外寒内饮阳气虚，灵活加减用无穷。

【方剂加减】有中医基础者，可以随证观体而加减，没有中医基础者照模板方服用即可。

小孩用1/4～1/2的药量，或者每剂药分2～3日服用。一般情况下，孕妇禁服，特殊情况需由临床经验丰富的中医师灵活应用。

气虚增加黄芪、人参的用量。阳虚增加附子、干姜的用量，生石膏也可以减量。胸闷、口唇青紫、舌下络脉粗黑者为有瘀血，胸胀严重，舌暗紫加生莪术60～100g。外寒内饮阳气虚，舌淡苔白厚夹有实火而出现黄苔、黄痰、胸热者，可加全瓜蒌、栀子、淡豆豉。

陈高阳的经验：加桃仁、红花效果也很好。

周克兵经验：麻黄用炙麻黄效果更好，且不易出现心慌。即使患者不愿意服用汤药而用灌肠，效果同样很好。

二、辨证论治

（一）外感咳嗽

1. 风寒袭肺

症状：咽痒咳嗽声重，气急，咳痰稀薄色白，常伴鼻塞，流清涕，头痛，肢体酸楚，恶寒发热，无汗等表证。舌苔薄白，脉浮或浮紧。

治法：疏风散寒，宣肺止咳。

方药：青龙虎啸汤照方服用即可。

2. 风热犯肺

症状：咳嗽频剧，气粗或咳声嘎哑，喉燥咽痛，咳痰不爽，痰黏稠或稠黄，咳时汗出，常伴鼻流黄涕，口渴，头痛，肢楚，恶风，身热等表证。舌苔薄黄，脉浮数或浮滑。

治法：疏风清热，宣肺止咳。

方药：在青龙虎啸汤基础上，温热药减量、减味；肺热内盛者加黄芩、知母以清肺泄热，或生石膏加量，或加连翘、芦根以清热生津。

3. 热燥伤肺

症状：喉痒干咳，连声作呛，咽喉干痛，后鼻干燥，无痰或痰少而黏连成丝，不易咳出，或痰中带有血丝，口干，初起或伴鼻塞、头痛、微寒、身热等表证。舌质红干而少津，苔薄白或薄黄，脉浮数或小数。

治法：疏风清肺，润燥止咳。

方药：青龙虎啸汤基础上，温热药减量、减味；津伤较甚者加麦冬、玉竹以滋养肺阴；热重者加生石膏、知母以清肺泄热；痰中夹血加生地黄、白茅根以清热凉血止血。

4. 凉燥伤肺

症状：燥证与风寒并见，干咳少痰或无痰，咽干鼻燥，兼有恶寒发热，头痛无汗。舌薄白而干。

治法：养阴润燥，祛风散寒。

方药：青龙虎啸汤照方服用即可。

（二）内伤咳嗽

1. 痰湿蕴肺

症状：咳嗽反复发作，咳声重浊，胸闷气憋，尤以晨起咳甚，痰多，痰黏腻或稠厚成块，色白或带灰色，痰出则憋减咳轻。常伴脘闷，食少，腹胀，大便时溏。舌苔白腻，脉濡滑。

治法：燥湿化痰，理气止咳。

方药：青龙虎啸汤基础上，姜半夏可以加量，陈皮、白芥子、紫苏子、莱菔子可以酌情加入。

2. 痰热郁肺

症状：咳嗽气息粗促，或喉中有痰声，痰多质黏厚或稠黄，咳吐不爽，或有热腥味，或吐血痰，胸胁胀满，咳时引痛，面赤，或有身热，口干而黏，欲饮水。舌质红，舌苔薄黄腻，脉滑数。

治法：清热肃肺，豁痰止咳。

方药：青龙虎啸汤基础上，身热面赤，生石膏可加量到 180g，黄芩、山栀、知母、桑白皮可清泄肺热，酌情加入；痰黄如脓或有热腥味，加全瓜蒌、鱼腥草、金荞麦根、浙贝母、冬瓜仁等以清化痰热；胸满咳逆，痰涌，便秘配葶苈子、大黄泻肺通腑以逐痰；痰热伤津，口干，舌红少津配北沙参、天冬、麦冬、天花粉以养阴生津。

3. 肝火犯肺

症状：上气咳逆阵作，咳时面赤，咽干口苦，常感痰滞咽喉而咳之难出，量少质黏，或如絮条，胸胁胀痛，咳时加剧，症状可随情绪波动而增减。舌红或舌边红，舌苔薄黄少津，脉弦数。

治法：清肝泻肺，化痰止咳。

方药：禁止服用青龙虎啸汤，可用黛蛤散合黄芩泻白散治疗。方中用青黛、海蛤壳清肝化痰；黄芩、桑白皮、地骨皮清泻肺热；粳米、甘草和中养胃，泻肺而不伤脾胃。二方相合，使气火下降，肺气得以清肃，咳逆自平。火旺者加山栀、牡丹皮清肝泻火；胸闷气逆，加葶苈子、瓜蒌利气降逆；胸痛配郁金、丝瓜络理气和络；痰黏难咳加海浮石、贝母、冬瓜仁清热豁痰；火郁伤津，咽燥口干，咳嗽日久不减，酌加北沙参、百合、麦冬、诃子养阴生津敛肺。

4. 肺阴亏耗

症状：干咳，咳声短促，或痰中带血丝，低热，午后颧红，盗汗，口干。舌质红，少苔，脉细数。

治法：滋阴润肺，化痰止咳。

方药：禁止服用青龙虎啸汤，可以用沙参麦冬汤治疗。方中重用北沙参、麦冬甘寒生津，清养肺胃，为君药。玉竹助主药甘寒生津，养阴润燥，为臣药。天花粉清肺润燥，养胃生津；生扁豆甘平和中，培土生金；冬桑叶轻清宣透，以散燥热；甘草泻火和中，调和诸药，共为佐使。诸药配伍，共奏清养肺胃，生津润燥之功，乃甘寒之法。若久热久咳，是肺中燥热较甚，当加地骨皮以泻肺清热。咳剧加川贝母、甜杏仁、百部润肺止咳。若肺气不敛，咳而气促，加五味子、诃子以敛肺气。低热，酌加功劳叶、银柴胡、青蒿、地骨皮以清虚热。盗汗，加糯稻根须、浮小麦以敛汗。咳吐黄痰，加海蛤粉、知母、黄芩清热化痰。痰中带血，加牡丹皮、山栀、藕节清热凉血止血。

三、注意事项

（一）排查要点

只要是排除了“燥热”“阴虚”的咳喘，皆可以服用青龙虎啸汤，或看到患者舌质淡胖大润滑，苔白厚腻也就可以大胆服用青龙虎啸汤。

“燥热”“阴虚”的舌苔辨别要点：舌多为鲜红、深红、绛紫，或色黑紫且舌体干燥，舌苔整体为黄苔甚至无苔，整个口腔也很干燥。其余如舌虽为鲜红或紫红，只要舌体不干燥，舌苔是白苔或厚白苔，或即使有黄苔，只要黄苔的底苔是白色的，整个口腔是湿润的，皆可以放心服用此方。

（二）煮药要点

附子是一味非常重要的药，但如果煮不够时间，或者用生附子，极易中毒。附子种类一般选择无硫附子，使用前须先煮 90 分钟，方能足够安全。

在此郑重叮嘱大家用制附子需要遵守以下四项原则。

第一，附子要用无硫附子，单独先用冷水 2000～2500ml 泡 30 分钟，大火煮开后，改用小火，始终保持水微开翻滚的状态再煮 90 分钟（坚决不能少 1 分钟，且必须从水开后算时间，中间不能停火）。

第二，其他药先用冷水2000～2500ml泡30分钟，大火煮开，倒入煮过90分钟的附子，包括煮附子的水，再次煮开，改成小火后煮30～40分钟。倒出药汁，再加开水1500～2000ml，用大火煮开，改成小火后煮30～40分钟，倒出药汁。两次药汁合并，大约剩下500ml药汁，多了可以浓缩一下。

第三，因为药量大，所以采取重剂分服法。服用时第一次先喝1/10，等身体适应再逐步加量。服用后若出现腹泻或不适就需减量或者停药。

第四，汤药最好是早上空腹和晚上临睡前各喝1次，效果最好。如果咳喘严重，可以在咳喘发作时加服1次。

重剂分服法：将煮好的药汁平均分成10份，第1次先服用其中的1份，身体能够适应，且没有不适，第二次服用时就可以加大药量。喝药后，大便稀，次数不超过3次，没有出现全身无力加重的情况为正常现象，不用害怕。汤药可以在1天内喝完，若有不适，就可以减量或2～3天内喝完。

第 2 章　青龙虎啸汤临床医案精选

“方药非验证临床，不足以知其效。”参悟临床优秀医案，是快速提升医术的一个重要学习方法。在研读本章医案时，我们会发现“青龙虎啸汤”不局限于治疗咳喘，只要是“外寒内饮阳气虚”的病症都具有应用价值。

一、青龙虎啸汤在肺癌治疗中的应用

（一）验方医案精选

医案 1：肺癌危重 3 剂大效转危为安

2023 年 8 月 20 日，张丽老师替其临床诊断为肺癌的父亲求诊。

张某，男，67 岁。四川某医院呼吸与危重症医学科 CT 检查报告单显示：右下肺门旁见团块影，范围约 5.2cm × 4.9cm，内见空洞影，远端肺斑片影、条片影，部分实变，右肺下叶部分支气管显示不清，右肺中叶部分支气管稍扩张，周围见斑片状影。另双肺散在少许条索影、斑片影。双肺透光度增强，散在肺大疱，双肺纹理增多、紊乱，边缘模糊。纵隔淋巴结增多、部分增大，纵隔未见移位。心脏未见明显增大，心包未见积液。双侧胸腔未见积液。右侧胸膜增厚。

诊断提示：①右下肺门旁占位，内见空洞影，伴阻塞性肺炎，右肺下叶部分支气管显示不清，考虑肿瘤病变可能，其他待排。②右肺中叶支气管扩张伴感染，双肺散在少许慢性炎症。③慢性支气管炎，肺气肿。④纵隔淋巴结增多、部分增大。⑤右侧胸膜增厚。

现症见心累无力，痰多稠不易咳，持续低热，5 天未解大便，胃口一般，入院前伴随胃痛不思饮食，目前胃口得到缓解，能吃东西，有乙型肝炎病史，入院前咳痰有血丝。舌淡白水湿重，舌苔白舌中后部略厚。

【446 辨证】“67 岁”，气血阴阳皆虚的年龄，需要注意顾护正气。“呼

吸与危重症医学科”，证明病情比较严重，容易是大虚，或大实，或大虚夹杂大实。“右下肺门旁见团块影，范围约 5.2cm × 4.9cm”，痰饮、血瘀，皆可导致。“内见空洞影”，阳气或阴血虚不充养易导致。“远端肺斑片影、条片影，部分实变”，痰饮、血瘀，皆可导致。“右肺下叶部分支气管显示不清”，多有痰饮，血瘀会相对清晰些，痰饮郁阻易模糊不清。“右肺中叶部分支气管稍扩张”，痰饮水湿浸泡加阳气虚易导致扩张。“周围见斑片状影，双肺散在少许条索影、斑片影”，痰饮、血瘀，皆可导致。“双肺透光度增强”，痰饮透光度强，血瘀透光度相对弱，故当是痰饮水湿为主。“散在肺大疱”，肺中有大疱多属中医学的痰饮水湿浸泡所为。“双肺纹理增多、紊乱，边缘模糊。纵隔淋巴结增多、部分增大”，痰饮水湿郁阻，阳气虚不运化导致。“心脏未见明显增大，心包未见积液，双侧胸腔未见积液”，病还未发展到这些部位。“右侧胸膜增厚”，气滞血瘀和阳气虚不运化会导致。“伴阻塞性肺炎，右肺中叶支气管扩张伴感染，双肺散在少许慢性炎症”，痰饮水湿郁阻会导致炎症。“慢性支气管炎，肺气肿”，慢性多气虚。“心累无力”，气虚。“痰多稠不易咳”，痰饮不化。“持续低热”，外有风寒郁阻，内有痰饮水湿不化郁而生热，阳气虚浮皆会导致。“5 天未解大便”，阳气虚不运化，痰饮水湿郁阻皆可导致。“胃口一般，入院前伴随胃痛不思饮食”，脾胃弱。“有乙型肝炎病史”，现代医学的慢性病多属中医学的脾胃弱，阳虚和阴虚。“入院前咳痰有血丝”，痰饮不化，郁而生热。“舌淡白水湿重”，阳气虚，痰饮水湿。“舌苔白舌中后部略厚”，痰饮不化。

【综合辨证】风寒郁阻，痰饮水湿，郁而生热，阳气虚浮。

【确定治则】祛风散寒，化痰消饮，略清郁热，大补阳气。

【确定性味】辛温甘热为主，略佐寒凉。

【确定方药】青龙虎啸汤。其中生石膏（增强清热）、黄芪（增强补气）、附子（增强补阳）、生姜丝（增加补阳散胃寒）加量。

生石膏 120g，生黄芪 180g，制附子（有毒，须先煮 90 分钟）50g，麻黄 20g，桂枝 20g，白芍 20g，干姜 20g，细辛 20g，乌梅 20g，炙甘草 20g，姜半夏 20g，杏仁 20g，葶苈子 15g，泽泻 36g，枳实 15g，炒白术

20g，茯苓 20g，厚朴 30g，生姜丝 100g，大枣（去核）12 枚。水煮服用，每日 1 剂。

嘱其：少吃辛辣刺激寒凉，因辛辣刺激会增加郁热，寒凉伤阳气。

【效果反馈】2023 年 8 月 23 日，3 剂药后：患者已经不再发热，上气能接下气，2 天解了 1 次大便，面部也有血色了。但咳痰，痰脏呈黑红色，不易咳。舌苔变化不大。

于是将前方生黄芪加到 240g，附子加到 120g，并增加活血理气化痰药。生莪术 30g，赤芍 30g，陈皮 30g，桔梗 30g，炒枳壳 30g，其他药不变。

2023 年 8 月 26 日，患者反馈：目前阵咳严重，心窝都咳痛了，右肋胀痛，两只脚脚掌肿，且持续肿了一段时间，之前未发现。无其他明显症状。

于是将缓急止痛的白芍和助阳化气的桂枝加量，同时去活血、化痰、行气药，以免损伤阳气。桂枝 45g，黑白芍 60g，炙甘草 30g，炮姜 20g，党参 30g，炒生石膏 120g，生黄芪 180g，制附子（有毒，须先煮 90 分钟）50g，麻黄 20g，细辛 20g，乌梅 20g，姜半夏 20g，杏仁 20g，葶苈子 15g，泽泻 36g，枳实 15g，炒白术 20g，茯苓 20g，厚朴 30g，生姜丝 100g，大枣（去核）12 枚。水煮服用，兑入麦芽糖 50g。每日 1 剂。

2023 年 8 月 29 日，患者反馈：此次服药后有所好转，昨天能出去稍微走动了，脚掌也没有以前肿了。目前就是咳嗽的时候心窝还有点痛，右肋下方偶尔有轻微痛感。

效不更方，继续服用。

2023 年 9 月 3 日，患者反馈：现在身体好转许多，脚不肿了，精神状况和胃口都好了很多，也能出去走一段路了。但仍有咳嗽，有时有痰，有时干咳，有闷痛感，眼睛有红血丝。舌开始红润，不那么水滑了。

于是，在前方基础上增加理气的炒枳实 30g 和清郁热的柴胡 30g。

2023 年 9 月 21 日，患者反馈：恢复得差不多了，能吃能喝能到处走，身上也没有哪里痛了。唯一就是早上起床时有一点口干和口苦，有点咳嗽，偶尔咳清痰，偶尔咳黄痰，还有一点支气管炎的呼吸状况。

于是，在前方基础上又加黄芩 20g，继续服用。

后随访，患者至今良好。

【疑问解惑】问：方中生石膏 120g，是不是专门针对患者低热而加量使用的？

答：是，也不是。是指确实因患者低热而从 80g 增加到 120g；不是是指患者退热，并非生石膏一味药的功劳，而是整个方剂外散风寒，内化痰饮，温阳益气的共同作用。如果单独给患者用一味生石膏，不但不能退热，痰饮不化，咳喘不除，反而更伤阳气。

【知识补充】肺癌是全球癌症相关死亡最主要的原因，根据 WHO 公布的数据，2012 年全球新发肺癌人数 182.5 万，占所有癌症（不包括非黑色素瘤皮肤癌）发病患者数的 13%，肺癌死亡人数 159.0 万，占所有癌症死亡人数的 19.4%。本病多在 40 岁以上发病，发病年龄高峰在 60—79 岁。男女患病率为 2.3∶1。种族、家属史与吸烟对肺癌的发病均有影响。

肺癌的分布情况为右肺多于左肺，上叶多于下叶，从主支气管到细支气管均可发生癌肿。起源于主支气管、肺叶支气管的肺癌，位置靠近肺门，称为中央型肺癌；起源于肺段支气管以下的肺癌，位置在肺的周围部分，称为周围型肺癌。

肺癌是现代医学划分的名称，从古代的中医文献上看，类似于中医学的肺积、肺痨、肺痈、肺疽、肺岩、肺痿、痰饮、虚劳等。

从实质上来说，不管是现代医学什么类型的肺癌，也不管中医学是叫什么病名，只要符合“舌淡白，水湿重，咳喘痰多，阳气怕冷者”，皆可以服用“青龙虎啸汤”。

医案 2：“青龙虎啸汤”在肺癌患者身上的神奇疗效

2021 年 1 月 3 日，周克兵医生替一位肺癌患者求诊。

周某，女，55 岁，肺癌，做过化疗，病情一直稳定。但最近温差大，天冷后开始出现咳嗽，气促，哮喘，吐黄痰，静脉输液治疗几天后，痰变白色。舌淡胖大苔白厚，上面有点泛黄。

【446 辨证】“55 岁”，气血阴阳下降的阶段。“肺癌”，仅靠一个病名不能确定，需要根据进一步信息进行判断。“做过化疗，病情一直稳定”，

说明之前的治疗是有效的。“但最近温差大，天冷开始出现（病症）”，遇冷严重，多内阳气虚，外有寒湿。“咳嗽”，外感风寒，内有痰饮水湿，气滞血瘀，郁热，气虚皆可以导致。“气促”，痰饮水湿郁阻肺，阳气大虚皆可导致，相对来说血瘀导致的痛多气促少。“哮喘”，外感风寒，内有痰饮水湿，气滞血瘀，郁热，阳气大虚，皆可以导致。“吐黄痰”，痰为痰饮为患，黄为痰饮产生郁热。“痰变白色”，白为寒痰水饮。“舌淡胖大”，淡为阳气虚，胖大为阳气虚不化水湿。“苔白厚，上面有点泛黄”，苔白厚为痰饮，泛黄为郁热或浮热。

【综合辨证】痰饮水湿，阳气大虚，郁浮之热。

【确定治则】化痰消饮，大补阳气，清郁浮热。

【确定性味】辛温甘热为主，略佐寒凉。

【确定方药】青龙虎啸汤原方。

生黄芪 100g，制附子（有毒，须先煮 90 分钟）30g，麻黄 20g，桂枝 20g，炒白芍 20g，干姜 20g，细辛 20g，炒乌梅 20g，炙甘草 20g，姜半夏 20g，杏仁 20g，葶苈子（布包）15g，生石膏 80g，泽泻 36g，枳实 15g，炒白术 20g，茯苓 20g，生龙骨 30g，生牡蛎 30g，厚朴 10g，生姜丝 60g，大枣（去核）12 枚。每日 1 剂，连服 3 剂，每剂分 2～3 次服用，发作时加服 1～2 次。

【效果反馈】2021 年 1 月 8 日，周克兵医师反馈：肺癌患者咳嗽、哮喘等症状，用青龙虎啸汤原方 3 剂后均已消失。患者欣喜若狂。

2023 年 11 月 20 日，周克兵医师在群里反馈分享这位患者的案例：此患者前后共吃了 10 剂青龙虎啸汤，目前仍然健在，能参加劳动。

2024 年 2 月 26 日，周克兵医师反馈：正月十五元宵节，遇见了患者，发现患者精气神非常好，情绪非常乐观。

【疑点解惑】问：患者明明是吐黄痰，舌苔上有点泛黄，黄者为热，为何您不用清热为主的方剂或者加大清热药的力度呢？

答：吐黄痰，舌苔上有点泛黄，只是所有病症中的两个点，且相对于阳气虚和痰饮水湿的分量来说，是非常轻的两个点。结合患者整体情况，治疗必须以大补阳气和化痰消饮，止咳平喘为主，而不能以清热为主，否则就是犯了“以点概全和主次不明”的错误。

【知识补充】肺癌目前在中医学中的辨证分型主要有五种。

肺脾两虚型：这种类型的肺癌患者，主要表现为咳嗽、痰多、食欲不振等症状，且体质虚弱。中医治疗主要以益气健脾，化痰止咳为主。

痰热阻肺型：这种类型的肺癌患者，主要症状为咳嗽、痰黄、口苦等，且病程进展较快。中医治疗主要以清热化痰，止咳平喘为主。

肺阴虚型：这种类型的肺癌患者，主要表现为咳嗽少痰、口干、咽痛等症状，且体质较差。中医治疗主要以滋阴润肺，止咳化痰为主。

肺肾阴虚型：此类型的肺癌患者，主要表现为咳嗽、痰血、五心烦热等，且病程进展较快。中医治疗主要以滋阴养肾，清热止咳为主。

脾肾阳虚型：这种类型的肺癌患者，主要表现为咳嗽、痰多、乏力等症状，且体质虚弱。中医治疗主要以温阳健脾，化痰止咳为主。

青龙虎啸汤适合肺脾两虚型和脾肾阳虚型患者，加大清热药、减少温热药也可以应用于肺阴虚型患者。

医案 3：肺癌咳嗽咯血住院治疗无效 3 剂中药止

2023 年 6 月 5 日，周克兵医师发来一则肺癌咯血案例。

王某，男，50 岁，湖南省涟源市人。近 2 周感冒咳嗽严重，气喘，乏力，痰中有大量暗红色血，昼轻夜重，大便柏油样 2 天，在镇医院住院 1 周治疗咳嗽无效，特邀我进行中医治疗。搬来周老师青龙虎啸汤坐镇加仙鹤草 45g、白茅根 30g。3 剂。

今天患者反馈：咳嗽已经痊愈，仅痰中隐约有血丝。继续用青龙虎啸汤 4 剂治疗。

药方组成：生黄芪 180g，制附子（有毒，须先煮 90 分钟）30g，麻黄 20g，桂枝 20g，炒白芍 20g，干姜 20g，细辛 20g，五味子 20g，葶苈子 20g，厚朴 20g，枳实 20g，白术 20g，茯苓 20g，生石膏 50g，龙骨 40g，牡蛎 40g，炙甘草 20g，法半夏 20g，杏仁 20g，泽泻 36g，仙鹤草 45g，白茅根 30g。3 剂。

【446 辨证】“50 岁”，人体气血阴阳相对下降。“近 2 周感冒”，有外

感风寒的诱因。“咳嗽严重”，外感入里引起痰饮不化，导致阳气大虚，才会咳嗽严重。“气喘”，外感风寒，痰饮不化，气滞，阳气大虚，皆可以导致，也可以合而为病。“乏力”，气虚。“痰中有大量暗红色血”，暗红为寒，为阳气虚不固摄血液导致。“昼轻夜重”，阴虚伴有五心烦热，舌红少苔，阳虚伴阳气虚的伴随症，因无阴虚伴随症，再结合前症，故确定为阳气虚导致的昼轻夜重。“大便柏油样 2 天”，内出血下注大肠，则粪便呈黑色，由于附有黏液而发亮，类似柏油，故称柏油样便。“住院 1 周治疗咳嗽无效”，咳嗽过久易耗损肺气而虚。

【综合辨证】外有风寒余邪，内有痰饮不化，更有阳气大虚不固血。

【确定治则】略散风寒，化痰消饮，大补阳气，固涩止血。

【确定性味】辛温略散，苦温相佐，温热为主，苦涩止血。

【确定方药】青龙虎啸汤加仙鹤草 45g，白茅根 30g。

【疑点解惑】问：阳气虚导致病症昼轻夜重的原因是什么？

答：夜晚天地间温度低，阴气盛，故阳气虚的病症晚上会因阳气更衰而加剧。

【医案总结】本医案患者的病症很少，对初学中医者来说，往往不好判断。其实，只要抓住患者不是“燥热”和“阴虚”导致的病症，就可以使用青龙虎啸汤，就有一击必中的效果。

【知识补充】仙鹤草：性平，味苦、涩。收敛止血，截疟，止痢，解毒。用于止血时，将仙鹤草制成止血粉，用于外伤出血，内脏手术时出血，或渗血（包括颅内手术、胸腹部手术），据 20 例患者的临床观察，均在 1～2 分钟内止血。

白茅根：性寒，味甘。凉血止血，清热利尿。治疗血热吐血，衄血，尿血，热病烦渴，黄疸，水肿，热淋涩痛；急性肾炎水肿。

（周克兵）

医案 4：左肺腺癌 6 剂药后咳嗽完全消失

2022 年 5 月 23 日，陈苏华老师替患者求诊。

患者，男，67 岁。行 CT 检查和穿刺活检确诊为左肺腺癌，中晚期。

患者已做 1 次化疗，化疗后轻度腹泻，最近有点咳嗽。血压偏高，血糖偏高，糖尿病史 20 多年。干咳无痰，大便结燥，舌体胖大，老而湿润。

【446 辨证】“67 岁”，气血阴阳皆虚，至于以何虚为主，需看具体病症。“行 CT 检查和穿刺活检确诊为左肺腺癌”，现代医学的病名对中医诊断意义不大，还需用中医思维重新辨证。“中晚期”，四虚的程度严重。“化疗后轻度腹泻”，化疗对肠胃和人体正气有一定损耗。“最近有点咳嗽”，没有说遇风受寒，此咳嗽当为阳气虚咳为主。“血压偏高”，年龄大，长期高血压，只要没有明显的“燥热”和“阴虚”症状，多是气虚导致。“血糖偏高，糖尿病史 20 多年”，糖尿病早期若有“阴虚”的伴随症，多是阴虚，但若转成慢性，没有明显的舌红少苔，必有气虚。“干咳无痰”，证明痰饮不盛或隐伏胸肺不得出。“大便结燥”，此处当为凝结干燥的意思，因为没有阴虚的伴随症，故为阳气虚不运化导致。“舌体胖大”，为阳气虚。“舌老”，就是色暗而枯，气阴两虚导致。“舌湿润”，阳气虚水湿不化。

【综合辨证】阳气亏虚，略有阴虚，兼有痰饮。

【确定治则】大补阳气，略微滋阴，兼化痰饮。

【确定性味】甘温为主，略配寒凉，辛苦温助。

【确定方药】青龙虎啸汤（略减量）。

麻黄 20g，桂枝 20g，炒白芍 20g，干姜 20g，细辛 20g，炒乌梅 20g，半夏 30g，炙甘草 20g，生黄芪 80g，制附子（有毒，须先煮 90 分钟）20g，党参 30g，炒白术 20g，茯苓 20g，杏仁 20g，葶苈子（布包）15g，生石膏 80g，生龙骨 30g，生牡蛎 30g，厚朴 10g，生姜丝 30g，大枣（去核）12 枚。3 剂，每日 1 剂，早晚分服。

【效果反馈】2022 年 6 月 1 日，陈苏华老师反馈：3 剂药后，患者精神稍好，其他没有明显感觉。从舌象来看苔厚腻，胃口一直不佳，不思饮食，癌细胞有转移到脑部的趋势。询问我上次的 3 剂药方是否还需要变化，我答接着服用 3 剂。

2022 年 6 月 9 日，陈苏华老师发来反馈信息：患者按医嘱服 3 剂药后，精神状态较前大有好转，咳嗽症状完全消失。但仍不思饮食，便秘，小便时胀痛。从舌象来看，苔厚腻现象有所好转，但最近做了第二次化疗，今天感觉精神要差一点。询问我方药需变化吗。我答另外单独服用小建中汤，开胃进食。

芍药 30g，桂枝 15g，炙甘草 10g，生姜丝 20g，大枣（去核）12 枚，饴糖 50g。5 剂，每日 1 剂，早晚分服。

【疑点解惑】问：患者没有遇风受寒，为何方中不去麻黄、桂枝呢?

答：麻黄不仅有散寒的作用，还有止咳平喘，宣肺行水的作用；桂枝不仅祛风，还温阳利水，理气解郁，故二者不用去掉。

问：为什么方中黄芪、附子要减量?

答：其实本不用减量。因此方是陈老师开的方子，开后询问我的意见，我一看基本吻合，为了不影响其学习积极性，故说可以服用。吃了 3 剂后，我又说接着服用。

【医案总结】本医案主要是从年龄、病史，加上没有明显的阴虚证和燥热证症状而使用的青龙虎啸汤。从患者的服用反馈来看，服后精神状态较前大有好转，青龙虎啸汤不仅止咳平喘，还有恢复人体正气的作用。

医案 5：胥医师用青龙虎啸汤治疗肺癌

2022 年 2 月 10 日，山东的胥医师发来反馈信息。

肺癌患者夜咳严重，吐浓黄痰。开方青龙虎啸汤加全瓜蒌、天花粉、浙贝母各 30g。服后效果甚佳。

全瓜蒌 30g，天花粉 30g，浙贝母各 30g，生黄芪 100g，制附子（有毒，须先煮 90 分钟）30g，麻黄 20g，桂枝 20g，炒白芍 20g，干姜 20g，细辛 20g，炒乌梅 20g，炙甘草 20g，姜半夏 20g，杏仁 20g，葶苈子（布包）15g，生石膏 80g，泽泻 36g，枳实 15g，炒白术 20g，茯苓 20g，生龙骨 30g，生牡蛎 30g，厚朴 10g，生姜丝 60g，大枣（去核）12 枚。

【医案总结】本医案信息极少，仅知道是肺癌患者多虚，阳气虚或阴虚皆可以导致夜咳严重，吐浓痰为阳气虚不化痰饮水湿，黄为郁热。用青龙虎啸汤加全瓜蒌、天花粉、浙贝母，效如桴鼓。

【知识补充】全瓜蒌：性寒，味甘，微苦。清热涤痰，宽胸散结，润燥滑肠。治疗肺热咳嗽，痰浊黄稠，胸痹心痛，结胸痞满，乳痈，肺痈，肠痈肿痛，大便秘结。

天花粉：性凉，味甘、苦、酸。生津止渴，降火润燥，排脓消肿。治疗多种肿瘤，如绒毛膜上皮癌、侵蚀性葡萄胎、肺癌、鼻咽癌。

天花粉常与紫草、木馒头、土茯苓等配伍，治疗湿聚毒盛的绒毛膜上皮癌、侵蚀性葡萄胎等；常与沙参、麦冬、瓜蒌皮等配伍，治疗痰热壅盛、肺失清肃、损伤肺阴的肺癌。

天花粉还用于热病伤津口渴、肺热咳嗽、消渴及热毒炽盛、红肿热痛的痈肿疮疡等症。

浙贝母：性寒，味苦。清热化痰，散结解毒。治疗风热咳嗽、肺痈、喉痹、瘰疬、疮疡肿毒。

（二）验方医案提要总结与应用思路拓展

1. 医案提要

医案 1：患者 67 岁，心累无力、痰多稠不好咳，持续低热，5 天未解大便，舌淡白水湿重，舌苔白舌中后部略厚。用青龙虎啸汤，其中部分用药加量，患者不再发热，上气能接下气，面部也有血色了，后根据病症加减而调理。

医案 2：患者 55 岁，天冷咳嗽，气促，哮喘，吐黄痰。用青龙虎啸汤原方 3 剂，患者不咳不喘，且精气神非常好，情绪非常乐观。

医案 3：患者 50 岁，近 2 周感冒咳嗽严重，气喘，乏力，痰中有大量暗红色血，昼轻夜重，大便柏油样 2 天。用青龙虎啸汤加仙鹤草、白茅根，3 剂后咳嗽已经痊愈，仅剩痰中隐约有血丝。

医案 4：患者 67 岁，左肺腺癌中晚期，化疗后轻度腹泻，最近有点咳嗽，血压偏高，血糖偏高，糖尿病史 20 多年。干咳无痰，大便结燥，舌体胖大，老而湿润。用青龙虎啸汤略减量，6 剂药后，精神状态较前大有好转，咳嗽症状完全消失，但仍不思饮食，便秘，小便胀痛，加用小建中汤。

医案 5：患者肺癌夜咳严重，吐浓黄痰。用青龙虎啸汤加全瓜蒌、天花粉、浙贝母，服后效果甚佳。

2. 医案总结

不管是哪种类型肺癌患者，如果出现了咳喘、胸闷、痰多，伴有无力，只要患者“舌体胖大，湿润水滑，苔白厚腻”，辨证属中医学的阳气大虚、痰饮不化，皆可以服用青龙虎啸汤。

加减：伴发热，生石膏加量，但不可以单独用生石膏，因患者总体是阳气大虚、痰饮不化，必须以温热药为主。黄痰可以不加其他药，如果黄痰特别浓且多，可以加全瓜蒌、天花粉、浙贝母。痰中大量暗红色血，大便柏油样，可以加仙鹤草、白茅根。患者不思饮食，便秘，可以用小建中汤辅助。

附：重庆市潼南区的应景芳原患肺癌，后服用李可老先生的方子而免受痛苦，虽然使用的不是“青龙虎啸汤”，但也收录于下，供大家借鉴。

从小患类风湿关节炎导致四肢障碍的我，一生都在与病魔打交道，身体无时无刻不在痛苦中，加上不能自理的困顿，虽不曾怨天尤人，但也真的抑郁万分。

闲暇时，我将古今中外名著读了个酣畅淋漓。即使如此，我仍然觉得，人生于我，只不过是一场醒不来的噩梦！

终于抑郁成疾。2017 年 11 月，我突然觉得呼吸困难，一直以来我都脾胃不和，饭量很小，突然间每天吃很多都不觉饱，总是觉得心里恐慌，心脏像没有长稳似的要往下掉。到我们当地医院做了心电图检查和 CT 检查，具体情况我当时完全不清楚。我姐姐只是跟我说，是我身体太虚，回去吃点好的，补补就好了。在医院住院 1 天后，我姐姐就把我领回了家。我猜测自己可能是心脏病，或者是心力衰竭，因为我总感觉心脏难受。

后来，我就自己买了些相关的成药来吃，没有一点效果。很快，全身就开始浮肿得非常厉害，脚肿得要穿 40 多码的鞋子，甚至呼吸困难到无法在床上躺着睡觉。自观舌象，两侧有很深的齿痕，舌苔厚厚的，白腻苔上水珠欲滴。脸色苍白至极，心里感觉很是无助，有时更有濒死的感觉。一个人没日没夜地坐在轮椅上，满屋子的打转，病急乱投医，只能在网上搜索，没想到找到了李可老先生的破格救心汤。

本着死马当活马医的心态，我马上就在网上按方抓药：制附子（水开后再煮 90 分钟）200g，干姜 60g，炙甘草 60g，人参 20g，山茱萸净肉 100g，生龙骨、生牡蛎粉、活磁石粉各 30g，麝香 0.5g。吃了 10 天，我就能在床上躺着睡觉了，于是我又继续服药，同时买了一本李老的医案集。那时我对中医有一些了解，我已知道效不更方。就这样持续用药 1 个多月，虽然心脏没有那么难受了，但其他症状仍在，如极端的饥饿，怕冷，一般程度的浮肿。

一天，我母亲对我说："妹崽，你每天熬药这么辛苦，莫熬了，你的病不得好了！你不是心脏病，你是肺癌，你把熬药的心和时间拿来多多念佛，才是正经事。"

当时我犹如电击，痛苦得无以名状，因为之前耳闻了太多癌症患者痛极惨死的案例，心里想的已经不是生死，而是我如何能承受住那份痛！

一夜无眠，我还是想抓住李可老先生的药方搏一搏，于是就开始用上了他的抗癌方：生半夏 45g，白芥子（炒研）10g，油肉桂（后入）10g，熟地黄 30g，鹿角霜 45g，姜炭 30g，两头尖 45g，漂海藻 50g，附子 50g，干姜 50g，甘草 50g，牡蛎 30g，龙骨 30g，生南星 30g，麻黄 5g，细辛 20g，蜈蚣 5 条，全蝎 10g。

吃了几剂药，我就感觉呼吸顺畅多了，1 个月后，我改用培元固本散。我发现我的身体在向好转的路上迈进。我自己受益了，我就想到还有很多人在受相同的苦。我在网上看到一个 QQ 群，群主打着李老的名义在给群友治病。

我把我的经历发出去，一位年轻女子马上就加我了。原来她的老公患舌癌，正在北京做手术，夫妻都是湖南省某市电力局的职工，条件很好，女儿才 6 岁。她说她之前了解到李老的医术，苦于找不到一个身边真实的案例建立信心。所以她看到我就像看到了救星，看到了希望。她老公从北京回来的当晚咳嗽了一整夜，第二天她就去药房抓了 1 剂药，服用后当晚她老公就不咳嗽了。

这下她彻底相信了李老神奇的医术，于是她跟我学着在网上买齐了中药，依样画葫芦的让她老公服用李老的药。她老公从 2 月服药到暑假，一家人来看我时，她老公已经恢复得和正常人一样了，能上班，也能游泳了。

我从 2 月服药到 9 月，每两三个月就要呕吐一天，当天呕吐 10 多次，吐出的全是黄汤，没有一点食物残渣。9 月 30 日早上起来，我感觉胃胀恶心，以为又会像以往那样呕吐，但吐了一小口，一看居然是血，我当时就被吓住了，从来没有吐过血，当时胃胀得很，我以为里面都是血，要吐出来，我也不敢跟我母亲说，就自己躲在卫生间吐。幸好后面吐的还是黄汤，一直吐了 10 多次，到傍晚呕吐停止，晚上睡到将近 1 点的时候，醒来又吐了一口血，接着胸口痛极，大汗淋漓，两三分钟后放了个屁后疼痛停止。到2019年11月又吐了1次，然后就再也没有吐过了，身体也完全恢复了。

2020 年 2 月，天很冷。我姐让我去银行给她办点事，我没有戴帽子，出门受了寒，回来当晚就面瘫了，嘴巴歪得连牙齿都错了位，无法漱口。我在李老抗癌方的基础上加了30g僵蚕，30g独角莲，1周后嘴巴恢复原样。

感激无处可表，恩德惠泽苍生。

李以回春妙手，可挽膏肓沉疴。

（应景芳）

二、青龙虎啸汤在危重症中的应用

本节咳喘患者往往比较危重，有的甚至达到重症肺部感染、败血症的程度。疾病范围也不局限于呼吸系统疾病，还伴随着现代医学的各种心脏疾病，心力衰竭，急慢性的心功能不全，甚至全身的脑血管病、循环系统疾病。

（一）验方医案精选

医案 1：鼻饲治愈一例重症肺部感染

叶某，男，86 岁。长期卧床导致褥疮，慢性支气管炎，支气管扩张，肺气肿，肺部感染，于 2022 年 12 月 30 日住院。病情反复，多次告知病重。

2023 年 3 月 23 日，我值夜班期间，患者出现高热，体温 39.3℃，呼吸急促，喉中痰鸣。血培养检查结果示，耐苯唑西林金黄色葡萄球菌（败血症）。予万古霉素 500mg，每 12 小时给药 1 次以抗感染；以及雾化、吸痰等对症处理，体温降至正常。但咳嗽，咳大量白色痰，虽每天吸痰 4～5 次，但吸不干净，喉中痰鸣如吼，呼吸急促，夜间加重，走廊都能听到，影响大家休息睡眠。

【446 辨证】“86 岁”，气血阴阳消耗殆尽的阶段。“长期卧床导致褥疮”，气血虚弱，长期卧床挤压，导致气无法推动血液滋养卧床的身体部位，故腐烂生疮，必须重用生黄芪才可以。“慢性支气管炎”，多是阳气虚，寒痰水饮不化。“支气管扩张，肺气肿，肺部感染并住院”，寒痰水饮盛，阳气大虚。“病情反复，多次告知病重”，邪盛正衰。“患者出现高热，体温 39.3℃”，表有风寒，痰饮不化而生郁热，阳气大虚，皆可以导致发热，三者合病更会导致发热。“呼吸急促，喉中痰鸣”，寒痰水饮不化。“血培养检查结果示，耐苯唑西林金黄色葡萄球菌（败血症）”，邪盛正虚严重阶段。“予万古霉素 500mg，每 12 小时给药 1 次以抗感染；以及雾化、吸痰等对症处理，体温降至正常”，说明治疗有效。“但咳嗽，咳大量白色痰，虽每天吸痰 4～5 次，但吸不干净，喉中痰鸣如吼”，寒痰水饮严重。“呼吸急促”，除了寒痰水饮严重，还有阳气大虚。“夜间加重”，阳气虚。“走廊都能听到”，痰饮堵塞严重。

【综合辨证】寒痰水饮盛，阳气极度虚。

【确定治则】大补阳气虚，散寒化痰饮。

【确定性味】温热为主，辛苦降辅。

【确定方药】3 月 29 日经主治医生同意，给患者开了青龙虎啸汤 3 剂。

附片（先煎 90 分钟）15g，麻黄 5g，桂枝 15g，炒苦杏仁 15g，姜厚朴 20g，炒白芍 20g，炒白术 20g，葶苈子 12g，泽泻 20g，茯苓 20g，干姜 10g，大枣 20g，炙甘草 15g，党参 30g，龙骨 30g，牡蛎 30g，细辛 5g，姜半夏 12g，炒枳实 10g，石膏 30g，生黄芪 100g。

院内缺生姜，且有的药量有限制，嘱下午及夜间鼻饲（鼻导管）。

【效果反馈】3 月 30 日患者服药 2 次，患者陪护诉，咳嗽咳痰吼叫程度减轻。

4 月 1 日，患者陪护诉，症状全好了。床旁观患者呼吸平稳，精神状态佳，还剩 2 包中药，让患者继续原方 3 剂服用。白细胞还很低，嘱下周一复查白细胞。

4 月 4 日复查血常规示，白细胞皆在正常范围内，说明此方还有提高免疫力的作用。

【疑点解惑】问：患者如此严重，而方中药量少，还缺生姜，为何效果还这么好？

答：我收到陈医师这个医案时，也觉得很奇怪，也有这个疑问。后来一想，用药和吃食物原理一样。比如，半个馒头对我们平时来说，吃不吃，对身体影响不大，但如果放在饿了好几天的人身上，身体极度需要能量时，这半个馒头就能救活一条人命。同样，青龙虎啸汤对于没达到很严重程度的患者来说，少喝多喝，影响不大。但如果患者病症非常适合青龙虎啸汤，且极度需要时，即使用的药量少，还缺生姜，也能有出奇的效果。

【医案总结】本医案患者已 86 岁，原有慢性支气管炎、支气管扩张、肺气肿，最后肺部感染金黄色葡萄球菌（败血症），咳大量白色痰，虽每天吸痰 4～5 次，但都吸不干净，喉中痰鸣如吼，属阳气大虚，痰饮邪盛。青龙虎啸汤正好是“扶正祛邪两不误”的方子，一用果然速效。

此乃患者之福缘，陈医师之明察，青龙虎啸汤之方便！一果三因方达成也！易矣？难矣！

【知识补充】鼻饲法是将导管经鼻腔插入胃内，从管内灌注流质食物、水分和药物的方法。常用于昏迷、假性延髓麻痹导致的吞咽困难等不能自行进食的患者。他们可通过从胃管注入营养丰富的流食来摄取足够的蛋白质、水、药物与热量。

（陈启鹏）

医案 2：咳嗽呼吸高度困难 1 剂救危

2021 年冬天，患者，女，83 岁，娄底市人。恰逢 COVID-19 大流行期间，家里没暖气，着了凉，导致流清鼻涕，咳嗽，呼吸重度困难。不能动，一动眼睛就鼓起来，体温 39℃，舌苔有一点黄。口渴，喜热饮，大便四五天未行。

患者完全符合“青龙虎啸汤”证，喜欢喝热的，证明还是风寒，没有风热，是典型的风寒证，但又大便四五天未行，说明是肺气不通。我就在“青龙虎啸汤”的基础上，把石膏量加大至 250g；又因呼吸困难，故加全瓜蒌 60g。

嘱患者服 3 剂，有效就继续治疗，无效就及时去医院。

第二天患者好转，第一时间打电话给我反馈：吃完汤药就已经好多了。2 剂药后，体温 37℃，完全正常。

【446 辨证】“冬天”，寒冷主气，易受寒，易伤阳气。“83 岁”，气血阴阳将尽的年龄。“恰逢 COVID-19 大流行期间”，极有可能被感染，不过按中医辨证同样可以治疗。“家里没暖气，着了凉”，外受寒。“导致流清鼻涕”，寒邪入鼻，遇冷化为涕液，也导致水饮不化。“咳嗽”，寒邪入肺，影响肺气的宣发和肃降而咳嗽。“呼吸重度困难”，寒邪严重，阳气极虚。“不能动，一动眼睛就鼓起来”，劳则加剧为气虚，此为气极虚，才会一动就重。“体温 39℃”，外感寒邪，水饮不化郁而生热，阳气大虚，皆可以导致发热，也可合而为病。“舌苔有一点黄”，郁热或阳气虚浮之热。“口渴，喜热饮”，阳气虚而有寒。“大便四五天未行”，阳气虚不运化则大便困难。

【综合辨证】寒邪入胸肺，郁而生热，阳气大虚，肠不运化。

【确定治则】散寒宣肺，清热解郁，大补阳气，泻便通腑。

【确定性味】辛温宣散，寒凉略清，甘温热重用，苦寒相佐。

【确定方药】青龙虎啸汤加全瓜蒌，另生石膏加量。

生黄芪 100g，制附子（有毒，须先煮 90 分钟）30g，麻黄 20g，桂枝 20g，炒白芍 20g，干姜 20g，细辛 20g，炒乌梅 20g，炙甘草 20g，姜半夏 20g，杏仁 20g，葶苈子（布包）15g，生石膏 250g，泽泻 36g，枳实 15g，炒白术 20g，茯苓 20g，生龙骨 30g，生牡蛎 30g，厚朴 10g，生姜丝 60g，大枣（去核）12 枚，全瓜蒌 60g。每日 1 剂，连服 3 剂，每剂分 2～3 次服用，发作时可以加服 1～2 次。

【效果反馈】第二天患者好转。吃完这汤药就已经好多了，2 剂药后，体温 37℃，完全正常。

【疑点解惑】问：患者本身阳气大虚，又着凉导致流清鼻涕，咳嗽，呼吸高度困难，而生石膏是寒凉性的，用 250g，不怕更伤阳气，加剧病情吗?

答：因为方中有大量的附子、麻黄、桂枝、细辛、生干姜、炒白术、半夏、厚朴等大辛大热和甘温的药，所以即使寒凉的生石膏用到 250g，也不怕。当然，如果是单独用生石膏 250g，肯定是不行的，就会加剧病情，甚至危及生命。

【医案总结】本医案患者既年高，又呼吸困难，还发热，不可谓不凶险！所以，周克兵医师嘱患者服 3 剂，有效就继续治疗，无效就及时去医院。不可谓不预防万一，以备后需也!

【知识补充】因为患者舌苔有一点黄，虽伴有发热，但还是以风寒为主。患者喜喝热饮，如果是喜欢喝冷饮，那肯定是化热了。全瓜蒌用 60g，是因为肺与大肠相表里，下面大肠腑气通了，上面咳嗽和呼吸困难症状就容易得到缓解。

（周克兵）

医案 3：80 岁肺气肿说不出话服药次日即效

2022 年 12 月 18 日，蒋老师发来反馈信息。

我妈妈，80 岁，前 5 年发作昏迷不醒好几次，因心脏病在医院做过手术，有肺气肿，又喘又咳嗽，整天上气不接下气，输液输到全身都肿，话都说不出来，主治医生说没有其他办法了。

【446 辨证】“80 岁”，气血阴阳皆大虚。“前 5 年发作昏迷不醒好几次”，若非实邪阻塞脑窍，就是阳气大虚不养心脑导致。“因心脏病在医院做过手术”，阳气虚不养心。“肺气肿”，肺气虚，痰饮水湿，皆可以导

致。“又喘又咳嗽”，寒痰水饮，阳气大虚，气滞瘀血，皆可以导致。“整天上气不接下气”，久病多气虚，阳也会大虚。“输液输到全身都肿”，输注人体的水，不能被人体吸入，实则是阳气大虚不运化水湿。“话都说不出来”，阳气大虚不上养胸肺喉咙，同人劳累时气虚无力说话原理相同。

【综合辨证】阳气大虚，水饮不化。

【确定治则】大补阳气，宣化水饮。

【确定性味】甘温热为主，兼辛宣苦降燥湿。

【确定方药】青龙虎啸汤。

麻黄 20g，桂枝 20g，炒白芍 20g，干姜 20g，细辛 20g，炒乌梅 20g，炙甘草 20g，姜半夏 20g，杏仁 20g，葶苈子（布包）15g，生石膏 80g，泽泻 36g，生黄芪 180g，制附子 20g，枳实 15g，炒白术 20g，茯苓 20g，生龙骨 30g，生牡蛎 30g，厚朴 10g，生姜丝 60g，大枣 12 枚。水煮服用。

【效果反馈】服药第二天早上患者打电话时就能发出声音了，现在身体也越来越好了。

【疑点解惑】问：患者已经阳气大虚，还用耗损阳气的麻黄、细辛，苦降下气的姜半夏、枳实，不是会更加耗损阳气吗?

答：不会的。因为方中有大量补阳益气，兼以收敛固敛的药，不仅不会耗损阳气，还会有助于让补足的阳气更好地宣发和肃降，有利气机运行。事实验证也的确如此。当然，如果方中没有大量补阳益气药是万万不可用耗损阳气药的，否则就会误事！

【医案总结】本医案属于现代医学的肺气肿，又喘又咳嗽，整天上气不接下气，输液输到全身都肿，属于以阳气大虚为主，虽然没有外感风寒，又无明显痰多的现象，但使用青龙虎啸汤仍然可取效。当然咳吐痰不多，不代表体内没有痰，很有可能痰隐伏在胸肺中，再加上阳气大虚，才会导致又喘又咳嗽。这就是古书上所说的“无形之痰”，其必舌淡苔白，或厚，或湿润，反正不会出现舌红少苔干燥的病症。

【知识补充】肺气肿是指终末细支气管远端的气道弹性减退，过度膨胀、充气和肺容积增大，或同时伴有气道壁破坏的病理状态。有以下几种类型：老年性肺气肿、代偿性肺气肿、间质性肺气肿、灶性肺气肿、局限性肺气肿、阻塞性肺气肿。早期可无症状或仅在劳动、运动时感到气短。随着肺气肿进展，呼吸困难程度随之加重，以致稍一活动，甚或完全休息时仍感气短。患者感到乏力、体重下降、食欲减退、上腹胀满，伴有咳嗽、咳痰等症状，典型肺气肿者胸廓前后径增大，呈桶状胸，呼吸运动减弱，语音震颤减弱，叩诊过清音，心脏浊音界缩小，肝浊音界下移，呼吸音减低，有时可听到干、湿啰音，心音低远。

医案 4：咳喘呼吸困难欲憋死当晚效

2023 年 1 月 19 日，一位老人前来就诊。自诉昨夜咳喘严重到呼吸困难，有一口气憋在心里，快要憋死的感觉。脉沉细无力，舌淡胖水滑，怕冷，睡觉脚捂不热，乏力。

【446 辨证】“老人”，气血阴阳多虚，具体以哪个虚为主，还需要看伴随症。“昨夜咳喘严重”，夜晚天地阳气衰，阴气盛，故阳气虚者易发病或加剧。“呼吸困难”，阳气大虚多如此。“有一口气憋在心里，快要憋死的感觉”，阳气大虚或痰饮堵塞。“脉沉细无力”，阳气虚。“舌淡胖”，阳气虚，排除阴虚。“舌水滑”，阳气虚不化水饮。“怕冷，睡觉脚捂不热”，阳气虚。“乏力”，气虚。

【综合辨证】阳气大虚，略痰饮堵。

【确定治则】大补阳气，温化痰饮。

【确定性味】甘温热为主，辛开苦降辅。

【确定方药】青龙虎啸汤。

麻黄 20g，桂枝 20g，干姜 20g，白芍 20g，清半夏 20g，炙甘草 20g，细辛 20g，五味子 20g，杏仁 20g，乌梅 20g，厚朴 20g，云茯苓 20g，枳实 20g，白术 20g，制附片（有毒，须先煮 90 分钟）80g，龙骨 40g，牡蛎 40g，葶苈子 40g，大枣（去核）12 枚，生姜（切碎）60g，生石膏 50g，黄芪 120g，猪牙皂 20g。

【效果反馈】患者下午 5 点服用第一次，晚上 8 点服用第二次，当夜安然入眠。服用20多剂后可以正常劳动了。原来乏力、怕冷、呼吸困难，全部消失了，精神好了很多，声音也洪亮了。

【疑点解惑】问：阴虚患者晚上症状会加剧，阳虚患者晚上也会加剧，二者如何区别呢？

答：看伴随症。阴虚舌红少苔，五心烦热，灭热不厌冷；阳虚舌淡胖苔白湿润，身体怕冷，喜热不喜冷。

【知识补充】猪牙皂善于化黏痰。张仲景用皂角丸治疗痰饮，水寒则凝变成冰，人体内过于寒凉也会有胶着之痰饮，治疗时温化是一方面，破碎痰饮是另一方面。

《神农本草经》记载皂荚味辛咸温。主：风痹，死肌，邪气，头风头痛，泪出，利九窍，杀精物。生川谷。

【医案总结】青龙虎啸汤的功效是“大补元气，温阳化饮，升清提气，降逆化痰，外散风寒”。本医案患者以阳气大虚为主，其他证因并未具足，依然可以有效。方中的麻黄、桂枝、半夏、枳实、厚朴是有风寒则散风寒，有痰饮则化痰饮，无风寒则宣发气机，无痰饮则降逆气，全赖于大量的补阳益气药为基础也。

（祝俊波）

医案 5：哮喘住院 10 余天愈重中药 6 天几愈

李某，女，52 岁，农民工，湖北省十堰市人。复发性哮喘在当地医院治疗 10 余天，愈发严重，于 2020 年 9 月 21 日，来我处求诊。

刻诊：略高，面色较青。浑身怕冷，四肢冰凉，喉中哮鸣不断，痰多色白而稀。舌质淡红，苔白滑腻，脉沉滑，略弱。

辨证：寒哮。

治则：温里散寒，健脾除湿，定喘化痰。

处方：青龙虎啸汤加减。

乌附片（有毒，须先煮 90 分钟）30g，黄芪 50g，炙麻黄 10g，桂枝尖 10g，酒白芍 10g，炒苦杏仁 12g，大枣 15g，生姜丝 30g，炙甘草 10g，葶苈子 8g，炒枳实 8g，法半夏 12g，干姜 10g，生龙骨、生牡蛎各

16g，泽泻 18g，姜厚朴 10g，醋乌梅 8g，炒白术 8g。6 剂，水煎服。

效果反馈：6 天后，患者喜形于色：“没想到中药如此神奇，现在夜里不喘了，也没以前怕冷了，病好了一大半儿。”要求续服汤药。

于是，在原方基础上，将乌附片改为 40g，再加细辛 10g。加细辛一是加大温化寒痰力量，二是作为引经药直达病所。又经过 10 多天的治疗，患者已然治愈。

因患者为寒性体质，痊愈后又用附子理中丸与金匮肾气丸善后调理一段时间进行巩固。

【446 辨证】“52 岁”，气血阴阳偏虚。“农民工”，劳心者脑力工作者易耗血，劳力者农民工易耗气。“复发性哮喘”，复发性证明非新患，多为内虚，哮喘久病多阳气大虚。“医院治疗 10 余天，愈发严重”，阳气虚得严重。“略高”，无中医诊断价值。“面色较青”，青者多为阳虚有寒。“浑身怕冷”，阳气虚。“四肢冰凉”，阳气虚。“喉中哮鸣不断，痰多色白而稀”，阳气虚不化痰饮。“舌质淡红”，舌质正常尚未受到影响。“苔白滑腻”，痰饮不化。“脉沉滑，略弱”，沉为阳虚，滑为痰饮，弱为气虚。

【综合辨证】阳气大虚，痰饮不化。

【确定治则】大补阳气，温化痰饮。

【确定性味】甘温热为主，辛开苦降辅。

【疑点解惑】问：您和李刚医师的辨证说法为何不完全相同？

答：李刚医师用的是脏腑辨证，我用的是 446 辨证，最后都能锁定用青龙虎啸汤。这叫“殊途同归”。

【医案总结】本医案患者因复发性哮喘在当地医院治疗 10 余天，愈发严重，用中医辨证属“阳气大虚，痰饮不化”而选择青龙虎啸汤 6 天几愈。由此可知，中医的疗效并不差，甚至还见效很快。

【知识补充】中医学有多套辨证体系：《黄帝内经》有经络辨证体系和脏腑辨证体系；《伤寒论》有六经辨证体系，而历代医家对六经更是有多种解读；张景岳有八纲辨证体系，叶天士提出卫气营血辨证体系；吴鞠通提出三焦辨证体系；祝味菊也总结出八纲辨证学说等。

至于临床具体选用哪一种辨证体系，秉着“简洁实用，全面不艰涩，简洁不疏漏”，才是最好的选择。这是中医临床实际的需要，也是中医普及推广发展的需要。

（李　刚）

医案 6：心脏病肺气肿哮喘发不出声音 1 剂声音正常

2022 年 4 月 17 日，做养生理疗的吴老师发来反馈信息。

患者为吴老师妈妈，78 岁。有心脏病、肺气肿、哮喘病史，去年吃了我开的药方（青龙虎啸汤），效果很好，舒服了 1 年。由于老家在寒区（湿气重），这几天又犯病了，声音都发不出来。于是，又抓了 3 剂去年的药方，才吃 1 剂就轻松了。现在声音正常，全身肿也消了。

麻黄 20g，桂枝 20g，炒白芍 20g，干姜 20g，细辛 20g，炒乌梅 20g，炙甘草 20g，姜半夏 20g，杏仁 20g，葶苈子（布包）15g，生石膏 80g，泽泻 36g，制附子（有毒，须先煮 90 分钟）40g，生黄芪 180g，枳实 15g，炒白术 20g，茯苓 20g，生龙骨 30g，生牡蛎 30g，厚朴 10g，生姜丝 60g，大枣 12 枚。

【446 辨证】“78 岁”，气血阴阳皆虚。“心脏病”，慢性心脏病，只要舌淡苔白多是阳气亏虚。“肺气肿”，阳气虚不运化痰饮。“哮喘”，阳气大虚。“声音都发不出来”，阳气大虚。“全身肿也消了”，阳气大虚不运化水湿则肿。

【综合辨证】阳气大虚，水湿不化。

【确定治则】大补阳气，宣利水湿。

【确定性味】温热为主，甘辛苦降。

【疑点解惑】问：痰、饮、水、湿四者如何区别？

答：四者性质相同，都是寒凉之实邪，同是人体所不需要的物质。但四者状态有所不同。湿为水之散，水为湿之聚，积水成饮，饮结成痰。痰浓质稠，饮淡质稀，水清质薄，湿呈雾状。湿舌体为潮湿但无水之欲滴；水为虽欲滴但透明，饮为白色故苔白腻，痰为苔白厚。

【医案总结】本医案患者是阳气大虚导致的水湿不化，所以阳气大虚是主要的症因，水湿不化是次要的。治疗原则必须以大补阳气为主，略佐宣利水湿，而不可主次不明，轻重颠倒，否则医之过也。另外，纯阳气大虚欲脱，毫无痰饮水湿，最好用后面的“回阳救命汤”，效果更佳。

【知识补充】心脏病是心脏疾病的总称，包括风湿性心脏病、先天性心脏病、高血压性心脏病、冠心病、心肌炎等。心脏是人体“发动机”，是一个强壮的、不知疲倦、努力工作的强力泵。心脏之于身体，如同发动机之于汽车。如果按一个人心脏平均每分钟跳 70 次，寿命 70 岁计算，那么一个人的一生中，心脏要跳动近 26 亿次。一旦心脏停止跳动且通过抢救不能复跳，那就意味着，一个人的生命终止了。心脏病是人类健康的头号杀手。全世界 1/3 的人口死亡是心脏病引起的，在我国，每年有几十万人死于心脏病。

医案 7：老人咳嗽手抖服药 3 天可打麻将

2022 年 7 月 22 日，朱老师发来反馈信息。

患者，男，85 岁。咳嗽，胸中升气困难，手抖，手脚和舌头麻，流涎。

【446 辨证】“85 岁”，气血阴阳极虚。“咳嗽”，没有说有外感史，多是阳气虚不养肺。“胸中升气困难”，气虚不能升提，需用生黄芪。“手抖”，阳气大虚不充养则手抖。“手脚和舌头麻”，气虚运血则缓而麻。“流涎”，阳气大虚不化水饮。

【综合辨证】阳气大虚，运血无力，兼有水饮。

【确定治则】大补阳气，助血运行，兼化水饮。

【确定性味】甘温热主，辛散助运，宣化水饮。

【确定方药】青龙虎啸汤，配合刮羊毛痧法。

生黄芪 100g，制附子（有毒，须先煮 90 分钟）30g，麻黄 20g，桂枝 20g，炒白芍 20g，干姜 20g，细辛 20g，炒乌梅 20g，炙甘草 20g，姜半夏 20g，杏仁 20g，葶苈子（布包）15g，生石膏 80g，泽泻 36g，枳实 15g，炒白术 20g，茯苓 20g，生龙骨 30g，生牡蛎 30g，厚朴 10g，生姜丝 60g，大枣（去核）12 枚。每天 1 剂，连服 3 剂，每剂分 2～3 次服用，发作时可以加服 1～2 次。

【效果反馈】服药 3 天就可以坐着打麻将了。效果非常好。

【疑点解惑】问：热极生风导致的手抖与阳气大虚不运血的手抖，如何区别?

答：热极生风，多为急性病，热邪内陷，灼伤阴液，筋脉失养，手抽搐而抖。同时见身热壮盛，头晕胀痛，两目上翻，手足躁扰，颈项强直，神昏谵语，角弓反张，脉弦数，舌红苔黄而干燥。阳气大虚多为老年慢性病，有全身怕冷，舌淡胖苔白，脉沉细无力等伴随症。

【医案总结】本医案患者年高咳嗽属阳气大虚，同时伴有手抖，手脚和舌头麻，相当于现代医学所说的脑血管疾病。胸中升气困难更是气大虚，民国医家张锡纯，提倡重用生黄芪治疗气虚，而青龙虎啸汤原本就有大剂量的黄芪。

【知识补充】手抖、手脚和舌头麻，如果按现代医学来说，极有可能是脑血管疾病。如果是偏侧的手脚和舌头麻木最有可能是脑部疾病导致的，常见的包括脑梗死、脑出血、脑肿瘤、脑炎、脑动静脉畸形、多发性硬化等，可以做头部的磁共振检查以进一步确诊。

医案 8：一动就喘到可以小跑的神奇治疗

2022 年 11 月 11 日，唐彬媛老师发来反馈信息。

我用青龙虎啸汤加减配合外治灸法，治疗肺部疾病，效果出奇的好。又让大家见证了中医药的神奇!

患者在某医院诊断为：①支气管哮喘急性发作中度；②慢性阻塞性肺疾病急性加重；③肺结节。8 月住院 10 多天，动一下就开始哮喘，后找到我进行中医治疗。原本患者家属认为只要能控制住就已经很好了，没想到，服药 1 周后患者居然可以小跑了。

青龙虎啸汤加减：制附子（有毒，须先煮 90 分钟）50g，炒白芍 21g，干姜 21g，细辛 21g，炒乌梅 21g，炙甘草 21g，姜半夏 21g，杏仁 21g，葶苈子（布包）15g，生石膏 80g，泽泻 21g，枳实 21g，炒白术 21g，茯苓 21g，生龙骨 30g，生牡蛎 30g，桂枝 20g，厚朴 20g，生姜 60g，黄芪 180g，大枣 12 枚。

【知识补充】本医案患者信息极少，仅知道是位老人。三个现代医学的病名，支气管哮喘急性发作中度，慢性阻塞性肺疾病急性加重，肺结节。

支气管哮喘：由多种细胞和细胞组分参与的以气道慢性炎症为特征的异质性疾病。表现为反复发作的喘息、气促、胸闷和咳嗽等症状。多夜间和清晨发作、加剧，多数患者可自行缓解或经治疗缓解。支气管哮喘如诊治不及时，随病程的延长可产生气道不可逆性缩窄和气道重塑。

慢性阻塞性肺疾病的临床表现：慢性咳嗽常为最早出现的症状，随病程发展可终身不愈，常晨间咳嗽明显，夜间有阵咳或排痰。当气道严重阻塞，通常仅有呼吸困难而不表现出咳嗽。咳痰一般为白色黏液或浆液性泡沫痰，偶可带血丝，清晨排痰较多。急性发作期痰量增多，可有脓性痰。气短或呼吸困难是慢性阻塞性肺疾病的主要症状，早期在劳动时出现，后逐渐加重，以致在日常生活甚至休息时也感到气短。部分患者，特别是重度患者或急性加重时出现喘息和胸闷。其他疲乏、消瘦、焦虑等常在慢性阻塞性肺疾病病情严重时出现。

肺结节：指肺部影像学上各种大小、边缘清楚或模糊、直径小于等于 3cm 的局灶性圆形致密影。肺结节呈世界分布，欧美国家发病率较高，东方民族少见，多见于 20—40 岁，女性略多于男性。

医案 9：咳喘躺不下开始效不佳加减后 1 剂大效

2023 年 3 月 27 日，徐晓强老师咨询。

患者，徐晓强老师妈妈。诉此次咳喘挺怪的，开始服用青龙虎啸汤 9 剂，前 3～4 剂见效，后面感觉又不行了。后来又用了回阳救命汤 2 剂，喘得有些躺不下。又换回青龙虎啸汤，服用前 3 剂症状是减轻的。昨天服第 5 剂后，半夜喘得躺不下。说话声音低微、缓慢、嘶哑、断断续续，胸满，流清鼻涕。发出“呼哧呼哧”声，喘气费力，汗出。

徐晓强老师说：第一次用青龙虎啸汤时，忘记放生石膏了，但那是老人服药后效果最好的一次，汗出多些，从喘得躺不下，到不喘了，精神特别好。之后几次熬药的时候都加了生石膏，然而都没第 1 次效果明显。舌质淡粗老干糙略暗紫，苔白。

【446 辨证】“开始服用青龙虎啸汤 9 剂，前 3～4 剂见效，后面感觉又不行了”，有效证明有阳气大虚，也有寒痰水饮。“后用回阳救命汤 2 剂，喘得有些躺不下”，证明不纯是阳气大虚，还夹杂痰饮、血瘀，所以才会服用纯补阳气滋阴药后反而喘得躺不下。“又换回青龙虎啸汤，服用前 3 剂症状还是减轻的，昨天服第 5 剂后，半夜喘得躺不下”，除了阳气大虚，还有寒痰水饮，但恐还有他因，所以有效但反复。“说话声音低微、缓慢、嘶哑、断断续续”，阳气虚确实存在。“胸满”，阳气大虚，痰饮水湿，气滞血瘀，皆可以导致，也可合病。“流清鼻涕”，阳气虚有寒。“发出‘呼哧呼哧’声，喘气费力”，阳气大虚或痰饮水湿，气滞血瘀。“汗出”，阳气虚不固摄或水饮外出。“方子少了生石膏效果好”，证明青龙虎啸汤中的生石膏不适合患者。“舌质淡”，有阳气虚。“舌粗老干糙”，阳气虚兼阴液不足。“略暗紫”，证明还有血瘀在内。“苔白”，阳气虚，排除阴虚和实火。

【综合辨证】阳气大虚，寒痰水饮，尚有血瘀，不耐寒凉。

【确定治则】大补阳气，化痰宣饮，增活血药，减寒凉药。

【确定性味】温热甘为主，辛宣苦降，增加辛味，减换寒凉。

【确定方药】青龙虎啸汤去寒凉的生石膏，加活血的莪术，用温性的赤石脂换掉咸寒的生牡蛎，黄芪、附子加量。

生莪术 100g，生黄芪 240g，制附子（有毒，须先煮 90 分钟）80g，麻黄 20g，桂枝 20g，白芍 20g，干姜 20g，细辛 20g，五味子 20g，炙甘草 20g，姜半夏 20g，杏仁 20g，葶苈子（布包）15g，泽泻 36g，枳实 15g，炒白术 20g，茯苓 20g，生龙骨 30g，赤石脂 30g，厚朴 20g，生姜丝 100g，大枣（去核）12 枚。水煮服用，每天 1 剂，连吃 3 剂。

如果怕辛温的药发散阳气太过，睡眠不好，可以用过滤后的药汁兑入麦芽糖 100g。

【效果反馈】第二天一大早，徐晓强老师高兴地发来其母亲的对话音频。其母说话声音高亢、响亮、清晰、连续，并诉今天较昨天不那么胀了，胸也不那么满了。虽然还是喘，但没那么咳嗽了，昨晚睡得还行。

【疑点解惑】问：患者是阳气大虚，为何用回阳救命汤反而会加重呢？

答：因为患者除了阳气大虚这个主因，还有寒痰水饮和血瘀这些实邪存在，如果纯补阳气，而不加化痰宣饮，活血化瘀的药，就会产生壅塞，从而助邪。

【知识补充】生莪术：味辛、苦，性温。行气破血，消积止痛。用于癥瘕痞块，瘀血经闭，食积胀痛；早期宫颈癌。孕妇禁用。

【医案总结】对于阳气大虚，又夹杂痰饮水湿、血瘀的病症，纯用寒凉药肯定不行，容易更伤阳气。但如果纯用大补阳气，而不加化痰消饮和活血化瘀的药，也不行。辨证必须面面俱到，用药要丝丝相扣才可以，且扶正与祛邪的用药比例也要掌握好。

医案10：脑血管脱水喘需吃激素1剂效后愈

2022年1月2日，微信名叫福星的老师替其母亲求诊。

患者，女，75岁。2007年因意外导致脑部血管脱水（脑水肿），中风，胸腔积液严重，在当地医院住院治疗40多天，高热不退。转到其他医院，被判定为：变应性肉芽肿性血管炎。2007年以前，入冬就动辄喘，不发热，这次犯病是着凉引起的。舌质淡暗紫而湿润苔白。

1月23日，又发来求诊信息：哮喘病总是在早上咳喘，憋得汗出、白痰。

【446辨证】“75岁”，气血阴阳皆虚。“因意外导致脑部血管脱水（脑水肿）”，阳气大虚无法运化脑部水湿。“中风”，中老年大多数是阳气虚脱所致，如果舌淡苔白，舌不红，苔不黄，更是无疑。“胸腔积液严重”，胸中阳气大虚不运化水饮。“在当地医院住院治疗40多天，高热不退”，高热重病后更耗气伤血，损阴拔阳。“转到其他医院，被判定为：变应性肉芽肿性血管炎”，对中医辨证参考意义不大。“入冬就动辄喘”，阳气虚则遇寒加剧。“不发热，这次犯病是着凉引起的”，着凉只是外因，实则是内里阳气大虚。“舌质淡暗”，阳气虚。“舌紫”，阳气虚不温血则血凝而瘀。“舌湿润”，阳气虚不化水湿。“苔白”，阳气虚有寒，排除阴虚和实火。“哮喘病总是早上咳喘，憋得汗出”，阳气虚早上升发不足从而加剧。“白

痰”，痰饮不化。

【综合辨证】阳气大虚，不化痰饮，外有寒邪。

【确定治则】大补阳气，温化痰饮，略散寒邪。

【确定性味】大补温热，辛开苦降，辛温略散。

【确定方药】青龙虎啸汤。

生黄芪 180g，制附子（有毒，须先煮 90 分钟）80g，麻黄 20g，桂枝 20g，白芍 20g，干姜 20g，细辛 20g，乌梅 20g，炙甘草 20g，姜半夏 20g，杏仁 20g，葶苈子 15g，生石膏 80g，泽泻 36g，枳实 15g，炒白术 20g，茯苓 20g，生龙骨 30g，生牡蛎 30g，厚朴 20g，生姜丝 100g，大枣（去核）12 枚。水煮服用，每天 1 剂。

【效果反馈】服药第二天反馈：往常晚上起夜都躺不下来或是费劲，要喷沙丁胺醇缓解后才能再次入睡，昨晚服药后，起夜后也能很轻松再次入睡了，较安稳。早上起来后，咳痰明显减轻，但还是有白痰，有点口干，早上出了一身汗，自我感觉很见效。

2 月 1 日反馈：昨天一天都挺好的，早上到晚上大概吐了十口痰。昨天白天没喘气。昨天药物里加了葛根，周围神经炎引起的手麻胀发紧的感觉明显减轻，手指尖麻感也减轻了。只有早上刚起来的时候会有两口浓痰，早上起来不喘了。吃药后这几天总是放屁，睡梦中也经常放屁，没有其他症状了，大便每天 1 次，稍稀。

2 月 9 日反馈：咳喘已经好了，锻炼时也没喘了，手掌麻木已得到解决，周围神经炎引起的手指尖麻木也减轻了。

【疑点解惑】问：从现代医学来说，意外脑部血管脱水（脑水肿）、中风，胸腔积液严重，动辄喘，是多种疾病，到了您这里一句“阳气大虚”就给概括了，这也太简单，太难以置信了吧？

答：更难以置信的是“按这个思路，组方用药，效果竟然还这么好”！所以说，中医是一门真正掌握病症本质的医学，虽然它还不能治疗所有的疾病，但是对它能治疗的疾病，应用起来就是如此简单有效。

【医案总结】学习中医千万不要用现代医学思维来指导中医。比如，患者是变应性肉芽肿性血管炎，如果就研究哪些中药能消这种炎症，那就坏了，按这个思维是学不好中医的。必须用中医的气血阴阳、寒热虚实、外感内伤来辨证，然后指导用药，这才是中医思维，才会疗效好。

【知识补充】脑脱水通常是指脑水肿。脑水肿症状通常包括头痛、呕吐、烦躁不安等。

头痛：脑水肿会导致颅内压升高，可能会压迫到脑组织，使颅内的血管和神经受到牵拉，从而出现头痛的情况。

呕吐：脑水肿会导致颅内压升高，还可能会导致脑组织受到挤压，出现脑内自主神经反射紊乱，引起呕吐的情况。

烦躁不安：脑水肿会导致颅内压升高，影响到脑组织的血液和氧气供应，从而导致脑组织代谢异常，出现烦躁不安的情况。除此之外，还可能会出现嗜睡的症状。

医案 11：心力衰竭难平卧动则喘服药丸 2 天不喘

患者，乃家母。已不能平卧睡觉 6 天，平卧就会胸憋闷，一动就喘。多年前检查心力衰竭 4 级，那时严重犯病时还会腿肿，这次犯病没有腿肿。

【446 辨证】“家母”，笔者 40 多岁，母亲应当 60 多岁，气血阴阳已虚。“已不能平卧睡觉 6 天”，阳气大虚，痰饮不化，只要舌不红，苔不黄，基本就可以确诊。“平卧就会胸憋闷”，阳气虚不运化痰饮。“一动就喘”，阳气大虚。“多年前检查心力衰竭 4 级”，现代医学的心力衰竭只要舌淡胖大湿润苔白，皆属于中医学的阳气大虚。“那时严重犯病时还会腿肿，这次犯病没有腿肿”，当时属于阳气虚不运水饮。

【综合辨证】阳气大虚，痰饮不化。

【确定治则】大补阳气，温化痰饮。

【确定性味】甘温热为主，辛开苦淡辅。

【确定方药】青龙虎啸汤加减。

生黄芪 50g，炮附子（有毒，须先煮 90 分钟）20g，麻黄 10g，桂枝 15g，炒白芍 15g，干姜 15g，细辛 6g，五味子 10g，炙甘草 15g，姜半夏 20g，杏仁 10g，葶苈子 10g，泽泻 20g，枳实 8g，炒白术 12g，茯苓 12g，生龙骨 2g，生牡蛎 2g，厚朴 5g，生姜、大枣各适量。

做成全干小药丸，每天 5 次，每 3.5 小时服用 1 次，每次 4～5g。因母亲吃生姜、大枣胃痛，故去之不用。

【效果反馈】服药 1 天后好一半，2 天后已经不喘，能平卧睡觉，左心衰症状已无。因家母不愿意吃药，故改成每天 1～2 次巩固。

【疑点解惑】问：心力衰竭患者是不能服用麻黄、细辛等发散耗气药的；也不能服用枳实、厚朴、葶苈子等降逆泄气药，为何本医案患者却可以用，还取得了不错疗效呢？

答：心力衰竭患者是不能单独或重用麻黄、细辛、枳实、厚朴、葶苈子等祛除实邪的药，但可以配伍在大量的补阳益气药里，这样反而更好地让补足的阳气上宣下达，这就是配方之妙。中医配方不是药物的简单堆砌，而是讲究君臣佐使的。

【医案总结】本医案治疗时把汤剂改成丸剂，粉散者，轻升易上达心脑，取得不错的疗效。且服用方便，值得大力推广。

【知识补充】汤、丸、散的功用区别如下。

汤者荡也，去大病用之；散者散也，去急病用之；丸者缓也，舒缓而治之也。

汤者荡也，去大病用之：汤剂是一种将中药材加水煎煮去渣后饮用的液体中药剂型。临床上初治患者多采用汤剂，主要是考虑随症加减方便，且起效较快。

散者散也，去急病用之：散剂是将一种或多种药物粉碎混匀而制成的粉状药剂，是中成药的基本剂型，也是固体制剂制备的基础。有人认为“散者散也，散胸膈邪气”，临床一般治疗心肺疾病多采用散剂，频服，这样可以使药效直达上焦，频服则可使药效持久。其实散剂还有个好处就是省钱，1 剂汤药方剂按剂量研成细末，每日服 15g，大概可以服 7～10 天，且药效并不比汤剂差，大家可以试试。散剂比较适合治疗方案已经明确，药方已基本稳定的情况下使用。

丸者缓也，舒缓而治之也：丸剂是指将药材的细粉末或提取物加水、蜜、面糊或蜂蜡等合适的黏合剂拌制成的类球形制剂，常见的丸剂有水丸、蜜丸、水蜜丸、泥丸、蜡丸等。这个和我的想法完全一致，临床上就这么用。

（张洪强）

医案 12：哮喘住院患者服药 14 天出院

蒋某，男，78 岁，农民。患复发性慢性支气管哮喘十几年。每到冬天就严重，甚至要住院治疗几次。从 2018 年 10 月开始，来我院数次。

患者身形消瘦，四肢怕冷，面色灰暗，喉中痰鸣，憋闷（严重时只能靠吸氧），痰多色白，舌苔厚腻舌质淡，脉沉。

病属中医哮病，证属冷哮。

治法：温肺化饮，健脾温阳，宣肺止咳。

处方：青龙虎啸汤加减。黑附子（有毒，须先煮 90 分钟）30g，黄芪 50g，生麻黄 10g，杏仁 12g，桂枝 10g，炒白芍 10g，干姜 10g，大枣 10g，炙甘草 10g，葶苈子 15g，枳实 10g，姜半夏 15g，龙骨 15g，牡蛎 15g，泽泻 18g，厚朴 10g，乌梅 10g，炒苍术 20g，生白术 20g，生姜 5 片，细辛 6g。

连服 7 天后，憋闷感及痰量减少，手脚冰凉感降低。患者在治疗的过程中出虚汗，遂加防风 15g，黄芪加至 80g，又喝 7 天，痊愈出院。

【446 辨证】“78 岁”，气血阴阳已虚。“农民”，劳力者易气虚。“患复发性慢性支气管哮喘十几年”，久病多气虚。“每到冬天就严重”，阳虚。“甚至要住院治疗几次”，阳虚严重。“患者身形消瘦”，阴血亦虚。“四肢怕冷”，阳虚。“面色灰暗”，阳虚。“喉中痰鸣”，痰饮不化。“憋闷（严重时只能靠吸氧）”，阳气大虚。“痰多色白”，阳气虚不化痰。“舌苔厚腻”，厚者为痰，腻者为饮。“舌质淡”，气虚。“脉沉”，阳虚。

【综合辨证】阳气大虚，痰饮不化。

【确定治则】大补阳气，化痰消饮。

【确定性味】温热甘为主，辛开苦降辅。

【确定方药】青龙虎啸汤减味。

【效果反馈】见上。

【疑点解惑】问：医案中为何用量比原方少？

答：杜医生在医院工作，药量应当受限，不能太大量。

（杜广文）

医案 13：咳嗽整晚无法入睡服药后当晚即效

2024 年 2 月 25 日，潘爱莲老师替其家人求诊。

患者，60 岁。原有糖尿病、肺气肿病史，去年发作脑梗死。年后这段时间，吃了上火、油炸的东西，然后咳嗽。喉中有痰，但咳不出来。晚上躺下睡一阵就开始咳嗽。自从感染新型冠状病毒，又发作脑梗死后，整个人看上去状态变了很多。舌暗淡苔白粉厚上有浮黄。

【446 辨证】“60 岁”，气血阴阳皆虚。“原有糖尿病”，慢性糖尿病多含气虚。“肺气肿”，多是阳气虚不化寒痰水饮。“脑梗死”，老年人患脑梗死多是阳气大虚。“年后这段时间，吃了上火、油炸的东西，然后咳嗽”，气虚不耐上火油炸之物则咳。“喉中有痰，但咳不出来”，阳气虚不化痰。“晚上躺下睡一阵就开始咳嗽”，阳气虚。“自从感染新型冠状病毒”，新型冠状病毒是寒湿之毒，最伤阳气。“又发作脑梗死”，雪上加霜。“舌暗淡”，暗为阳虚，淡为气虚。“苔白粉厚上有浮黄”，白粉厚为阳气虚不化痰，浮黄为痰不化郁而生热。

【综合辨证】阳气大虚，寒痰不化。

【确定治则】大补阳气，散寒化痰。

【确定性味】甘温热补，辛开苦燥。

【确定方药】青龙虎啸汤。

生黄芪 180g，制附子（有毒，须先煮 90 分钟）50g，麻黄 20g，桂枝 20g，炒白芍 20g，干姜 20g，细辛 20g，炒乌梅 20g，炙甘草 20g，姜半夏 20g，杏仁 20g，葶苈子（布包）15g，生石膏 80g，泽泻 36g，枳实 15g，炒白术 20g，茯苓 20g，生龙骨 30g，生牡蛎 30g，厚朴 30g，生姜丝 100g，大枣（去核）12 枚。每天 1 剂，连服 3 剂，水煮服用，一两个小时服用 1 次。

【效果反馈】次日潘老师高兴地反馈：昨天的咳嗽患者，治疗前两个晚上，躺下就一直咳嗽到天亮，整晚都没睡着。吃过咳特灵颗粒、强力枇杷露、肺气肿片，都没有止住。昨晚 8 点煲好药，8 点喝了 1 碗，11 点又喝了 1 碗，咳嗽就止住了，喘气的感觉也好了很多。

【疑点解惑】问：为何吃了强力枇杷露、肺气肿片，都没有止住咳呢？

答：强力枇杷露是由枇杷叶、罂粟壳、百部、白前、桑白皮、桔梗、薄荷脑、蔗糖、防腐剂（苯甲酸钠）组成，有养阴敛肺，止咳祛痰的功能。本医案患者是"阳气大虚，寒痰不化"，药证不符，故不效。肺气肿片不知组成，难以判断，既然无效，当也是不对证。

医案 14：治愈咳嗽支气管哮喘不是梦想

徐某，男，72 岁，2021 年 3 月 2 日就诊。主诉咳嗽痰多，白色清稀，支气管炎 20 多年病史，遇冷或感冒时加重。舌苔白厚，舌体湿润有齿印，口干。

【446 辨证】"72 岁"，气血阴阳皆虚。"咳嗽痰多，白色清稀"，痰饮不化，白色证明无热，多是阳气虚。"支气管炎 20 多年病史"，久病气虚。"遇冷或感冒时加重"，阳气虚。"舌苔白厚"，痰凝不化。"舌体湿润有齿印"，阳气虚不化水饮则舌体胖大有齿印和湿润。"口干"，在舌苔白厚，舌体湿润有齿印的情况下，此时口干属阳气虚不布阴液，如果舌红少苔而干燥则为阴虚。

【综合辨证】阳气亏虚，痰饮不化。

【确定治则】温补阳气，化痰消饮。

【确定性味】温热甘辛，辛开苦淡。

【确定方药】青龙虎啸汤原方。

生黄芪 100g，制附子（有毒，须先煮 90 分钟）30g，麻黄 20g，桂枝 20g，炒白芍 20g，干姜 20g，细辛 20g，炒乌梅 20g，炙甘草 20g，姜半夏 20g，杏仁 20g，葶苈子（布包）15g，生石膏 80g，泽泻 36g，枳实 15g，炒白术 20g，茯苓 20g，生龙骨 30g，生牡蛎 30g，厚朴 10g，生姜丝 60g，大枣（去核）12 枚。每天 1 剂，上、下午各服 1 次，发作时加服 1～2 次。

【效果反馈】患者当时经济困难，只抓了 1 剂药，吃后基本就不咳了，痰也少了许多。效不更方，又继续抓了 4 剂中药。总共吃了 5 剂中药，症状消失。

【医案总结】杨医师用脏腑辨证，此医案患者属寒饮犯肺证。患者支气管哮喘后期时，杨医师用了王幸福老师的方巩固 2 个多月。紫河车粉 500g，蛤蚧 300g，生水蛭 100g，川贝母 80g，蜈蚣 60g，甘草 60g，桔梗 150g，陈皮 120g。将上述药物共研细末，装入胶囊，每粒 0.3g。装瓶、消毒、密封。

功效：消炎，平喘，祛痰，固本。

用法：每日 3 次，每次 6 粒。

患者反馈：支气管再没复发，以前别人穿短袖，他都要穿两件衣服，现在也可以跟别人一样穿短袖，更神奇的是，爬山都不喘了。

这样的病，我还治疗了 2 例，随访没有再复发。

两位中医大家的秘方联合运用根治咳嗽，治愈支气管哮喘不是梦想，同行们大可一验。

（杨晓辉）

医案 15：咳嗽严重老毛病 1 剂药大效

2023 年 7 月 2 日，栾春梅老师反馈。

患者，女，78 岁。受凉后咳嗽严重，是老毛病了，每次都要好长时间才好。咳嗽时伴喘，听着就很难受。

【446 辨证】“78 岁”，气血阴阳皆虚。“受凉后咳嗽严重”，阳气虚则不耐寒凉。“是老毛病了，每次都要好长时间才好”，久病气虚。“咳嗽时伴喘”，阳气虚则运行不畅或痰饮水湿，外寒郁堵。

【综合辨证】阳气大虚，寒痰饮堵。

【确定治则】大补阳气，散寒化痰。

【确定性味】温热甘补，辛温苦降。

【确定方药】青龙虎啸汤。

生黄芪 100g，制附子（有毒，须先煮 90 分钟）30g，麻黄 20g，桂枝 20g，炒白芍 20g，干姜 20g，细辛 20g，炒乌梅 20g，炙甘草 20g，姜半夏 20g，杏仁 20g，葶苈子 15g，生石膏 80g，泽泻 36g，厚朴 20g，生姜丝 60g，大枣 12 枚。2 剂。

【效果反馈】1 剂药喝了 2 天，症状基本没有了，甚至还去地里干活了。

【疑点解惑】栾春梅老师：周老师，这 1 剂药如果喝 1 天，效果会不会更好一些？当时熬药的时候多放了些水，熬多了，就喝了 2 天。

我：可以试试，对比下。

（二）验方医案提要总结与应用思路拓展

1. 医案提要

医案 1：患者 86 岁，多种肺部疾病并发展成肺部感染，咳嗽，咳大量白色痰，喉中痰鸣如吼，呼吸急促，夜间加重。用青龙虎啸汤减量当晚即效。

医案 2：患者 83 岁，着凉，流清鼻涕，咳嗽，呼吸高度困难，一动眼睛就鼓起来了，发热，体温 39℃，四五天未大便。用青龙虎啸汤 1 剂速效。

医案 3：患者 80 岁，有心脏病、肺气肿病史，又喘又咳嗽，整天上气不接下气，输液输到全身都肿，话都说不出来。服药次日，能说出话，身体越来越好。

医案 4：患者老人，昨夜咳喘严重，甚至呼吸困难，有一口气快要憋死的感觉，脉沉细无力，舌淡胖水滑，怕冷，睡觉脚捂不热，乏力。用青龙虎啸汤加猪牙皂后，“当夜安然入眠”，20 多剂后可以正常劳动了。

医案 5：患者 52 岁，复发性哮喘住院 10 余天，浑身怕冷，四肢冰凉，喉中哮鸣不断，痰多色白而稀，苔白滑腻。用青龙虎啸汤加减，服药 6 天后夜里不喘了，病愈一大半。

医案 6：患者 78 岁，有心脏病、肺气肿、哮喘病史，发作时，声音都发不出来，全身肿。仅吃 1 剂青龙虎啸汤，症状就轻松了，恢复声音，全身肿也消了。

医案 7：患者 85 岁，咳嗽，胸中升气困难，手抖，手脚和舌头麻，流涎。用青龙虎啸汤配合刮痧，3 天后就可以打麻将了。

医案 8：患者老人，住院 10 多天，一动就喘，西医诊断为支气管哮喘急性发作中度，慢性阻塞性肺疾病急性加重。服用青龙虎啸汤 1 周后，可以小跑。

医案 9：患者老人，咳喘严重，初服青龙虎啸汤有效，服回阳救命汤加剧。于是去寒凉的生石膏，加莪术活血，用赤石脂换掉生牡蛎，黄芪、附子加量，1 剂大效。

医案 10：患者 75 岁，原有脑水肿、中风病史，胸腔积液严重史，入冬就有动辄喘，要喷沙丁胺醇缓解后才能睡觉。青龙虎啸汤 1 剂即大效。

医案 11：患者老人，不能平卧睡觉 6 天，平卧就会胸憋闷，一动就喘，检查心力衰竭 4 级。青龙虎啸汤加减，做成药丸，吃 2 天就不喘了。

医案 12：患者 78 岁，患复发性慢性支气管哮喘十几年，每到冬天就严重，需要住院治疗几次，四肢怕冷，喉中痰鸣，憋闷（严重时只能靠吸氧），痰多色白，舌苔厚腻舌质淡，脉沉。青龙虎啸汤加减，服 14 天后，出院。

医案 13：患者 60 岁，原有糖尿病、肺气肿病史，自从感染新型冠状病毒，又发作脑梗死后，咳嗽，喉中有痰，躺下睡一阵子就咳嗽。用青龙虎啸汤，其中部分药加量，喝了 2 碗，咳嗽就止住了。

医案 14：患者 72 岁，支气管炎 20 多年，遇冷或感冒时加重，咳嗽痰多，白色清稀，舌苔白厚，舌体湿润有齿印，口干。1 剂即效，5 剂后，症状消失。

医案 15：患者 78 岁，受凉后咳嗽严重，是老毛病了，每次都要持续好长时间，咳嗽带喘。青龙虎啸汤 1 剂药喝了 2 天，症状基本没有了。

2. 医案总结

本节皆是危重患者，所患疾病极易危害生命。

从年龄上看：80 岁以上患者 4 例，将近 80 岁的 4 例，仅有 1 例稍年轻 52 岁，剩下都是 60—70 岁的老人。说明危重患者和年龄有很大关系，面对高龄患者，用药要时时注意固护阳气。

从病症上看：患者不但有咳嗽，甚至发展为哮喘，胸中升气困难，呼吸困难。往往还发展到肺部感染、心脏病、肺气肿、气管哮喘急性发作，慢性阻塞性肺疾病，甚至伴有脑血管病，出现手抖、手脚和舌头麻。但以上患者没有1例出现舌红少苔干黄的现象。所以只要抓住患者“阳气大虚，身体怕冷，咳喘胸闷，痰涎多，舌淡胖大苔白腻厚”，皆可以服用而取效。不要局限于是什么病，只要能辨出“阳气虚不虚，痰饮多不多”，就可以了。

三、青龙虎啸汤在顽固咳嗽病中的应用

本节大多数是比较顽固的咳嗽患者，或病史长，或咳嗽较剧烈，或诸药无效，或多方治疗效果不佳，或反复发作，顽固不愈。虽没发展到哮喘，或伴有心功能不全，或心力衰竭的程度，但病症很是顽固，患者很是痛苦。

（一）验方医案精选

医案1：咳嗽7个月2剂愈

患者，女，45岁，2023年10月5日就诊。

主诉咳嗽。7个月以前患咳嗽，有时晚上咳得都睡不着觉。先去乡镇卫生院输液治疗未好转，又去县医院输液治疗也未好转。自购药物服用无效，最后干脆药不吃了，医院也不去了。半年多过去了，咳嗽一直得不到解决，经人介绍找到我。刻诊见舌淡苔白有齿痕，脉微无力。

【446辨证】“45岁”，气血阴阳开始虚。“7个月以前患咳嗽”，久病不愈伤气。“有时晚上咳得都睡不着觉”，阳气虚。“诸药无效”，证明病危险，很顽固。“咳嗽一直得不到解决”，容易耗气。“舌淡”，阳气虚。“苔白”，阳气虚，痰饮水湿，有寒，皆可导致。“有齿痕”，阳气虚。“脉微无力”，微为阳虚，无力为气虚。

【综合辨证】阳气亏虚，兼寒痰饮。

【确定治则】温阳补气，化寒痰饮。

【确定性味】温热甘补，辛散苦燥。

【确定方药】青龙虎啸汤原方。

生黄芪100g，制附子（有毒，须先煮90分钟）30g，麻黄20g，桂

枝 20g，炒白芍 20g，干姜 20g，细辛 20g，炒乌梅 20g，炙甘草 20g，姜半夏 20g，杏仁 20g，葶苈子（布包）15g，生石膏 80g，泽泻 36g，枳实 15g，炒白术 20g，茯苓 20g，生龙骨 30g，生牡蛎 30g，厚朴 10g，生姜丝 60g，大枣（去核）12 枚。每天 1 剂，连服 3 剂，每剂分 2～3 次服用，咳喘发作时可以加服 1--2 次。

【效果反馈】1 剂药吃 2 天，服完后咳嗽症状消失。

【疑点解惑】问：患者并无痰白多浓厚的现象，可不可以去掉化痰的半夏、枳实、厚朴?

答：最好不去，因为吐出来的，能看见的是“有形之痰饮”，患者咳嗽 7 个月不止，苔白，极有可能是看不见的“无形之痰饮”在肺中瘀堵，所以才会久咳不止。

【医案总结】本医案患者咳嗽 7 个多月，虽然没有如前一节危重症那样危险，没有伴心功能不全、心力衰竭、急性感染等，但病情也是比较顽固的，甚至影响睡眠。按中医辨证属“阳气亏虚，兼寒痰饮”，韦荣幸老师用青龙虎啸汤原方 2 剂而愈，终克顽疾。

【知识补充】无形之痰是指体内黏稠的病理性液体，可停留在身体各个部位。如果身体出现不适症状，如心慌、咳嗽、胃胀等，很有可能是阳气不足，运化水湿的能力下降导致。水液在人体运行受到阻碍，便可发生异常聚积，形成痰。痰聚积于脏腑、经络中，中医称其为无形之痰。

（韦荣幸）

医案 2：咳嗽月余无法入睡诸药尝尽 1 剂愈大半

2022 年 3 月 24 日，某中医师（或爱好者）求诊。

患者咳嗽严重到没办法睡觉，自己开了几个方子吃，效果不佳。半夜咳得睡不了，晚上躺下咳嗽剧烈，有时还会咳吐痰饮。昨天下午 6 点咳嗽频率增加，伴有喉咙痒，感觉黏滑，吐白色泡沫痰。服用 1 包小青龙颗粒，睡前又吃了 1 包，但晚上睡觉咳嗽并没有减轻。现在口干想喝水，但喝进去躺下又会咳嗽剧烈。患者自己把脉是双寸滑有力，关尺沉细。舌体胖，素有齿痕，苔薄白腻，舌质偏瘀。平时舌质颜色正常，每到咳嗽剧烈舌质会偏瘀。舌中脾胃区偏凹陷，舌尖有红点，舌体下半部也有点红，但没有舌尖那么红。

此次咳嗽发作 1 个多月，素有气虚，一开始可能是上班话说多了，觉有短气，偶尔吃几块生的萝卜干就开始咳嗽，猜测是因萝卜下气。平时胃不能吃生冷凉物，但吃点温热的就感觉口甜，晚上睡觉脖子和背部汗出。大便溏泄也有一两个月了，没有臭味，有时稍吃油腻就泄泻，现在每天起床排便，不成形。患者自己判断是脾肾阳虚，但感觉补不进去。还有表虚怕风，头怕风，喝桂枝汤感觉口甜腻，有湿热。服用过补中益气汤、小青龙汤加石膏、苓甘五味姜辛汤、桂枝汤合半夏厚朴汤加石膏黄芩，均没有改善。

现正值月经期，咳嗽得没法睡，还有耳鸣。舌淡嫩苔白。

【446 辨证】“患者咳嗽严重到没办法睡觉，自己开了几个方子吃，效果不佳”，仅能判断病症严重，患者比较痛苦。“半夜咳得睡不了”，阴虚或阳虚皆可导致咳，具体还要看伴随症状。“晚上躺下咳嗽剧烈”，内有水饮不化，站立时水饮下流则缓，躺下时逆而上灌则剧。“有时还会咳吐痰饮”，痰饮无疑。“咳嗽频率增加，伴有喉咙痒，感觉黏滑，吐白色泡沫痰”，痰证多浓厚，故是水饮之邪盛。“服用 1 包小青龙颗粒，睡前又吃了 1 包，但晚上睡觉咳嗽并没有减轻”，小青龙汤外散寒邪，内化痰饮，是治疗实邪的，若是阳气大虚证，不但无效，还容易拔阳损气耗阴动血。“口干想喝水”，证明耗伤阴液了。“但喝进去躺下又会咳嗽剧烈”，内有水饮，则拒饮水。“双寸滑有力”，水饮在上。“关尺沉细”，阳气虚在下。“舌体胖”，气虚体质。“素有齿痕”，阳气多虚。“苔薄白腻”，痰饮不化。“舌质偏瘀，平时舌质颜色正常，每到咳嗽剧烈舌质会偏瘀”，寒饮郁阻。“舌中脾胃区偏凹陷”，脾胃弱。“舌尖有红点”，心有郁热。“舌体下半部也有点红，但没有舌尖那么红”，痰饮不化之郁热。“此次咳嗽发作 1 个多月”，久咳耗气。“素有气虚，一开始可能是上班话说多了，觉有短气”，气虚无疑。“偶尔吃几块生的萝卜干就开始咳嗽，猜测是因萝卜下气”，判断正确。“胃不能吃生冷凉物”，胃中阳气不足。“但吃点温热的

就感觉口甜”，有水饮在内，吃温热的会蒸饮上泛。“晚上睡觉脖子和背部汗出”，阳气虚不固摄，水饮外泛，都可导致，也可合病。“大便溏泄也有一两个月了，没有臭味”，阳气虚不化水饮。“有时稍吃油腻就泄泻，现在每天起床排便，不成形”，阳气虚。“患者自己判断是脾肾阳虚”，脏腑辨证尚属准确，但不全面。“但是感觉补不进去”，配方要精确。“还有表虚怕风，头怕风”，气虚怕风，严重者也有阳虚。“喝桂枝汤感觉口甜腻，有湿热”，因没有加化痰祛水饮的药，纯补助邪而导致。“服用过补中益气汤”，有痰饮水湿，不得纯补。“小青龙汤加石膏”，阳气虚不得纯宣散。“苓甘五味姜辛汤”，力度不够。“桂枝汤合半夏厚朴汤加石膏黄芩”，杯水车薪。“现正值月经期，咳嗽得没法睡”，月经期气血阴阳皆虚，故而虚证咳嗽会加剧。“还有耳鸣”，阳气亏虚，痰饮瘀堵。“舌淡嫩苔白”，阳气虚。

【综合辨证】阳气亏虚，痰饮不化，郁而生热。

【确定治则】补阳益气，化痰消饮，散郁解热。

【确定性味】温热为主，辛苦为辅，略佐寒凉。

【确定方药】青龙虎啸汤。其中生黄芪加量。

生黄芪 180g，制附子（有毒，须先煮 90 分钟）30g，麻黄 20g，桂枝 20g，炒白芍 20g，干姜 20g，细辛 20g，炒乌梅 20g，炙甘草 20g，姜半夏 20g，杏仁 20g，葶苈子（布包）15g，生石膏 80g，泽泻 36g，枳实 15g，炒白术 20g，茯苓 20g，生龙骨 30g，生牡蛎 30g，厚朴 10g，生姜丝 60g，大枣（去核）12 枚。每天 1 剂，连服 3 剂，每剂服用 2～3 次，发作时加服 1～2 次。

【效果反馈】26 日，患者高兴地发来反馈：喝完 1 剂药，咳嗽已经好了一大半。

【疑点解惑】某中医师：我有个疑问，我平时药量都是开 10～15g，用这个量会大吗？我在广东，平时容易汗出。看到您开出的方子量都这么大，虽然自己也想尝试，但一直没勇气。

我：先喝 1/10，就安全。

某中医师：我中午喝了半碗药，睡了一觉，感觉舒服些，咳嗽少些，中午睡了 1 小时，感觉手指很温热，以前吃附子也会这样。下午饿了感觉胃有点辣辣的，昨晚吃 2 包小青龙颗粒也觉得胃里辛辣，不太舒服，是不是该加点什么养胃的药？我估计胃里有溃疡，这个月来大便都不成形，胃里有水声，躺下时胃中水声听得最清楚，咕噜噜叫。

我：青龙虎啸汤方中有养胃的药。

【医案总结】学习中医有三道关要过。

第一关：医理和药性要能够融会贯通。

第二关：辨证要面面俱到和分清主次。

第三关：配方精细全面，用药要与病情相吻合。

本医案患者用脏腑辨证，尚属准确，可是到配方用药时，就始终不合适，故多方而无效。可惜！可叹！

医案 3：慢性阻塞性肺疾病患者 1 剂效

2023 年 8 月 14 日，付昭伟老师反馈。

最近第一次用了周老师的方子治疗慢性阻塞性肺疾病，1 剂后，患者就感觉明显有效。患者儿子是西医医生，给患者进行各种输液治疗，也找过中医，没什么进展。最近越发不舒服，就找我咨询，由于他家那里信号不好，我就直接将青龙虎啸汤的原方发了过去。

生黄芪 100g，制附子（有毒，须先煮 90 分钟）30g，麻黄 20g，桂枝 20g，炒白芍 20g，干姜 20g，细辛 20g，炒乌梅 20g，炙甘草 20g，姜半夏 20g，杏仁 20g，葶苈子（布包）15g，生石膏 80g，泽泻 36g，枳实 15g，炒白术 20g，茯苓 20g，生龙骨 30g，生牡蛎 30g，厚朴 10g，生姜丝 60g，大枣（去核）12 枚。每天 1 剂，连服 3 剂，每剂分 2～3 次服用，咳喘发作时可以加服 1～2 次。

患者才服药 1 剂，就反馈身痛减，精气神好多了。患者喝药没听我的医嘱要小口频服，而是一饮而尽，故第二剂时我特意叮嘱小口频服，分 5 次服药为好。

【医案总结】本医案患者信息较少，总之一句话，“只要患者属阳气亏虚，遇冷严重，舌淡苔白”就可以服用青龙虎啸汤。

【疑点解惑】问：患者服用青龙虎啸汤后，为何身痛会减轻？

答：患者的身痛当是阳气虚不温养，或外有寒邪，或痰饮水湿郁堵导致，青龙虎啸汤正好可以祛除以上证因，故而取效。

（付昭伟）

医案 4：咳嗽变异性哮喘 5 年阵咳 1 周减轻 90%

2023 年 3 月 24 日，祝俊波医师发来王同政医师的临床案例。

患者，咳嗽变异性哮喘 5 年，受凉、异味刺激加重，夏天症状轻，痰多早上呈泡沫状，白色黏痰，身体弱，心慌，大便正常，服用药物胃酸胀，咳嗽，恶心，口稍干，双寸脉弱，舌质淡红，苔薄白。予复方蛤青片 2 盒，补金片 1 盒，小青龙加味 2 周，效果不理想。于是改用青龙虎啸汤。

黄芪 60g，麻黄 15g，清半夏 15g，枳实 10g，生姜 20g，制附子 10g，干姜 15g，杏仁 15g，炒白术 15g，大枣 5 枚，桂枝 20g，细辛 5g，炒葶苈子 10g，厚朴 10g，龙骨 15g，白芍 20g，醋五味子 10g，泽泻 15g，云茯苓 20g，牡蛎 30g。水煎 1 剂。

王同政医生：用 1 周青龙虎啸汤，咳嗽基本好了。我把量减小了，效果很好，5 年的阵咳，服药 1 周就减轻 90%。

【446 辨证】“咳嗽变异性哮喘 5 年”，久病多气虚。“受凉、异味刺激加重”，阳气虚。“夏天症状轻”，天时助阳故轻。“痰多早上呈泡沫状，白色黏痰”，痰饮不化。“身体弱”，气血虚。“心慌”，气虚。“服用药物胃酸胀”，胃气虚不抗药物。“咳嗽”，久病多气虚。“恶心”，阳气虚不运化水饮则上逆。“口稍干”，气虚不布阴液。“双寸脉弱”，气虚。“舌质淡红”，正常舌质，未受病情影响。“苔薄白”，阳气虚有寒，排除阴虚证和内火证。“予复方蛤青片 2 盒，补金片 1 盒，小青龙加味 2 周，效果不理想”，药不对证或药力不足。

【综合辨证】阳气亏虚，痰饮不化。

【确定治则】温补阳气，化痰消饮。

【确定性味】补温热甘，辛开苦降。

【确定方药】青龙虎啸汤，药量略减。

【效果反馈】见上。

【疑点解惑】问：小青龙汤原方是用五味子，为何此患者您用炒乌梅？

答：为了替患者省钱，炒乌梅与五味子效果相差不大。

【知识补充】五味子：酸、甘，温。收敛固涩，益气生津，补肾宁心。用于久咳虚喘，梦遗滑精，遗尿尿频，久泻不止，自汗盗汗，津伤口渴，短气脉虚，内热消渴，心悸失眠。

乌梅：酸、涩，平。敛肺涩肠，生津安蛔。用于肺虚久咳，久痢滑肠，虚热消渴，蛔厥呕吐腹痛，胆道蛔虫症。炒后不过酸。

咳嗽变异性哮喘，是指以慢性咳嗽为主要或唯一临床表现的一种特殊类型哮喘。因临床特点缺乏特异性，故误诊率非常高，对于慢性反复发作的咳嗽应该想到该病的可能。50%～80% 的咳嗽变异性哮喘儿童可发展为典型哮喘病，10%～33% 的成人咳嗽变异性哮喘也可发展为典型哮喘。

儿童发病率较高，已发现 30% 以上的儿童干咳与咳嗽变异性哮喘有关。在成人中，咳嗽变异性哮喘发病年龄较典型哮喘为高，约有 13% 患者年龄大于 50 岁，中年女性较多见。

咳嗽可能是哮喘的唯一症状，主要为长期顽固性干咳，常在吸入刺激性气味、冷空气、接触变应原、运动，或上呼吸道感染后诱发，部分患者无诱因。多在夜间或凌晨加剧。有的患者发作有一定季节性，以春秋为多。患者就诊时多已经采用止咳化痰药和抗生素治疗过一段时间，几乎无疗效，若应用糖皮质激素、抗过敏药、β_2 受体激动药和茶碱类药则可缓解。

医案 5：咳嗽 3 个月住院无效，5 剂中药止

2022 年 5 月 10 日，周克兵医生发来案例反馈信息。

周某，男，56 岁，屠宰员。腊月忙于屠宰猪羊牛，不慎感风寒，有咽喉炎病史，嗜烟酒。3 个月来一直咳嗽，咽痒则咳，尤以晚上加剧，咳得严重时有少量白痰，舌红苔黄白相兼。吃过大量药物，住院治疗也无

济于事。

【446 辨证】“56 岁”，气血阴阳见虚。“腊月忙于屠宰猪羊牛”，冬天寒邪较盛。“不慎感风寒”，风寒侵袭。“有咽喉炎病史”，急性咽喉炎舌红苔黄多实火，慢性长期的多为虚证。“3 个月来一直咳嗽”，久咳耗气。“咽痒则咳”，外有风邪侵袭。“尤以晚上加剧，咳得严重时有少量白痰”，阳气虚不化痰饮。“舌红苔黄白相兼”，郁而生热。“吃过大量药物，住院治疗也无济于事”，西医治疗该病有劣势。

【综合辨证】外有风寒，阳气亏虚，痰饮不化，郁而生热。

【确定治则】外散风寒，内补阳气，化痰消饮，解郁清热。

【确定性味】辛温外散，甘温热补，辛开苦降，略佐寒凉。

【确定方药】青龙虎啸汤，其中黄芪、附子加量。

生黄芪 180g，制附子（有毒，须先煮 90 分钟）40g，麻黄 20g，桂枝 20g，炒白芍 20g，干姜 20g，细辛 20g，炒乌梅 20g，炙甘草 20g，姜半夏 20g，杏仁 20g，葶苈子（布包）20g，生石膏 80g，泽泻 36g，枳实 15g，炒白术 20g，茯苓 20g，生龙骨 30g，生牡蛎 30g，厚朴 15g，生姜丝 60g，大枣（去核）12 枚。连服 3 剂，每天服用 3 次，发作时加服 1～2 次。

【效果反馈】追访，2 剂服完，晚上大汗淋漓，喉痒加剧，像有蚂蚁在爬，汗出是邪外出的好兆头。大汗淋漓为防阴液耗伤或阳脱，需要在原方基础上加防风 20g（黄芪、白术、防风为玉屏风散，表虚自汗良方），僵蚕 20g，蝉蜕 20g（后两味药加强祛风散结功效）。

患者连服 5 剂，汗止，咽痒明显好转，咳嗽已经停止，证明药中病机，再服 7 剂，痊愈。

【知识补充】防风：辛、甘，温。解表祛风，胜湿止痉。用于感冒头痛，风湿痹痛，风疹瘙痒，破伤风。

僵蚕：咸、辛，平。祛风定惊，化痰散结。用于惊风抽搐，咽喉肿痛，皮肤瘙痒，颌下淋巴结炎，面神经麻痹。

蝉蜕：甘，寒。散风除热，利咽透疹，退翳解痉。用于风热感冒，咽痛，音哑，麻疹不透，风疹瘙痒，目赤翳障，惊风抽搐，破伤风。

医案6：咳喘3个月3剂效

2023年3月29日，练医师替患者求诊。

患者，女，40岁左右。感冒后咳喘3个月左右，活动、晨起时咳嗽频繁，之前平躺都困难。服青龙虎啸汤前10天，感觉咳喘明显好转，但最近10天来月经后，症状有所反复，喘没有以前严重，咳嗽有反复。舌体胖大湿滑有齿痕，苔白而薄少。

之前一直用煎药机煎药，1剂药量太大，煎出来太多药水，分开后药量就变小了，可能会影响效果。

【446辨证】“40岁”，气血阴阳见虚。“感冒后咳喘3个月左右”，久病不愈，耗气。“活动、晨起时咳嗽频繁”，气虚则劳动加剧，晨为阳气升发之时，阳气不足会加剧。“之前平躺都困难，服青龙虎啸汤前10天，感觉咳喘明显好转”，青龙虎啸汤总体上是符合病证的，需要具体加减。“但最近10天来月经后，症状有所反复，喘没有以前严重，咳嗽有反复”，月经期易反复或加剧虚证。“舌体胖大湿滑有齿痕”，阳气水湿不化。“苔白而薄少”，阳气虚不布阴液。“之前一直用煎药机煎药，1剂药量太大，煎出来太多药水，分开后药量就变小了，可能会影响效果”，确实会影响。

【综合辨证】阳气大虚，水湿不化。

【确定治则】大补阳气，利水化湿。

【确定性味】温热甘为主，辛苦淡为辅。

【确定方药】青龙虎啸汤。其中黄芪、附子加量，减生石膏，加生莪术，用五味子换乌梅，赤石脂换生牡蛎。

生莪术100g，生黄芪240g，制附子（有毒，须先煮90分钟）80g，麻黄20g，桂枝20g，白芍20g，干姜20g，细辛20g，五味子20g，炙甘草20g，姜半夏20g，杏仁20g，葶苈子（布包）15g，泽泻36g，枳实15g，炒白术20g，茯苓20g，生龙骨30g，赤石脂30g，厚朴20g，生姜丝100g，大枣（去核）12枚。水煮服用，每天1剂。

【效果反馈】2023年4月1日，练医师反馈：患者吃了3剂中药，咳嗽咳痰减少，精神力气状态好转，平躺喘咳有所减轻。现在仍咳嗽，有少量痰，乏力精神疲倦。咳嗽时肋下牵拉痛，之前也有。嘱患者接着服用。

【医案总结】练医师原本开的药方组成：生黄芪 100g，蒸附子 60g，麻黄 20g，桂枝 20g，白芍 20g，干姜 20g，细辛 20g，炒乌梅 20g，炙甘草 20g，姜半夏 20g，杏仁 20g，葶苈子 15g，生石膏 80g，泽泻 36g，枳实 15g，炒白术 20g，茯苓 20g，生龙骨 30g，生牡蛎 30g，厚朴 10g，生姜丝 60g，大枣（去核）12 枚。

医案 7：20 多年顽疾 5 剂药大效

郭某，女，河南安阳人。诉 20 多年来，一直体弱多病，全身畏寒肢冷，特别怕吹风，不敢出门，一直蜷缩在家里，度日如年，连炎热的夏天也要盖三床被子，总是感觉有一股凛冽的寒风钻进被子里，整个身子像睡在冰窖里。全身冷得不敢出门，天天冷得在家哭。咳嗽，咳白色泡沫痰，胸闷气短，动则气喘加剧，腹胀，大便不畅，胃脘部总有一股恶气反流食管。医院检查怀疑是更年期综合征和抑郁症。

我反复思考，患者多年肺脾气虚，阳气衰微，内有宿饮不化，加外感风寒，内外兼杂，气机升降失调。完全符合青龙虎啸汤证。

生黄芪 180g，附子（有毒，须先煮 90 分钟）90g，麻黄 20g，桂枝 20g，炒白芍 20g，细辛 20g，五味子 20g，炙甘草 20g，杏仁 20g，泽泻 36g，茯苓 20g，炒白术 20g，龙骨 30g，牡蛎 30g，法半夏 20g，生姜丝 60g，大枣（去核）12 枚，厚朴 20g，枳实 20g，木香（后下）20g，桔梗 20g，火麻仁 30g，生石膏 60g，葶苈子 30g，莱菔子 30g。连服 5 剂。另外，用陈艾叶 60g，老姜 60g，红花 10g 煮沸，坚持每晚泡脚。每晚追访 1 次，取得患者信任。

5 剂药服完，患者药中病机，病情好转，由于坚持泡脚，前胸额头汗出多，后背也稍微汗出，全身有一种舒服的感觉，这是寒邪病气外排的好兆头，患者大喜，连忙反馈给我。

另外还收获一个意外的惊喜：患者原先脸上爱出油，又长斑，现在脸开始变得干净整洁起来，斑也悄悄消失了许多。这可能是肺主皮毛，开窍于肺的缘故。

这一结果，让我很是开心，但归根到底还是恩师周忠海先生的功劳。青龙虎啸汤让 20 年顽固性哮喘的冰雪开始融化，相信在患者的坚持服药下，身体会越来越好。

我们医生要顺脏腑整体之性，治起病来，无非是恢复正常脏腑开合升降出入之性。这样我们所见的就不再是各类繁复的病名病症，而是人体最本质的脏腑升降出入。

用这种思维思考中医，治疗疾病，就好像拨开乌云见到晴天。加枳实（枳壳）、桔梗、木香三味为胸三药，目的是让胸中大气一转，病气自散。《医间道：十站旅行带你进入中医殿堂》中指出，治咳不是要止咳，而是要治气，气顺咳自止。加莱菔子、火麻仁，是因患者腹胀，大便不畅，胃脘部总有一股反酸灼烧感反流食管，肺与大肠相表里，腑气通，腹胀大便不畅则自愈，咳喘则安宁。

【医案总结】我在研读 446 中医培训班学员的医案时，常扪心自问：有 1/3 的病患，就算是我周忠海亲自临床治疗，也未必有学员的治疗效果好。周克兵医生就是这 1/3 中的佼佼者。

本医案的患者原是先找我治疗的，惭愧得很，我是按单纯阳虚治疗，没辨证出寒痰水饮也很重，所以效不佳。而周克兵医生不但辨证出寒痰水饮，还在“青龙虎啸汤”的基础上根据患者病情进行了加味。这让我既惭愧又激动。

激动的是，能教周克兵医生这样的学员，是我的荣幸。惭愧的是，虽然是我的学员，其技术却胜过了我。方剂虽然是我创立的，其领悟力却超过了我。我这老师也要好好向学员们学习才行。

另外，这个医案的教学意义很大，证明 446 中医教学体系是真正打开了学员的思维，而不是拘束学员的大脑，才会出现“学员胜过老师”的教学成果。

好的老师就是要所教的学员胜过自己；好的教学就是要“长江后浪推前浪，一浪还比一浪强”！

这样中医继承才有希望；如此中医才有发展前景！

（周克兵）

医案 8：多发腔隙性脑梗死 21 剂愈

2023 年 4 月 5 日，于占福老师发来反馈信息。

于占福老师给我发了四个药方，第一个服用 5 剂，第二个服用 5 剂，第三个服用 5 剂，第四个服用 6 剂。没喝药之前，胳膊、腿酸痛无力，手指发抖，口苦，用药一个半月后手不抖了，口还是有点苦，身上的肌肉酸痛感减轻，四肢都有力气了。

患者，多发腔隙性脑梗死病史 9 个月，右手腿脚发麻无力。这次感冒后，感觉手脚麻，没力气严重，2022 年 12 月检查显示有一个斑块，2023 年 2 月 7 日检查结果显示多处病灶。

第一个药方是回阳救命汤加葛根、麻黄，第二个药方将附子、黄芪加量。第三、四个药方就是前面医案周克兵医生的“青龙虎啸汤”加味方。

第一个药方：葛根 60g，麻黄 15g，制附子（有毒，须先煮 90 分钟）180g，生黄芪 240g，干姜 30g，桂枝 30g，炒白芍 30g，炙甘草 30g，生龙骨 50g，生牡蛎 50g，炒白术 50g，防风 15g，怀山药 120g，生姜丝 100g，大枣（去核）12 枚。5 剂，每天 1 剂，连服 3 剂。

第二个药方：制附子（有毒，须先煮 90 分钟）180g，生黄芪 240g，干姜 30g，桂枝 30g，炒白芍 30g，炙甘草 30g，生龙骨 50g，生牡蛎 50g，炒白术 50g，防风 15g，怀山药 120g，生姜丝 100g，大枣（去核）12 枚。5 剂，每天 1 剂，连服 3 剂。

第三个药方：葛根（颈椎不适时加）40g，生黄芪 240g，制附子（有毒，须先煮 90 分钟）90g，麻黄 20g，桂枝 20g，炒白芍 20g，细辛 20g，五味子 20g，炙甘草 20g，杏仁 20g，泽泻 36g，茯苓 20g，炒白术 20g，龙骨 30g，牡蛎 30g，法半夏 20g，生姜丝 60g，大枣（去核）12 枚，厚朴 20g，枳实 20g，木香（后下）20g，桔梗 20g，火麻仁 30g，生石膏 60g，葶苈子（布包）30g，莱菔子 30g。5 剂，水煮服用，每天 1 剂。如果口苦严重，再加柴胡 40g，黄芩 25g。

第四个药方：生黄芪 240g，制附子（有毒，须先煮 90 分钟）90g，麻黄 20g，桂枝 20g，炒白芍 20g，细辛 20g，五味子 20g，炙甘草 20g，杏仁 20g，泽泻 36g，茯苓 20g，炒白术 20g，龙骨 30g，牡蛎 30g，法半夏 20g，生姜丝 60g，大枣（去核）12 枚，厚朴 20g，枳实 20g，木香（后下）20g，桔梗 20g，火麻仁 30g，生石膏 60g，葶苈子（布包）30g，莱菔子 30g。6 剂，水煮服用，每天 1 剂。

医案 9：咳嗽 2 月余 1 剂半大效

2021 年 7 月 24 日，一位陈姓中医调理师替患者求诊。

患者，女，中年人。从 5 月中旬开始咳到现在，越咳越严重，干咳，住院输液治疗无效，主要在下午和前半夜咳得严重。

【446 辨证】“患者，女，中年人”，气血阴阳有虚。“从 5 月中旬开始咳到现在，越咳越严重”，久咳耗气。“干咳”，如果舌红少苔，口腔干燥，五心烦热就为阴虚，若没有这些伴随症，就有可能是阳气亏虚，外寒入内，痰饮凝结在里，这时患者虽会咳嗽但痰少，大众就认为是“干咳”，即“只咳”少痰的意思。与阴虚干燥的咳嗽是完全不同的两回事。“住院输液治疗无效”，不对证。“主要在下午和前半夜咳得严重”，下午和前半夜阳气开始下降，故阳气虚者，咳嗽加重。

【综合辨证】阳气亏虚，寒凝痰堵。

【确定治则】大补阳气，散寒化痰。

【确定性味】温热甘补，辛温散寒，苦降化痰。

【确定方药】青龙虎啸汤。

生黄芪 100g，制附子（有毒，须先煮 90 分钟）30g，麻黄 20g，桂枝 20g，炒白芍 20g，干姜 20g，细辛 20g，炒乌梅 20g，炙甘草 20g，姜半夏 20g，杏仁 20g，葶苈子（布包）15g，生石膏 80g，泽泻 36g，枳实 15g，炒白术 20g，茯苓 20g，生龙骨 30g，生牡蛎 30g，厚朴 10g，生姜丝 60g，大枣（去核）12 枚。每天 1 剂，连服 3 剂，白天不用喝，晚上喝，发作时加服 1～2 次。

【效果反馈】患者服用一剂半中药后，陈姓中医调理师反馈：咳嗽已经好多了。

【疑点解惑】问：下午、前半夜阳气下降，阳气虚会加剧，但阴虚患者此时症状也会加剧，二者如何区别呢?

答：看伴随症和舌苔。伴随舌红少苔，口腔干燥，五心烦热就是阴虚，反之就是阳气虚。

【知识补充】医嘱：①附子有毒，必须先煮 90 分钟；②第一顿先喝 1/10，身体适应再逐步加量多喝；③如果出现腹泻或不适就减量或者停药。

【医案总结】本患者是根据下午和前半夜咳得严重，同时没有阴虚伴随症，启用青龙虎啸汤而取效。我曾经对学员说："当你真正领悟透辨证和方义，有时只通过一两个点就可以确定是哪个证，用哪个方子。就好比，从两堆人找出两个人，其中一个是你最亲的人，一个是陌生人。找最亲的人，甚至在没有看见对方的情况下，都不需要说话，只要对方咳嗽一声，你就知道是你最亲的人。至于陌生人，就要通过相貌、衣着、声音来仔细辨认了。

学习中医的辨证和选方，也是一个原理。把"陌生"的知识变成"最亲"的知识，自然就能熟能生巧，巧而通神了！

医案 10：早晚咳嗽 2 个月 2 天止咳

2022 年 3 月 7 日，唐医师发来反馈信息。

患者，男。咳嗽已有 2 个月，舌淡少红苔白上有浮黄。服用青龙虎啸汤（去姜，黄芪加量）2 天，咳止，脸色和舌象均红润。

生黄芪 180g，制附子（有毒，须先煮 90 分钟）30g，麻黄 20g，桂枝 20g，炒白芍 20g，干姜 20g，细辛 20g，炒乌梅 20g，炙甘草 20g，姜半夏 20g，杏仁 20g，葶苈子（布包）15g，生石膏 80g，泽泻 20g，枳实 20g，炒白术 20g，茯苓 20g，生龙骨 30g，生牡蛎 30g，厚朴 10g，大枣（去核）12 枚。

【446 辨证】"咳嗽已有 2 个月"，久咳耗气而虚。"舌淡"，阳气虚。"舌少红"，阳气虚不输布血液上达于舌。"苔白上有浮黄"，苔白证明整体还是阳气虚，浮黄证明是郁热而非实火。

【综合辨证】阳气亏虚，兼有郁热（因为信息太少，只能判断出这些）。

【确定治则】大补阳气，兼清郁热。

【确定性味】温热为主，略佐寒凉。

【确定方药】见上。

【效果反馈】见上。

【知识补充】制附子有毒需要另包，取药后要先把水烧开，再放入30g附子，小火煮1.5小时后再下其他药。大枣去核后与不含附子的其他药，先冷水浸泡1.5小时，再加入煮了1.5小时的附子同煮，1小时后即可。第一次喝半小碗，后逐渐加量。

此药口味以甜为主，不难喝，喝完以后忌生冷食物、牛羊肉和海鲜，忌吹凉风、开空调，汗出后要保暖，大忌洗澡。

医案11：久咳带喘胸腹胀满气上冲口1剂效

2022年12月13日，朱如春老师发来反馈信息。

患者久咳不止，伴喘气，胸腹胀满，有一股气上冲，从口而出。

服用青龙虎啸汤加味，效果非常快。

制附子（有毒，须先煮90分钟）40g，炒白芍21g，干姜21g，细辛21g，炒乌梅21g，炙甘草21g，姜半夏21g，杏仁21g，葶苈子（布包）15g，生石膏80g，泽泻21g，枳实21g，炒白术21g，茯苓21g，生龙骨30g，生牡蛎30g，大枣12枚，云南朴21g，金桂枝21g，槲寄生30g，黄芪80g，伸筋草17g，穿山龙20g。

从12月7日晚上开始服第一碗药。

12月12日反馈：第一包药吃完了，仍咳嗽，喘消失，原来胸腹胀，现在感觉舒服些了。症状整体减轻，嘱继续服用。

【446辨证】“久咳不止”，气虚。“伴喘气”，发展到喘多为阳气大虚，或痰饮水盛，也可合而为病。“胸腹胀满，有一股气上冲，从口而出”，阳气不足，无法运行，则逆而上冲。

【综合辨证】阳气大虚，痰饮不化。

【确定治则】大补阳气，温化痰饮。

【确定性味】温热甘辛，辛开苦淡。

【确定方药】见上。

【效果反馈】见上。

【疑点解惑】问：何为云南朴和金桂枝？

答：云南朴即云朴，始见于《植物名实图考》厚朴条，滇南生者叶如楮叶，乱纹深齿，实大如豌豆，谓之云朴。金桂枝就是桂枝。

【知识补充】斛寄生：苦，平。祛风湿，补肝肾，强筋骨，安胎。用于风湿痹痛，腰膝酸软，胎动不安。

伸筋草：微苦、辛，温。祛风除湿，舒筋活络。用于关节酸痛，屈伸不利。

穿山龙：苦，平。舒筋活络，祛风除湿。用于风湿麻木，跌打损伤，积食饱胀，消化不良。

医案 12：产前产后咳嗽月余 1 剂效

2021 年 1 月 3 日，贵州的李老师求诊。

患者，女。咳嗽 1 个多月，咳有黄痰，产前几天就有点感冒，陆续服用中药或止咳的中成药，但还是一直咳。到现在发作 1 个多月了，依旧咳，睡时不咳，背怕冷，感觉头部随时都在发虚汗。每次感冒后咳嗽都要咳好久才会痊愈。最近几天比前期咳嗽要好点，但还是时不时咳嗽。舌淡而干，苔白而泛黄。

【446 辨证】“咳嗽 1 个多月”，久咳耗气。“咳有黄痰”，痰为痰饮不化，黄为郁热。“产前几天就有点感冒”，怀孕后气虚，产后虚上加虚，再感冒，就是气虚加外感风寒。“陆续服用中药或止咳的中成药，但还是一直咳”，不对证。“睡时不咳”，水饮不盛。“背怕冷”，内阳虚，外有寒。“感觉头部随时都在发虚汗”，阳气虚不固摄汗液。“每次感冒后咳嗽都要咳好久才会痊愈”，反复久咳气虚。“最近几天比前期咳嗽要好点，但还是时不时咳嗽”，病势见减。“舌淡而干”，淡阳气虚，干为阳气虚不布阴液。“苔白而泛黄”，苔白整体阳气虚，泛黄为痰饮不化产生的郁热。

【综合辨证】外有风寒，阳气亏虚，痰郁有热。

【确定治则】外散风寒，大补阳气，化痰清热。

【确定性味】辛温热散，甘温热补，辛开微凉。

【确定方药】青龙虎啸汤原方。

生黄芪 100g，制附子（有毒，须先煮 90 分钟）30g，麻黄 20g，桂枝 20g，炒白芍 20g，干姜 20g，细辛 20g，炒乌梅 20g，炙甘草 20g，姜半夏 20g，杏仁 20g，葶苈子（布包）15g，生石膏 80g，泽泻 36g，枳实 15g，炒白术 20g，茯苓 20g，生龙骨 30g，生牡蛎 30g，厚朴 10g，生姜丝 60g，大枣（去核）12 枚。每天 1 剂，连服 3 剂，每剂喝 2～3 次，发作时加服 1～2 次。

【效果反馈】2021 年 1 月 9 日，李老师反馈：服药 3 剂后，已经不咳了，第一剂吃完就好了很多。效果是真不错。

医案 13：咳嗽月余 3 剂药叫好

2022 年 5 月 20 日，微信名叫甘草大枣的中医同行在交流群里反馈。

这么多年来我用小青龙汤的频率很高，但是遇到体质特别虚的患者，往往想不出更合适的思路。

五一期间偶尔在群内，听了周老师讲青龙虎啸汤，讲得特别好，给了我一个很好的思路。

正巧有一个患者，咳嗽月余一直没有好，输液打针 1 周。我对患者进行四诊合参时发现，舌质淡暗苔白水滑，咳嗽有痰且清稀，气短、乏力。

3 剂药服完（还没敢用原方剂量），患者叫好，在此非常感谢周老师。

【446 辨证】“我用小青龙汤的频率很高，但是遇到体质特别虚的患者，往往想不出更合适的思路”，小青龙汤只适合阳气不虚，外感风寒，内有痰饮患者，阳气大虚者是不可以用小青龙汤的，否则拔阳耗气伤阴动血。“咳嗽月余一直没有好”，久咳多气虚。“舌质淡暗”，舌质淡为气虚，暗为阳虚。“苔白水滑”，阳气虚水饮不化，同时排除阴虚和实火。“咳嗽”，寒邪入肺，阳气虚不养肺，痰饮不化，皆可以导致，也可合而为病。“有痰且清稀”，痰饮不化。“气短、乏力”，气虚。

【综合辨证】阳气亏虚，痰饮不化，或兼寒邪。

【确定治则】补阳益气，温化痰饮，略散风寒。

【确定性味】温热甘主，辛苦淡辅，辛温略散。

医案 14：咳嗽 20 多天 1 剂效

2021 年 1 月 29 日，成都学员蒲医师微信求诊。

患者，男，19 岁。在学校咳嗽 20 多天，检查白细胞高，C 反应蛋白也高。胸闷，早上起来的时候喉咙很痛，完全说不出话。喉咙痒，痰很多，脓鼻涕多，咳多了胸痛。平时就脾虚，稀便，湿气重，有点怕冷。舌淡胖苔白厚有黄色。

【446 辨证】“19 岁”，气血阴阳正旺。“在学校咳嗽 20 多天”，久病耗气。“检查白细胞高，C 反应蛋白也高”，对中医辨证意义不大。“胸闷”，阳气虚不充养，或痰饮水湿不化。“早上起来的时候喉咙很痛”，早上阳气升发不足导致。“完全说不出话”，气虚。“喉咙痒”，外风入喉。“痰很多，脓鼻涕多”，痰饮不化。“咳多了胸痛”，阳气虚不温养。“脾虚，稀便，湿气重”，阳气虚不化水湿。“有点怕冷”，阳虚。“舌淡胖”，阳气虚。“苔白厚有黄色”，白厚为痰不化，黄为郁热。

【综合辨证】阳气亏虚，痰饮不化，郁而生热，略有外风。

【确定治则】补阳益气，温化痰饮，解郁清热，略散外风。

【确定性味】温热为主，辛开苦降，略凉清热，略辛外散。

【确定方药】青龙虎啸汤原方。

生黄芪 100g，制附子（有毒，须先煮 90 分钟）30g，麻黄 20g，桂枝 20g，炒白芍 20g，干姜 20g，细辛 20g，炒乌梅 20g，炙甘草 20g，姜半夏 20g，杏仁 20g，葶苈子（布包）15g，生石膏 80g，泽泻 36g，枳实 15g，炒白术 20g，茯苓 20g，生龙骨 30g，生牡蛎 30g，厚朴 10g，生姜丝 60g，大枣（去核）12 枚。每天 1 剂，连服 3 剂，每剂分 2～3 次服用，发作时可以加服 1～2 次。

【效果反馈】第二天，蒲医师发来反馈信息。

蒲医师：看来大剂频投的效果真是厉害！昨晚患者咳嗽和咽喉痒就好多了，感觉喉咙舒畅了许多，呼吸也顺畅了。

我：随着病情好转，可以逐步减量。晚上不咳嗽，下午5点后可以不服药了。

蒲医师：老师，用龙骨、牡蛎是不是还有固脱之意？

我：龙骨收敛安神，牡蛎化痰重镇降逆气，二者还可以防止麻黄、细辛耗散太过。

【疑点解惑】蒲医师：喉咙特别痒，一痒就特别咳，加点什么药可以止痒呢？

我：不需要，原方服用3剂，咳时加服1次。

蒲医师：老师，我也咳嗽了。黄痰黄鼻涕，喉咙特别痒，痒就咳嗽，使用麻黄汤合二陈汤加减，稍有好转，但只要感觉痒就咳嗽，喉咙和胸部就特别痛，舌胖大淡嫩苔中间白厚。这两天吃了小柴胡汤加蝉蜕，胸部稍微好点了，但一到晚上喉咙就特别痒咳。

我：同样，青龙虎啸汤吃3剂。

蒲老师：有的医生说咽喉痒咳，加蝉蜕，但是我用了后，没作用，有没有止咽喉痒的特效药呢？

我：不能头痛医头，痰饮不化也会痒。

蒲医师：老师，石膏要用80g这么多吗？

我：要。方中有大量辛温药就不怕寒凉药。

蒲医师：我可以换陈皮吗？

我：不可以。

蒲医师：我用20g生半夏，效果应该会更好吧？

我：不用生半夏，用姜半夏或法半夏就可以。

医案15：咳嗽痰多1剂效

2023年1月29日，觉群居士求诊。

患者，男，六七十岁。这几天一直咳黄痰，流黄鼻涕、咳嗽，感觉气管很难受。昨天晚上快到12点才睡觉，睡觉的时候也会咳好一阵子，都是白色的痰，一直都有痰和鼻涕，还有感冒症状，咳嗽比较重。

【446辨证】“六七十岁”，气血阴阳皆虚。“咳黄痰”，黄为热，痰为

痰饮水湿，合则是痰饮水湿不化郁而生热。“流黄鼻涕”，痰饮不化郁而生热。“咳嗽”，外寒入肺，阳气不足，痰饮水湿不化，皆可以导致。“感觉气管很难受”，阳气不足不温养，寒痰水饮凝郁。“睡觉的时候也咳了好一阵子”，阳气虚。“都是白色的痰，一直都有痰和鼻涕”，阳气不足不化痰饮，排除阴虚和实火。“还有感冒症状，咳嗽比较重”，风寒未除。

【综合辨证】外有风寒，阳气大虚，痰饮不化。

【确定治则】略散风寒，大补阳气，化痰消饮。

【确定性味】辛温发散，大补温热，辛开苦降。

【确定方药】青龙虎啸汤，黄芪和附子加量。

生黄芪 180g，制附子（有毒，须先煮 90 分钟）50g，麻黄 20g，桂枝 20g，白芍 20g，干姜 20g，细辛 20g，乌梅 20g，炙甘草 20g，姜半夏 20g，杏仁 20g，葶苈子 15g，生石膏 80g，泽泻 36g，枳实 15g，炒白术 20g，茯苓 20g，生龙骨 30g，生牡蛎 30g，厚朴 30g，生姜丝 60g，大枣（去核）12 枚。水煮服用，每天 1 剂。

【效果反馈】第二天，觉群居士反馈：喝了药后，从昨天晚上到今天早晨，咳嗽、感冒症状明显减轻。今天就没流鼻涕，咳嗽也减轻了，就早晨咳了几声，后来就不太咳了。但是感觉嗓子干哑，鼻子也干，热得厉害，是不是药热量太大导致的呢？我这第二剂能不能把药调一下呢？今天早上起来大便正常，平常稍微有点不成形，今天早上已经成形，精神也感觉轻松。

我：见效的方子，不要轻易乱加药。口鼻干痒是补阳散寒去湿的药性作用，配合喝点蜂蜜水就可以，但注意不要吃寒凉的梨。

医案 16：咳嗽风寒天加重 3 剂药咳嗽喘明显好转

2023 年 1 月 29 日，李春祥老师替患者求诊。

患者，女，61 岁。咳嗽，遇风寒天加重，夜间解小便时还会咳几声。

【446 辨证】“61 岁”，气血阴阳偏虚。“咳嗽”，外感风寒，阳气亏虚，痰饮不化，皆可导致。“遇风寒天加重”，阳气亏虚不耐风寒。“夜间解小便时还会咳几声”，晚上阴气重，阳气亏虚者加剧。

【综合辨证】外有风寒，阳气亏虚，痰饮不化。

【确定治则】略散风寒，温阳益气，化痰消饮。

【确定性味】辛温略散，温热甘补，辛开苦降。

【确定方药】青龙虎啸汤，黄芪、附子加量。

生黄芪 180g，制附子（有毒，须先煮 90 分钟）50g，麻黄 20g，桂枝 20g，炒白芍 20g，干姜 20g，细辛 20g，炒乌梅 20g，炙甘草 20g，姜半夏 20g，杏仁 20g，葶苈子（布包）15g，生石膏 80g，泽泻 36g，枳实 15g，炒白术 20g，茯苓 20g，生龙骨 30g，生牡蛎 30g，厚朴 10g，生姜丝 60g，大枣（去核）12 枚。每天 1 剂，连服 3 剂，每剂分 2～3 次服用，发作时可以加服 1～2 次。

【效果反馈】2023 年 2 月 6 日，李春祥发来反馈信息：服 3 剂后，咳嗽、喘明显好转。现在就是夜里起来解小便时，还会咳嗽十几声，无痰。

嘱：提前备药，睡前喝 1 次，半夜咳嗽时加服 1 次。

【疑点解惑】李春祥老师：青龙虎啸汤方中葶苈子是否要炒制？

我：葶苈子不用炒。

李春祥老师：黄芪量大可否少点？咳嗽无痰，可以加什么药提高效果呢？见到风就咳，是什么原因？

我：上方不要加减。气虚怕风，更不能减黄芪。

医案 17：严重咳嗽 2 剂效

2023 年 3 月 31 日，庞老师发来求诊信息。

患者，男。双肾结石，无症状。现咳嗽很严重，有痰鸣声，咳不出痰，痰多，痰白，偶尔微黄，怕冷，晚上睡觉觉得很冷，不温暖，右肋微痛，有时流少量鼻水，喉痒咳，痰不出亦咳，尿黄。咳了 10 多天，服了 10 多天中药（本地诊所所开），效果不明显。舌体胖大而湿，苔白而黏腻。

【446 辨证】“现咳嗽很严重，有痰鸣声”，痰饮不化。“咳不出痰”，阳气不足，无法排痰外出。“痰多”，痰不化。“痰白，偶尔微黄”，痰白为阳气虚，有寒，而微黄只是郁热，切莫当成阴虚证和实火证。“怕冷”，阳虚。“晚上睡觉觉得很冷，不温暖”，阳气虚，晚上阴冷则加剧。“右肋微

痛”，阳气虚不运行，气滞血瘀，皆可以导致。“有时流少量鼻水”，水饮不化。“喉痒咳”，有外风入内。“痰不出亦咳”，气机不畅。“尿黄”，郁热。“咳了 10 多天”，久咳耗气。“舌体胖大而湿”，阳气虚不化水湿。“苔白而黏腻”，苔白为阳气虚，黏腻为痰饮不化。

【综合辨证】阳气大虚，痰饮不化，气滞血瘀。

【确定治则】大补阳气，化痰消饮，活血化瘀。

【确定性味】温热干补，辛开苦降，辛散咸化。

【确定方药】青龙虎啸汤，用性温的赤石脂换性寒的生牡蛎，将利湿的茯苓、燥湿的白术加量，再加莪术。

炒白术 60g，茯苓 120g，生莪术 100g，生黄芪 240g，制附子（有毒，须先煮 90 分钟）80g，麻黄 20g，桂枝 20g，白芍 20g，干姜 20g，细辛 20g，五味子 20g，炙甘草 20g，姜半夏 20g，杏仁 20g，葶苈子 15g，泽泻 36g，枳实 15g，生龙骨 30g，赤石脂 30g，厚朴 20g，生姜丝 100g，大枣（去核）12 枚。水煮服用，每天 1 剂。

【效果反馈】2023 年 4 月 9 日，庞老师发来反馈信息：服 2 剂后，咳嗽、喉咙痰鸣声的病症，都减轻了。

嘱：再服 3 剂。

【知识补充】莪术：辛、苦，温。行气破血，消积止痛。用于癥瘕痞块，瘀血经闭，食积胀痛；早期宫颈癌。孕妇禁用。

医案 18：老妇咳嗽咳痰月余 6 剂愈

罗某，女，57 岁。诉因天气变冷，咳嗽咳痰 1 个月余，加重 5 天。于 2023 年 10 月 25 日来我院，门诊以“慢性支气管炎急性加重期”收入住院治疗。患者多年慢性支气管炎病史。查肝肾功能、肺炎支原体抗体均正常，血脂、血压略高，心电图正常。住院医师以“二羟丙茶碱、异丙托溴铵、克林霉素磷酸酯片”等抗菌消炎药对症治疗，输液 3 天后，效果不甚明显，遂转中医科治疗。门诊中医诊断为咳嗽，开中药治疗。

刻诊：患者身高中等，略胖，面色略暗，精神尚可。咳嗽、咳痰、身痛、怕冷、乏力、气短、口干、口苦、头晕、痰黏不多、黄白相间，舌质暗，苔薄腻，脉细弱。

【446 辨证】“57 岁”，气血阴阳已虚。“因天气变冷”，病发作或加剧者，多内阳气虚，外有风寒。“咳嗽”，风、寒、湿、燥、火等外邪皆可以令人咳嗽，但天冷当是寒邪为患；内里阳气虚，痰饮水湿也可为患。“咳痰”，痰不化。“1 个月余”，久病多气虚。“加重 5 天”，天冷故外有寒邪。“‘慢性支气管炎急性加重期’收入住院治疗”，外风寒邪盛，内阳气亏虚。“多年慢性支气管炎病史”，阳气必虚。“查肝肾功能、肺炎支原体抗体均正常”，病不在此。“血脂、血压略高”，慢性病多气虚。“心电图正常”，未影响到心脏。“住院医师以‘二羟丙茶碱、异丙托溴铵、克林霉素磷酸酯片’等抗菌消炎药对症治疗，输液 3 天后，效果不甚明显”，不对证。“患者身高中等，略胖”，气虚易胖，血虚易瘦，阳虚怕冷，阴虚厌热，故患者是气虚体质。“面色略暗”，阳气虚。“身痛”，阳气虚不温养，风寒侵袭皆可以导致，也可合病。“怕冷”，阳虚。“乏力”，气虚。“气短”，气虚。“口干”，阴虚，阳气虚不布阴液，皆可以导致，结合患者大量伴随症是阳气虚，故当是阳气虚。“口苦”，郁热。“头晕”，阳气虚，痰饮水湿皆可以导致。“痰黏不多、黄白相间”，痰饮不化郁而生热。“舌质暗”，阳气虚。“苔薄腻”，水饮不化。“脉细弱”，细为血虚或阳虚，弱为气虚。

【综合辨证】阳气亏虚，痰饮不化，表有寒邪，略有郁热。

【确定治则】补阳益气，化痰消饮，兼散寒邪，略解郁热。

【确定性味】温热甘主，辛开苦淡，辛温散寒，略佐寒凉。

【确定方药】青龙虎啸汤加减。

炙麻黄 10g，桂枝 15g，黄芪 40g，制附片 10g，大枣 10g，干姜 10g，白芍 20g，葶苈子 10g，枳实 8g，生石膏 40g，厚朴 12g，苦杏仁 18g，生龙骨、牡蛎各 35g，法半夏 12g，泽泻 20g，茯苓 25g，细辛 8g，乌梅 18g，炙甘草 12g，炒白术 12g，生姜 15g。3 剂，水煎服用，每日 1 剂，分 3 次于饭后 1 小时温服，每次约 250g。忌辛辣刺激之物。

【效果反馈】服药 4 天后，患者反馈效果显著，咳嗽咳痰减半，已不再身痛乏力。要求再续服 3 剂以巩固。半个月后电话随访，患者咳嗽、咳痰、口干、口苦、头晕症状均已消失，一切恢复正常。

【医案总结】青龙虎啸汤为陕西名医周忠海独创验方，临床应用效如桴鼓，是其 20 多年临床实践的结晶。验方基础来自于《伤寒论》中的名方小青龙汤，因方中多是辛升耗散之品，故气虚阳亏者严禁单服，防止耗气拔少阴之本。全方用药 22 味均为《伤寒论》之范围。由于原方用量过大，所以我在临床将其处方量减半。

【知识补充】李刚医师用脏腑辨证如下。

辨证：肺肾气虚，肾不纳气，外寒里饮，清浊不分。

治则：补肺益肾，温肾助阳，温肺化饮，升清降浊。

（李　刚）

医案 19：咳嗽 10 天 1 碗效

2022 年 1 月 14 日，何莲英老师高兴地发来反馈。

青龙啸虎汤真是太神奇了。我的一个患者咳嗽 10 天，在医院里捡了五六剂中药，吃 1 周，一点儿效果都没有。晚上喝了一碗青龙虎啸汤（无黄芪），当晚就不咳了。

麻黄 20g，桂枝 20g，炒白芍 20g，细辛 20g，炙甘草 20g，葶苈子（布包）15g，生石膏 80g，泽泻 36g，茯苓 20g，生龙骨 30g，生牡蛎 30g，厚朴 10g，大枣（去核）12 个，生姜 60g，脱毒附子 20g。1 剂。

【疑点解惑】问：本医案为什么没有黄芪，是不是医生遗忘了？

答：我们针对这个问题向何老师确认过，何老师当时确实没有用黄芪，没想到效果还这么好。可以推测患者气不是太虚，否则还是要加上黄芪的。

【医案总结】本医案信息太少，只知道咳嗽 10 天，这种情况下，我们只要记住：青龙虎啸汤是治疗气虚阳亏，外感风寒，寒饮喘咳的常用方。临床应用时，以体弱气短，遇冷喘咳，手足冰冷，痰多而稀，舌苔白滑，脉或沉或浮而无力为辨证要点就可以了。

也可以反推，只要患者排除了“燥热阴虚”，其他的咳喘皆可以服用，如果患者舌质淡胖大润滑，苔白厚腻就可以大胆服用。

“燥热阴虚”辨别要点：舌多为鲜红、深红、绛紫，或酱紫色黑紫，舌体干燥，整体为黄苔甚至无苔，整个口腔不湿润。

其余如：舌虽为鲜红或紫红，只要舌体不干燥，舌白苔或厚白苔，即使有黄苔，只要黄苔的底苔是白色的，整个口腔是湿润的，皆可以放心服用。

医案 20：总咳嗽 1 次效

我老伴，今年 66 岁。最近总是咳嗽，她本人不大喜欢用中药。昨天我照老师的青龙虎啸汤模板方买了 1 剂，煮好分 3 次叫她服用。

今天早上没有好转，检查方子后发现原来忘记下姜丝。她认为无效，不想再服。我又买了 1 剂，按原方配足分量。

青龙虎啸汤原方：生黄芪 100g，制附子（有毒，须先煮 90 分钟）30g，麻黄 20g，桂枝 20g，炒白芍 20g，干姜 20g，细辛 20g，炒乌梅 20g，炙甘草 20g，姜半夏 20g，杏仁 20g，葶苈子（布包）15g，生石膏 80g，泽泻 36g，枳实 15g，炒白术 20g，茯苓 20g，生龙骨 30g，生牡蛎 30g，厚朴 10g，生姜丝 60g，大枣（去核）12 枚。每天 1 剂，每剂分 2～3 次服用，发作时加服 1～2 次。

结果煮药时忘记看着火，倒出药汁仅有大半碗，我就叫她先服这部分，晚上再煮药。服药时间是中午一点半左右，五点半煮完晚饭，准备帮她重新煮药渣。

老伴就说："不用了，不咳了。"

我以为她在骗我，一直观察，确实不咳了。

周老师的青龙虎啸汤真是神奇，效果神速，太感谢老师了。

【知识补充】

生姜：辛，微温。解表散寒，温中止呕，化痰止咳。用于风寒感冒，胃寒呕吐，寒痰咳嗽。

"一片生姜胜丹方，一杯姜汤保健康。"自古以来，生姜就是民间常用的良药。生姜性味辛温，为芳香性辛辣健胃剂，有解表、散寒、温胃止吐、化痰止咳等功效。生姜亦被誉为"呕家圣药"。

（黎　生）

医案 21：过敏性咳嗽名医专家看遍，青龙虎啸汤 1 天见效

一位读者求诊。

患者，咳嗽。2023 年 12 月开始总感觉喉咙有痰，一直清嗓子，去年天气冷也有这种情况，所以没有想太多。后症状一直持续，就去医院做了检查。喉镜显示没问题，痰也不多。但总吐痰，自服抗过敏药和化痰药。中间有 1 周不知是天气回暖还是吃药作用，症状痊愈。2024 年 1 月 16 日降温后可能是感冒了，又开始咳嗽，24 日喉咙痛，吐浓痰黄色，原先都是吐白色泡沫黏痰。接着就开始咳嗽，原来都是清嗓子为主，此次是通宵咳嗽，CT 检查及血常规都显示没有问题。西医诊断为过敏性咳嗽，使用雾化、服抗过敏药，有所好转。2 月 8 日喉咙痛，吐浓痰，发热，咳嗽，确诊感染新型冠状病毒，服用 3 天抗生素，3 天后热退，慢慢好转。2 月 18 日症状反复，喉咙痛、发热，检查结果都正常。目前痰少了，但仍会清嗓子，突然会有一股气从腹部上来要咳嗽。怕冷，舌体胖大湿润而嫩红苔白如粉。

于是，我让他服用黄芪和附子加量的青龙虎啸汤。

生黄芪 180g，制附子（有毒，须先煮 90 分钟）50g，麻黄 20g，桂枝 20g，炒白芍 20g，干姜 20g，细辛 20g，炒乌梅 20g，炙甘草 20g，姜半夏 20g，杏仁 20g，葶苈子（布包）15g，生石膏 80g，泽泻 36g，枳实 15g，炒白术 20g，茯苓 20g，生龙骨 30g，生牡蛎 30g，厚朴 10g，生姜丝 100g，大枣（去核）12 枚。水煮服用，每天 1 剂。

第一次服药后患者反馈：5 点吃了 120ml，现在腹泻，不知道是晚饭的问题还是吃药的原因。

我：多喝的水也要排出去，今天先不服药，明天再少量服用。现在感觉如何?

患者：感觉很好，就是喉咙还有痰。

我：今天先不服药，明天再少量开始服用。

当天又发来信息：我又喝了 60ml，感觉药效真不错。你这个水平太厉害了。

3 剂药后患者反馈：周老师神医啊，真的太佩服了。我这几天见人就说中医神奇。4 个月的咳嗽，在我们这边的医院看了个遍，都没有效果。吃了您的中药，2 天就好了 80%。我原先还以为这个咳嗽好不了，要一直吃药的，没想到 1 天见效！

医案 22：母女咳嗽喉咙痛欲吐闻不到味同服一方而愈

2023 年 7 月 24 日，王晗老师替自己和女儿求诊。

患者，女，40 多岁。7 月 20 日开始喉咙痛，21 日晚上发热，体温 38℃左右，腰痛，喉咙更痛，22 日白天热退，但喉咙还是很痛，23 日开始咳嗽，干咳，晚上甚至咳到影响睡觉，打喷嚏，每次连续打两三个，流鼻涕，早上的鼻涕很黄，下午就没那么黄了，还流了几次像水一样的鼻涕。今天开始，偶尔能咳出痰，但还是以干咳为主，整个人精气神也不太好。舌淡胖大苔白。

【446 辨证】“40 多岁”，气血阴阳开始虚。“7 月 20 日开始喉咙痛”，外邪入喉，痰饮水湿不化，气血阴阳不充养，皆可导致。“21 日晚上发热，体温 38℃左右”，结合后文，当时外感风、寒、湿，这三者最易伤人体阳气。“腰痛，喉咙更痛”，风寒湿入侵，阳气不温运。“22 日白天热退，但喉咙还是很痛”，表证郁热已解，但风寒湿邪入喉，阳气不温运。“23 日开始咳嗽”，外风、寒、湿邪入肺，阳气虚难祛邪。“干咳”，痰饮内伏故无痰干咳。“晚上甚至咳到影响睡觉，打喷嚏”，外有寒邪。“每次连续打两三个，流鼻涕”，水饮不化。“早上的鼻涕很黄”，痰饮不化郁而生热。“下午就没那么黄了，还流了几次像水一样的鼻涕”，黄为郁热，像水一样鼻涕为水饮不化。“整个人精气神也不太好”，阳气受损。“舌淡胖大苔白”，阳气虚。

【综合辨证】外有风寒湿侵肺，内阳气亏虚不化痰饮。

【确定治则】祛风散寒燥湿，大补阳气化痰消饮。

【确定性味】辛温苦，温热甘。

患者，女，22 岁。21 日开始喉咙痛，腹泻，22 日有点低热，现在不发热了，睡觉鼻塞，白天也鼻塞但能呼吸，总感觉上腭有鼻涕堵着。早上起床咳嗽，有痰，白天干咳，吸气时忍不住就想咳，鼻子偶尔有点痒，想打喷嚏，口不苦。舌暗红苔白而湿润。

【446 辨证】“22 岁”，气血阴阳正旺的年龄，但不代表不会虚。“21 日开始喉咙痛”，外邪入侵，气滞血瘀，气血阴阳不足，皆可导致。“腹泻”，外有寒湿入侵肠胃，痰饮水湿下注大肠，阳气虚不固摄，皆可导致。“22 日有点低热，现在不发热了，睡觉鼻塞，白天也鼻塞但能呼吸，总感觉上腭有鼻涕堵着”，外有寒湿入侵。“早上起床咳嗽”，风寒湿侵肺，阳气虚难祛邪。“有痰”，痰不化。“白天干咳”，痰饮内伏。“吸气时忍不住就想咳”，气机不畅。“鼻子偶尔有点痒，想打喷嚏”，外风袭鼻。“口不苦”，表里之间无郁热，肝胆无热。“舌暗红苔白而湿润”，暗为阳虚，湿润为水饮不化。

【综合辨证】阳气亏虚，痰饮不化，外有寒湿。

【确定治则】大补阳气，化痰消饮，散寒燥湿。

【确定性味】温热甘补，辛开苦降，辛温苦燥。

【确定方药】青龙虎啸汤加量，母女同服一方。

生石膏 120g，生黄芪 180g，制附子（有毒，须先煮 90 分钟）50g，麻黄 20g，桂枝 20g，白芍 20g，干姜 20g，细辛 20g，乌梅 20g，炙甘草 20g，姜半夏 20g，杏仁 20g，葶苈子 15g，泽泻 36g，枳实 15g，炒白术 20g，茯苓 20g，厚朴 30g，生姜丝 100g，大枣（去核）12 枚。水煮服用，每天 1 剂，3 剂后反馈。

【效果反馈】2023 年 7 月 27 日，王晗老师发来反馈信息：女儿吃了 2 天药就好了，自己服 3 天后，鼻涕还有点多，但已经没有其他症状了，感觉不用吃药了。

王晗老师喝药前咳嗽严重，全身无力，喝完第一次药后，1 小时都没有咳一声，当天晚上也好了很多。但第二天上午还有点咳，全身无力，中午又喝了 1 次，下午就有精神了，第三天的药喝完，感觉就不用继续喝药了。

女儿第一天晚上喝了药后，鼻子就通了，第二天鼻子能闻到些味道，也不怎么咳嗽了，喝了 2 天就已经痊愈。

正是：不是同一人，不是同一症，不是同一舌，反用同一方，只要辨证准，自知个中味。

（二）验方医案提要总结与应用思路拓展

1. 医案提要

医案1：患者45岁，咳嗽7个月，晚上咳得睡不着觉。青龙虎啸汤原方2剂愈。

医案2：患者咳嗽严重到没办法睡觉，短气，大便溏泄，多种伴随症，服过多种药方无效。喝1剂生黄芪加量的“青龙虎啸汤”，咳嗽就好了一大半。

医案3：患者患慢性阻塞性肺疾病，患者儿子是医生，给各种输液治疗，没有进展，反而越发不舒服。服中药1剂，患者就说身痛减，精气神好多了。

医案4：患者咳嗽变异性哮喘病史5年，受凉、异味刺激加重，夏天症状很轻。青龙虎啸汤减量，服药1周症状减轻90%。

医案5：患者56岁，腊月不慎感风寒，3个月来一直咳嗽，咽痒则咳，尤以晚上加剧，吃过大量药物，住院治疗也无济于事。青龙虎啸汤加味加量，连服5剂，咽痒明显好转，咳嗽停止。

医案6：患者40岁左右，感冒后咳喘3个月，活动、晨起时咳嗽频繁，平躺困难，先服青龙虎啸汤好转，月经来后症状反复。青龙虎啸汤中黄芪、附子加量，减生石膏，加生莪术，五味子换乌梅，赤石脂换生牡蛎，3剂后，咳嗽咳痰减少，精神力气状态好转，平躺时喘咳也减轻。

医案7：成年女性，二十几年来，体弱多病，全身畏寒肢冷，特别怕吹风，用纯补阳的方剂无效。周克兵医生用青龙虎啸汤加味而取效。

医案8：患者胳膊、腿酸痛无力，手指发抖，口苦。用药一个半月后手不抖了，身上的肌肉酸痛感减轻，胳膊腿都有劲了。用的是回阳救命汤和周克兵的青龙虎啸汤加味方。

医案9：患者中年人，咳嗽2个月余，越咳越严重，干咳，住院打针无效，主要是下午和前半夜咳得严重，青龙虎啸汤原方原量，只吃了一剂半，咳嗽已经好多了。

医案10：患者咳嗽2个月，早晚都咳。青龙虎啸汤去姜，黄芪加量，

2 天止咳。

医案 11：患者久咳不止，伴喘气，胸腹胀满，有一股气上冲，从口而出。青龙虎啸汤加几味草药，1 剂即效。

医案 12：患者产前到产后咳嗽月余。“青龙虎啸汤”原方 1 剂即效，3 剂咳止。

医案 13：患者咳嗽月余，输液打针 1 周无效，气短、乏力，舌质淡暗苔白水滑，咳嗽有痰且清稀。青龙虎啸汤没敢用原量，3 剂药后，患者叫好！

医案 14：患者 19 岁，咳嗽 20 多天，白细胞高，C 反应蛋白高，有点胸闷，早上起来喉咙很痛，完全说不出话，喉咙痒，痰多，脓鼻涕多，胸痛，脾虚，稀便，湿气重，有点怕冷，舌淡胖苔白厚而有黄色。青龙虎啸汤原方 1 剂，咳嗽和咽喉痒就好了。

医案 15：患者六七十岁，咳嗽比较重，黄痰，流黄鼻涕，感觉气管很难受，晚上快 12 点才睡觉，睡觉的时候也会咳好一阵子，咳白痰。青龙虎啸汤黄芪和附子加量，1 剂药后，次日咳嗽、感冒症状明显减轻。

医案 16：患者 61 岁，咳嗽，遇风寒天加重，夜间解小便还会咳几声。青龙虎啸汤黄芪、附子加量，3 剂，咳嗽、喘明显好转。

医案 17：患者咳嗽很严重，有痰鸣声，痰多，但咳不出，痰白，有时微黄，怕冷，晚上睡觉觉得很冷。“青龙虎啸汤”加减 2 剂，所有病症减轻。

医案 18：患者 57 岁，咳嗽咳痰月余，加重 5 天，怕冷、乏力、气短、口干、口苦、头晕、痰黏不多、黄白相间。青龙虎啸汤加减，4 天后效果显著，半个月后痊愈。

医案 19：患者咳嗽 10 天，吃了其他中药方五六剂也没效，换青龙虎啸汤（无黄芪），竟然“当晚就不咳了”。

医案 20：患者 66 岁，总是咳嗽，先吃缺生姜的青龙虎啸汤 1 剂无效，加上生姜后，仅吃 1 次，就不咳了。

医案 21：患者患有过敏性咳嗽，使用雾化、服抗过敏药，有所好转。4 个月的咳嗽，用黄芪和附子加量的青龙虎啸汤，第一天吃汤药就见效。

医案 22：母亲喉咙痛，咳嗽，干咳，晚上咳到影响睡觉，打喷嚏，每次连续打两三个，流鼻涕，早上的鼻涕很黄。女儿腹泻，睡觉鼻塞，白天也鼻塞但能呼吸，总感觉上腭有鼻涕堵着，早上起床咳嗽，有痰。母女共服一方，女儿 2 天愈，母亲 3 天愈。

2. 医案总结

本节的医案从年龄上看：患者中 70—80 岁的老人很少，多是 50—60 岁，或是中年人，甚至还有 19 岁的年轻人，所以本节患者阳气虽虚，但不如上一节危重患者极虚，一时还不至于危及生命。

从病症上看，主要是以咳嗽为主，且很剧烈，影响到睡眠的有很多例，甚至有吃激素药的。但很少达到哮喘，心功能不全和心力衰竭的程度，也没有如上节一样出现急性感染和浮肿的情况。

上一节是危重症，这一节是顽固症，侧重点不同，病症程度不同，但都属“阳气大虚，外感风寒，痰饮水湿，郁热不化”，故都可以应用青龙虎啸汤来治疗。

此方真是既可救急，也可攻顽之妙啊！

四、青龙虎啸汤在青少年咳喘病症中的应用

青少年如果体质壮实，患一般的感冒咳嗽、发热，是犯不着服用青龙虎啸汤的。但如果咳喘迟迟不愈，或先天阳气不足，诸药无效，那就不得不服用了。

在治疗青少年疾病中有两个错误的观点需要纠正。

一个是根据“小儿是稚阳之体”，认为小孩没有阳虚，不用补阳气。这是极其错误的，也害人不浅。“小儿是稚阳之体”是指对人一生来说，小孩犹如初升的太阳，所谓稚阳之体，只是有蓬勃生发之势而已。但初升的太阳，阳气是不足的，只有到了正午，好比人到二三十岁，才是人一生阳气最足的时候。

另一个是认为小儿纯阳，孩子阳气旺，受点风，着点凉，穿得少点，冻一冻，身体更健康，这也是愚昧的。人体虽然有自我调节功能，外界的风、寒、湿、火、暑、燥，只要不超过人体承受能力，是没有关系的。

但每个人承受能力不同，先天阳气是不同的，有的小孩子先天阳气不足，天天都冻得流清鼻涕，甚至内里阳气虚，外受寒长期尿床，大人不及时想办法早点治疗，还说“小孩子长大就好了”，殊不知这样既让孩子当下受罪，也损伤孩子阳气，耽误孩子的健康生长发育。真是无知啊。

（一）验方医案精选

医案 1：3 岁开始咳喘吸入激素案

患者，12 岁。3 岁开始咳嗽，不喘，每年发作两三次。家长也没太注意，吃点药也就好了，但一直反反复复。七八岁秋季开始复发，咽喉中会发出吼的声音。开始喝中药，虽会好但容易反复，服用小青龙汤加石膏效果很好，但喝了药后不爱吃饭。也服用过厚朴麻黄汤，其中麻黄 30g，喝完心率有点快，虽然也会好，但仍反复咳嗽，有痰。

去医院检查，诊断为过敏性鼻炎、哮喘，开始吸入激素治疗。刚开始激素吸入后患者不适应，咽喉中发出吼的声音，发现是激素引起的，就停药了。没过多久，在学校闻到油漆味，诱发后再次反复发作，又去当地医院开雾化的激素，服用孟鲁司特钠。

有点慢性阻塞性肺疾病，肺功能有点异常，排除间质肺。经常口臭，大便特别干，堵马桶。

【446 辨证】“患者，12 岁，3 岁开始咳嗽”，病史 9 年，久病多虚。“秋季开始复发，咽喉中会发出吼的声音”，秋天偏凉加重，体内阳气虚故而复发。“服用小青龙汤加石膏效果很好，但喝了药后不爱吃饭”，治疗外寒内饮的小青龙汤能耗散阳气，所加甘寒的生石膏也伤阳气，本患者是以阳气虚为主，故而单用或重用小青龙汤和生石膏是不合适的，需要增加大补阳气的药才可以。“也服用过厚朴麻黄汤，其中麻黄 30g，喝完心率有点快”，阳气虚的患者，辛散的麻黄用量过大，会耗损阳气而出现心率加快。“仍反复咳嗽，有痰”，没有补阳扶正，所以容易反复不愈。“激素吸入后患者不适应，咽喉中发出吼的声音，发现是激素引起的，就停药了”，激素治疗此病非最佳选择。“在学校闻到油漆味，诱发后再次反复发作”，阳气不足则抵抗力弱。“经常口臭，大便特别干，堵马桶”，阳气虚

不布阴液则干。

【综合辨证】阳气大虚，痰饮不化，升降失常。

【治疗原则】大补元气，温阳化饮，降逆化痰。

【方药选择】青龙虎啸汤原方。

生黄芪 100g，蒸附子 30g，麻黄 20g，桂枝 20g，炒白芍 20g，干姜 20g，细辛 20g，炒乌梅 20g，炙甘草 20g，姜半夏 20g，杏仁 20g，葶苈子（布包）15g，生石膏 80g，泽泻 36g，枳实 15g，炒白术 20g，茯苓 20g，生龙骨 30g，生牡蛎 30g，厚朴 10g，生姜丝 60g，大枣（去核）12 枚。每天 1 剂，连服 3 剂，白天不用喝，晚上喝，发作时加服 1～2 次。

【效果反馈】患者服完 6 剂，感觉好多了，但还是有点鼻子痒，眼痒，大便、口臭、咳嗽、咳痰都有减轻。目前激素隔天雾化 1/3 的量，孟鲁司特钠隔天 1 片。

嘱：症状完全消失后，打成粗粉，煮十几分钟用来保养和巩固。

【疑问解答】患者母亲问：他现在还吸着激素，吃着孟鲁司特钠，能不能停呢？

我：随着病症减轻而逐步减量。

患者母亲问：第一天喝药 1 次后他说上不来气，后来再也没说有这种现象。喝药后咳痰多，但都咽了，我估计是排病反应，1 剂药喝完，咳嗽、流鼻涕都减轻了。孩子是上热下寒吗？

我：以寒为主。

医案 2：婴儿哮喘 3 剂康复

徐某，男，11 个月，2024 年 2 月 12 日诊治。患儿是我的堂外孙，几天前刚从湖南某医院出院回来，又发作支气管哮喘，喉中如“水鸡”状哮鸣音，伴随着阵发性咳嗽，流清鼻涕，舌淡苔薄白，脾胃区有腻苔。几个月来，患儿接连不断住院，家长惊慌失措，请求中医药解决。

由于孩子母亲体弱，患儿先天多有不足，阳气亏虚，初春之际，寒气逼人，加贼风侵犯，肺内寒痰伏饮，外侵内犯，肺失宣肃，故发病。

用青龙虎啸汤加减：白果 2g，射干 6g，麻黄 3g，桂枝 6g，炒白芍

6g，生姜 3 片，大枣 3 枚，前胡 8g，杏仁 6g，细辛 1.5g，法半夏 6g，五味子 6g，干姜 5g，炙甘草 3g，龙骨 10g，牡蛎 10g，泽泻 8g，炒白术 10g，茯苓 10g，陈皮 6g，厚朴 6g，黄芪 30g，制附子 5g，荆芥 10g。3 剂，水煮服用。

后家长来电，患儿服用后，已经康复，效果很好。

【446 辨证】“11 个月”，患儿既然患病，就要特殊情况特殊对待，不能再死板地认为“如此小儿不适合用中药”，否则会造成图安成危，甚至坐以待毙。“发作支气管哮喘”，初得多为外感寒邪，痰饮不化，久病就会阳气亏虚。“喉中如‘水鸡’状哮鸣音”，水饮不化，影响呼吸出入，故出现“水鸡”状哮鸣音。“伴随着阵发性咳嗽”，寒邪入侵，阳气抗邪，正邪交战则发作，正邪不急则缓，故出现阵发性咳嗽。“流清鼻涕”，外寒入侵，水饮不化。“舌淡苔薄白”，舌淡为阳气虚，苔薄白为正常。“脾胃区有腻苔”，腻为水饮，为不化。“几个月来，患儿接连不断住院”，反复病几个月，损伤阳气。

【综合辨证】外寒入侵，痰饮不化，阳气不虚。

【确定治则】发散寒邪，化痰消饮，补阳益气。

【确定性味】辛温略散，辛开苦燥，温热甘补。

【确定方药】青龙虎啸汤加减。

（周克兵）

医案 3：支气管哮喘发作喘得严重 1 剂效

患儿，7 岁。家长代诉，三岁半时诊断出支气管哮喘，平时食甜食及遇寒冷症状加重。近日，晚上吹空调，喘得更严重，遂来我诊室就诊，要求中药调理。舌质淡，苔白腻，有小红瘀点。

【446 辨证】“7 岁”，小儿为稚阳之体，虽呈上升之势，但阳气毕竟不足。“三岁半时诊断出支气管哮喘”，久病则耗气。“平时食甜食及遇寒冷症状加重”，甜易生痰而加剧，遇寒冷加剧为阳气虚。“晚上吹空调，喘得更严重”，阳气亏虚不耐风，不耐寒。“舌质淡”，气虚，同时排除阴虚、实火证。“苔白腻”，痰饮不化。“有小红瘀点”，郁热。

【综合辨证】阳气不足，痰饮不化，兼有郁热。

【确定治则】温阳益气，化痰消饮，略清郁热。

【确定性味】温热为主，辛开苦降，略佐寒凉。

【确定方药】青龙虎啸汤一半的药量，原方比例不变。

生黄芪 50g，制附子（有毒，须先煮 90 分钟）15g，麻黄 10g，桂枝 10g，炒白芍 10g，干姜 10g，细辛 10g，炒乌梅 10g，炙甘草 10g，姜半夏 10g，杏仁 10g，葶苈子（布包）7g，生石膏 40g，泽泻 18g，枳实 7g，炒白术 10g，茯苓 10g，生龙骨 15g，生牡蛎 15g，厚朴 5g，生姜丝 30g，大枣（去核）6 枚。每天 1 剂，连服 3 剂，每剂分 2～3 次服用，发作时可以加服 1～2 次。

【效果反馈】家属代诉，服用 1 剂后，当晚喘就明显减轻，又购买了 10 剂青龙虎啸汤，带着孩子出门打工去了。

【疑点解惑】问：中医的五味，酸、辛、甘、苦、咸，其中甘味不是补气血阴阳，适合虚证吗？为何医案中的小儿吃了甜食，反而哮喘会加重呢？

答：中医学讲究甘为补，但要甘而不腻，才能补而不壅。甜食是甘得太腻了，支气管哮喘本就气机不畅，食用甜食后产生了壅滞，故病情加剧。

【知识补充】支气管哮喘患者平时要注意几点如下。

饮食管理：应清淡饮食，避免食用油腻、辛辣的食物。若能找出与支气管哮喘发作有关的食物，如鱼、虾、蟹、蛋类、牛奶，应避免食用。保证充足的能量和营养物质供应，均衡膳食，多吃新鲜水果、蔬菜，有助于增强免疫力，促进机体恢复。

运动管理：可以根据自身情况，适当进行体育锻炼，如慢跑、快走等，并长期坚持，通常对促进机体恢复有益。应避免剧烈运动，以免诱发支气管哮喘。体重超重者应适当减重，将体重保持在合理范围内。

做好防护措施：在日常生活中，寒冷天气时应做好保暖措施，预防呼吸道感染。春秋季节减少外出接触花粉，空气污染严重时减少外出。必须外出时需戴口罩，做好个人防护。出现喘息、气急、胸闷、咳嗽等症状，应考虑支气管哮喘可能，建议及时就诊，明确诊断，规范治疗，以免延误病情。

（王　燕）

医案 4：晚上咳嗽 10 多天 2 剂愈

患者，女，8 周岁，是我外孙女。咳嗽 10 多天，服用止咳枇杷冲剂之类的成药不见效。症状是晚上咳嗽（白天相对缓些），严重干扰家人休息。舌淡苔白湿润，有阳虚现象。

【446 辨证】“8 周岁”，阳气未充，阴血未旺之年龄阶段。“咳嗽 10 多天”，总咳易耗气。“服用止咳枇杷冲剂之类的成药不见效”，具体组成不详，但枇杷性凉，适合肺热咳喘，无效证明非热证。“症状是晚上咳嗽（白天相对缓些）”，阳气虚。“舌淡苔白湿润，有阳虚现象”，阳气虚不化水饮。

【综合辨证】阳气亏虚，不化水饮。

【确定治则】补阳益气，温化水饮。

【确定性味】温热甘补，辛开苦降。

【确定方药】青龙虎啸汤原方酌情减量。

黄芪 50g，制附片（有毒，须先煮 90 分钟）15g，生麻黄 10g，桂枝 10g，炒白芍 10g，干姜 10g，辽细辛 10g，炒乌梅 10g，炙甘草 10g，姜半夏 10g，杏仁 10g，葶苈子（布包）8g，生石膏 40g，泽泻 18g，茯苓 10g，枳实 8g，炒白术 10g，生龙骨 15g，生牡蛎 15g，厚朴 5g，生姜丝 30g，大枣（去核）6 枚。每天 1 剂，煎 2 次混合后浓缩成 200ml，平分 4 次，每次 50ml。

【效果反馈】患者服用 2 剂后就好了。

【知识补充】枇杷：甘、酸，凉，无毒。润肺下气，止渴。主肺热咳喘，吐逆，烦渴。多食助湿生痰，脾虚滑泄者忌之。

（何海洋）

医案 5：青龙虎啸汤真是神药

患者，小时候一感冒就揪心地咳嗽，去医院输抗生素，体质越来越弱，感冒越来越频繁。自从结识中医以来，尝试用桂枝杏仁厚朴汤、射干麻黄汤解决患者的咳嗽问题，用理中汤调理孩子体质。由于自己辨证不准，治疗咳嗽有时可以，有时不尽人意。

后来认识周老师，我就给孩子开了青龙虎啸汤。

生黄芪 100g，制附子（有毒，须先煮 90 分钟）30g，麻黄 20g，桂枝 20g，炒白芍 20g，干姜 20g，细辛 20g，炒乌梅 20g，炙甘草 20g，姜半夏 20g，杏仁 20g，葶苈子（布包）15g，生石膏 80g，泽泻 36g，枳实 15g，炒白术 20g，茯苓 20g，生龙骨 30g，生牡蛎 30g，厚朴 10g，生姜丝 60g，大枣（去核）12 枚。

我是按照这个药量的一半煎服的。一剂知，二剂已，效如桴鼓。现在只要孩子感冒咳嗽，我都是用青龙虎啸汤，屡屡起效，真是神药！

【446 辨证】“小时候”，小孩阳气未充。“一感冒就揪心地咳嗽”，外寒入肺，阳气不温。“感冒越来越频繁”，反复感冒，阳气有伤。“桂枝杏仁厚朴汤”，祛风化痰止咳，但散寒和补阳气力不足。“射干麻黄汤”，温肺化饮，下气祛痰，但补阳气力不足。“理中汤”，补阳气散寒湿，但宣肺化痰力不足。

【综合辨证】外感寒邪，痰饮不化，阳气不足。

【确定治则】略散寒邪，化痰消饮，补阳益气。

【确定性味】略佐辛温，辛开苦降，甘温热补。

【知识补充】桂枝加厚朴杏子汤，出自《伤寒论》。具有解肌祛风，降气定喘的功效。主治太阳病表未解，下之微喘。

组成：桂枝（去皮）三两，甘草（炙）二两，生姜（切）三两，芍药三两，大枣（擘）十二枚，厚朴（炙，去皮）二两，杏仁（去皮尖）五十枚。

用法用量：上七味，以水七升，微火煮取三升，去滓。温服一升，覆取微似汗。

射干麻黄汤，出自《金匮要略》，为祛痰剂。具有温肺化饮，下气祛痰的功效。

组成：射干十三枚，麻黄四两，生姜四两，细辛、紫菀、款冬花各三两，五味子半升，大枣七枚，半夏（大者，洗）八枚。

用法用量：以水一斗二升，先煎麻黄二沸，去上沫，纳诸药，煮取三升，分温三服。

理中汤，出自《伤寒论》。

组成：人参、白术、甘草、干姜各三两。

用法用量：上四味，捣筛，蜜和为丸如鸡子黄许大。以沸汤数合和一丸，研碎，温服之，日三四，夜二服。腹中未热，益至三四丸，然不及汤。汤法，以四物依两数切，用水八升，煮取三升，去滓。温服一升，日三服。

（祝和军）

医案 6：一汤一膏愈两人

2023 年 12 月 8 日，李建红老师替孩子求诊。

患儿，感冒咳嗽，一走路就咳嗽。舌胖大嫩红苔白中后部厚。

【446 辨证】“感冒咳嗽”，风寒入肺则咳。“一走路就咳嗽”，外感伤气则气虚。“舌胖大嫩红苔白中后部厚”，舌胖大为阳气虚，嫩为水饮不化，红为郁热，苔白厚为痰不化。

【综合辨证】风寒入肺，阳气不足，痰饮不化。

【确定治则】祛风散寒，温阳益气，化痰消饮。

【确定性味】辛温略散，甘温热补，辛开苦燥。

【确定方药】青龙虎啸汤原方。严重的要先服用汤药，不严重时服用紫苏杏仁膏。

生黄芪 100g，制附子（有毒，须先煮 90 分钟）30g，麻黄 20g，桂枝 20g，炒白芍 20g，干姜 20g，细辛 20g，炒乌梅 20g，炙甘草 20g，姜半夏 20g，杏仁 20g，葶苈子（布包）15g，生石膏 80g，泽泻 36g，枳实 15g，炒白术 20g，茯苓 20g，生龙骨 30g，生牡蛎 30g，厚朴 10g，生姜丝 60g，大枣（去核）12 枚。每天 1 剂，连服 3 剂，每剂分 2～3 次服用，咳喘发作时可以加服 1～2 次。

【效果反馈】2023 年 12 月 24 日，李建红老师发来反馈信息：按青龙虎啸汤原方，吃半剂症状就明显好转；1 剂药后好了一大半。接下来用紫苏杏仁膏方巩固。儿子用了 1/3 基本好了，女儿用了 1/2，还有轻微的咳嗽。

【医案总结】紫苏杏仁膏就是在青龙虎啸汤的基础上进行加减，采用药食同源产品，精心熬制而成。效果不如青龙虎啸汤，故严重的要先服汤药，善后巩固、保养时可以服用膏方。汤药是见效快，加减方便，缺点是难喝，太苦，价格昂贵，每剂药一百多元；膏方是服用方便，不苦，价格便宜，一瓶可以服用半个月，是两三剂汤药的价格。

（二）验方医案提要总结与应用思路拓展

1. 医案提要

医案1：患儿12岁，3岁开始咳嗽，每年发作两三次，用激素雾化治疗，服用孟鲁司特钠，效果不明显。青龙虎啸汤原方6剂后，感觉好多了，但还有点鼻子痒，眼痒，大便、口臭、咳嗽好些了，痰也少了，激素隔天雾化1/3的量。

医案2：患儿11个月，支气管哮喘发作，喉咙如“水鸡”状哮鸣音，伴随着阵发性咳嗽，流清鼻涕，舌淡苔薄白。青龙虎啸汤加减3剂后康复。

医案3：患儿7岁，三岁半时诊断出支气管哮喘，平时食甜食及遇寒冷症状加重。近日，晚上吹空调，喘得更严重。青龙虎啸汤一半的药量，原方比例不变，服用1剂，当晚喘症明显减轻。

医案4：患儿8周岁，咳嗽10多天，用止咳枇杷冲剂不见效。症状是晚上咳嗽，舌淡苔白湿润。用“青龙虎啸汤”原方酌情减量，喝2剂就好了。

医案5：孩子一感冒就揪心地咳嗽，按照青龙虎啸汤药量的一半煎服。1剂知，2剂已，效如桴鼓。现在只要孩子感冒咳嗽，就用此方。

医案6：孩子感冒咳嗽，一走路就咳嗽，青龙虎啸汤原方，吃了半剂就有明显好转；1剂后好了一大半。紫苏杏仁膏善后，真是“汤药治病，膏方养生”。

2. 医案总结

本节患者皆是青少年，2例用青龙虎啸汤原方，2例用1/2的药量，

1 例酌情减量，1 例加减。

这些生动的案例对青龙虎啸汤开篇要求的“如果有中医基础者，可以随证观体而加减，没有中医基础者照着模板方服用即可以。小孩用 1/4～1/2 的药量，或者每剂药分 2～3 天服用”起到了最好的注解作用。

五、青龙虎啸汤在发热病症中的应用

青龙虎啸汤原本是治疗“外感寒邪，痰饮不化，阳气亏虚”引起的咳喘，但“外感寒邪，痰饮不化，阳气亏虚”也会导致发热。这种发热的原因是，外感风寒表郁而热，痰饮不化郁阻而热，阳气虚浮之热，也可合而为热。

青龙虎啸汤治疗的发热一定是伴有咳喘、胸闷、痰多、怕冷、流清涕、乏力、气短等，舌苔一定是舌淡胖大湿润，苔白厚滑腻为主。而不是伴有低热、手足心热、午后潮热、盗汗、口燥咽干、心烦失眠、头晕耳鸣、舌红少苔阴虚之热；也不是高热、头痛、目赤、口苦口干、渴喜冷饮、烦躁、腹痛拒按、胁痛、便秘；甚或吐血、衄血，或发斑疹；舌红、苔黄而干，或起芒刺，脉数实火之热。

下面我们通过临床医案来更丰富、更形象地理解青龙虎啸汤所治疗疾病发热的特点。

（一）验方医案精选

医案 1：支原体感染性肺炎发热 39℃，服药 30 分钟热退

2023 年 11 月 5 日，一位中医群友给我发来一个青龙虎啸汤原方。

生黄芪 100g，制附片（有毒，须先煮 90 分钟）30g，麻黄 20g，桂枝 20g，炒白芍 20g，干姜 20g，细辛 20g，炒乌梅 20g，炙甘草 20g，姜半夏 20g，杏仁 20g，葶苈子（布包）15g，生石膏 80g，泽泻 36g，枳实 15g，炒白术 20g，茯苓 20g，生龙骨 30g，生牡蛎 30g，厚朴 20g，生姜丝 60g，大枣（去核）12 枚。

我问：什么意思？

中医群友说：哥，你太厉害了，我姑娘 10 岁，昨天发热，体温

39℃，喝了这个药 20ml，半小时后体温就降下来了，出了一身汗。我看当时你给我妈开的也是这个方子，这方子真好，男女老少都可用。我姑娘摸起来发烫，但她自己又说冷得发抖，典型的阴盛格阳，真寒假热（实际上是外寒内热大青龙汤证，而不是阴盛格阳）。

这位群友随后在他组建的中医群里发布了消息。

中医群友：最近很多孩子都出现了咳嗽、发热、胸闷、气喘的肺系疾病，医院里人满为患，我家两个孩子都出现了以上症状，没想到服了中药后半小时热就退了。现在把这个方子公布在群里，大家如果有出现相同症状的，可以服用。

我本来给这位群友发了 2 个方子，一个是新冠退热方，一个是青龙虎啸汤。我交代发热用新冠退热方，出现咳嗽气喘用青龙虎啸汤，没想到群友直接用了青龙虎啸汤，发热、咳嗽、气喘一次性得到解决。

感谢老师无私奉献良方，希望大家早日用上，为患者解除疾苦。

（杨晓辉）

医案 2：咳嗽胸闷咳痰发热中药 1 剂好九成

张某，女，42 岁，政府人员。半个月前因风寒受凉，感冒咳嗽、胸闷、咳痰、全身沉重，在当地医院治疗 1 周，无效，2020 年 12 月 30 日前来我处就诊。患者诉咳嗽，胸闷气喘，痰黄，体温 36.7℃，舌苔白腻。因患者时间紧，遂先用针灸治疗 1 次。

【446 辨证】“42 岁”，气血阴阳开始见虚。“半个月前因风寒受凉”，外感寒邪。“感冒咳嗽”，寒邪入肺，肺气不宣。“胸闷”，寒邪入胸，阳气不运。“咳痰”，痰饮不化。“全身沉重”，寒饮郁阻，阳气不足。“气喘”，寒邪入肺，或阳气大虚，也可合病。“痰黄”，痰饮不化，郁而生热。“体温 36.7℃”，外感寒邪郁而生热，痰饮不化可郁而生热，阳气虚浮可生热，也可合而发热。“舌苔白腻”，白者为寒，为阳气虚，同时排除阴虚和实火，腻为痰湿不化。

【综合辨证】外感寒邪，阳气不足，痰饮不化，郁而生热。

【确定治则】宣散寒邪，补阳益气，化痰消饮，解郁清热。

【确定性味】辛温发散，甘温热补，辛开苦降，辛散凉清。

【确定方药】青龙虎啸汤（因第一次使用该方，遂将附子、麻黄与细辛减量使用，其余药物按原方原量）。

生黄芪 100g，制附子（有毒，须先煮 90 分钟）15g，麻黄 10g，桂枝 20g，炒白芍 20g，干姜 20g，细辛 10g，炒乌梅 20g，炙甘草 20g，姜半夏 20g，杏仁 20g，葶苈子（布包）15g，生石膏 80g，泽泻 36g，枳实 15g，炒白术 20g，茯苓 20g，生龙骨 30g，生牡蛎 30g，厚朴 10g，生姜丝 60g，大枣（去核）12 枚。水煮服用。

【效果反馈】患者服完 1 剂，所有症状已好九成，嘱患者再服 2 剂，以巩固疗效。

（杨晓峰）

医案 3：“热者热之”一汤退两热

本人，女，48 岁。2023 年 12 月 3 日咽部不适，鼻子不通，余无不适。4 日突然发热，体温 37.9℃，流大量清水鼻涕，怕冷乏力，口淡无味。针对发热服用了 1 包布洛芬，发热减轻，体温 37℃。5 日早上再次发热，体温 38.4℃，又喝 1 包布洛芬。擤鼻涕擤到鼻子被捏痛了。脸向上一抬清水涕能从咽部流进口腔，味道有点咸。恰逢经期，身上无力。舌白淡胖水滑，脉沉无力。

【446 辨证】“48 岁”，气血阴阳见虚，以何虚为主，需看伴随症。“咽部不适，鼻子不通”，初感外邪。“4 日突然发热，体温 37.9℃”，六外感风、寒、湿、火（外）、暑、燥皆可发热，若要明确，需进一步根据患者病症信息来判断。“流大量清水鼻涕，怕冷乏力”，外感寒邪无疑，兼有阳气虚。“口淡无味”，阳气虚，脾胃弱。“针对发热服用了 1 包布洛芬，发热减轻，体温 37℃。5 日早上再次发热，体温 38.4℃，又喝 1 包布洛芬”，看样此药针对外感寒邪的效果不如中药。“擤鼻涕擤到鼻子被捏痛了。脸向上一抬清水涕能从咽部流进口腔，味道有点咸”，寒邪入侵，水饮不化，阳气亦伤。“恰逢经期，身上无力”，气虚。“舌白淡胖水滑”，阳气虚不化水饮。“脉沉无力”，沉为阳虚，无力气虚。

【综合辨证】外感寒邪，郁而发热，阳气亏虚，水饮不化。

【确定治则】发散寒邪，宣郁清热，大补阳气，温化水饮。

【确定性味】辛温散寒，略佐寒凉，温热甘补，辛苦温燥。

【确定方药】青龙虎啸汤略减。

制附片（蒸）30g，麻黄 10g，桂枝 20g，干姜 20g，炒白芍 20g，乌梅 20g，细辛 10g，制半夏 20g，党参 20g，炒白术 20g，生石膏 10g，黄芪 60g，炙甘草 20g，生姜 30g，大枣（去核）12 枚，牡蛎 20g。

【效果反馈】煮好药已经下午 2 点，服 2 次当晚体温正常，2 剂药服完病已痊愈。经期不适症状也不明显了。

【疑点解惑】问：中医不是讲究“热者寒之”吗？患者明明是发热，为什么不用大量寒凉药来退热呢？

答：热者寒之是指因外火、伤暑、内火、阴虚导致的发热。本医案的患者是外感寒邪，郁而发热，所以要用辛温药发散寒邪，寒邪一散，其热自解。切莫用大量寒凉药，助力寒邪，否则不但“雪上加霜”寒不去，热不解，还会伤阳气产生变证，如果患者原本阳气虚那就产生坏证。另一句话“热者热之”，指的是发热还要用热药。

【医案总结】在我痊愈半个月后，我女儿和我一样发热（体温 38℃），咽痛流涕。因她在市内上班（离我家有 20 多千米），所以自行先用布洛芬，体温还是持续不降。随后我让她同样用上方 2 剂，下午 5 点服 1 次（60ml 左右），8 点又服 1 次，体温升到 39.4℃，11 点打电话告诉她这次多喝点。早上打电话说体温 36.4℃，准备上班，我一再叮嘱把药吃完，最后还是剩下 1 次的药没有喝。

（邓　硕）

医案 4：发热咳嗽诸药无效中药一小碗立效

2024 年 1 月 16 日，董帅老师在群里发来反馈信息。

患者，男，我侄儿子。反复发热，咳嗽，头痛，胸闷气短，腰和两条腿后酸痛至脚腕，咳时从剑突痛到咽喉，服用布洛芬、枇杷止咳颗粒、复方氨酚烷胺胶囊、清热解毒口服液 3 天无效。

【446辨证】“1月”，天寒地冻，寒邪主令。“侄儿子”，具体年龄不详，无从判断。“反复发热”，发热是因寒邪郁而生热，反复发热极易损伤人体正气。“咳嗽”，寒邪入肺，气机不畅，阳气不运，皆可以导致，也可合病。“头痛”，寒邪侵头。“胸闷”，寒邪入胸，阳气不足。“气短”，寒邪入肺或气虚。“腰和两条腿后酸痛至脚腕”，气虚运血不到。“咳时从剑突痛到咽喉”，寒邪侵袭，阳气不运。“服布洛芬、枇杷止咳颗粒、复方氨酚烷胺胶囊、清热解毒口服液3天无效”，布洛芬和复方氨酚烷胺胶囊效果不如对证的中药。枇杷偏凉，清热解毒口服液一听名字就是中药的寒凉药，用寒凉无效，反过来就应该用温热药，因为中药药性只有两类，即寒凉和温热。

【综合辨证】外感寒邪，郁而生热，阳气不足，运血不足。

【确定治则】外散寒邪，解郁清热，大补阳气，助运血行。

【确定性味】辛温发散，略佐辛凉，温热甘补，辛运温甘。

【确定方药】青龙虎啸汤（黄芪减20g，附子加10g）。

生黄芪80g，麻黄15g，桂枝20g，炒白芍20g，干姜20g，细辛15g，炒乌梅20g，炙甘草20g，姜半夏20g，杏仁20g，葶苈子（布包）15g，生石膏80g，泽泻36g，枳实15g，炒白术20g，茯苓20g，生龙骨30g，生牡蛎30g，厚朴10g，生姜丝60g，大枣（去核）12枚，制附子（有毒，须先煮90分钟）40g。

【效果反馈】侄儿子服一小碗，2小时后打来电话说已经好了，现在可精神了。

【知识补充】布洛芬为解热镇痛类非甾体抗炎药。本品通过抑制环氧化酶，减少前列腺素的合成，从而产生镇痛、抗炎作用；通过下丘脑体温调节中枢而起解热作用。

（二）验方医案提要总结与应用思路拓展

1. 医案提要

医案1：患儿10岁，体温39℃，摸起来发烫，但她自己又说冷得发抖。青龙虎啸汤原方仅服用了20ml，半小时后体温就降下来了，出了一身汗。

医案 2：患者 42 岁，体温 36.7℃，因风寒受凉，感冒咳嗽、胸闷、咯痰、全身沉重，舌苔白腻。服完 1 剂附子、麻黄与细辛减量的青龙虎啸汤，所有症状已好九成。

医案 3：患者，48 岁，12 月 3 日咽部不适，鼻子不通，4 日突然发热，体温 37.9℃，流大量清水鼻涕，怕冷，口淡无味，正值经期，身上无力。青龙虎啸汤略减，服 2 次当晚体温正常，2 剂药服完病已痊愈。

其女儿发热（体温 38℃），咽痛流涕，下午 5 点服 1 次（60ml 左右），8 点又服 1 次，体温升到 39.4℃，11 点电话叮嘱她这次多喝点。早上电话反馈体温 36.4℃，已上班。

医案 4：患者反复发热，咳嗽，头痛，胸闷气短，腰和两条腿后酸痛至脚腕，咳时从剑突痛到咽喉。服一小碗青龙虎啸汤，2 小时后反馈已经痊愈。

2. 医案总结

本节医案 4 例，患者 5 名，只有 1 例 10 岁少儿发热，体温 39℃，其余皆发热，体温在 38℃以下。多有外感史，患者虽然摸起来发烫，但冷得发抖，多数伴有胸闷、咯痰，胸闷气短，流大量清水鼻涕，怕冷，阳气亏虚，痰饮不化的病症。

青龙虎啸汤治疗的发热多数是低热，怕冷重，证明是外感寒邪，有痰饮不化，阳气亏虚的伴随症。也就是说，青龙虎啸汤治疗发热和治疗咳喘，看似病症不同，实则病因相同，皆是：外感寒邪，阳气亏虚，痰饮不化。

正是：青龙虎啸治咳喘，别开生面可退热，举一反三善贯通，病症不同因相同。

六、青龙虎啸汤的特殊应用

（一）验方医案精选

医案 1：重感冒一碗效 3 剂愈

2023 年 5 月 28 日，一学佛的师兄求诊。

患者，男，70 多岁。感冒，起因是 2 次受凉。有一天干活出汗，背部湿透就把衣服脱了，虽然感觉背上很凉，但着急去做饭，就没加衣服而受凉。后脑痛。自行将艾灸液抹在头上、脖子和背部，当时能轻松一点儿，但头还是痛。流鼻涕，鼻子不通，浑身无力，不舒服，一直没食欲。舌头从昨天开始，突然变肥胖了。

【446 辨证】“70 多岁”，气血阴阳大虚。“感冒，起因是 2 次受凉”，寒邪侵袭，损伤阳气。“有一天干活出汗，背部湿透就把衣服脱了，虽然感觉背上很凉，但着急去做饭，就没加衣服而受凉”，汗后受凉，病易重。“后脑痛”，寒则凝郁，收缩而痛。“自行将艾灸液抹在头上、脖子和背部，当时能轻松一点儿，但头还是痛”，虽然有效，但艾灸液力不足。“流鼻涕”，寒邪入鼻，水饮不化而涕。“鼻子不通”，外有寒邪侵袭，内则阳气不达。“浑身无力，不舒服”，气虚。“一直没食欲”，阳气不足，脾胃难以运化。“舌头从昨天开始，突然变肥胖了”，体内阳气大虚，不运化水湿，反映在舌头上就是肥胖。

【综合辨证】寒邪侵袭，阳气大虚，水饮不化。

【确定治则】外散寒邪，大补阳气，温化水饮。

【确定性味】辛温为开，甘温热补，温辛苦燥。

【确定方药】青龙虎啸汤加减。

生黄芪 180g，制附子（有毒，须先煮 90 分钟）50g，麻黄 20g，桂枝 20g，白芍 20g，干姜 20g，细辛 20g，乌梅 20g，炙甘草 20g，姜半夏 20g，杏仁 20g，葶苈子 15g，泽泻 36g，枳实 15g，炒白术 20g，茯苓 20g，厚朴 30g，生姜丝 100g，大枣（去核）12 枚。水煮服用。

【效果反馈】5 月 29 日，师兄发来反馈：昨天上午喝药后，就感觉鼻子好像慢慢通了。中午又喝了小半碗，吃午饭就浑身汗出，头发都湿了，但感冒症状明显减轻，嗓子也舒服多了，虽然嗓子还有点哑。

嘱：今天先不喝，明天再减量服用。

5 月 30 日，师兄反馈：人精神，干了一天活都没休息。从昨天晚上开始就想吃饭，今天就是感觉嗓子还有点火，干干的，鼻子里还有点鼻涕。

6月7日，师兄反馈：3剂药喝完，感冒彻底痊愈，没有其他不舒服，嗓子好了，鼻子也不干了。

【疑点解惑】问：本患者属于重感冒，但并没有咳喘，为何用“青龙虎啸汤”也能取效？

答：“青龙虎啸汤”是治疗以咳喘为主，但不局限于咳喘，只要符合外感风寒，阳气大虚，痰饮不化，皆可以服用。

【知识补充】重感冒是一种呼吸道疾病，症状是头痛，浑身酸痛，四肢无力，吃东西无味。重感冒一般持续时间长，有的甚至长达2个月之久。而普通感冒持续时间很短，一般几天就可以康复。重感冒除了发热、咳嗽，还伴有头痛、肌肉疼痛等症状，而普通感冒没有此症状。严重感冒可危及生命，如流行性感冒，而普通感冒不会危及生命。

医案2：青龙虎啸汤的灌肠疗法

患者，男，8岁，堂侄子。体弱，早产儿，稍一感冒，就会咳嗽，逐渐发展成小儿哮喘。在大医院治过，虽然有效，但不能根治。前几天复发咳嗽，流鼻涕，有一点发热，主要是呼吸困难，晚上都不能躺在床上睡觉，只能端坐。白苔淡红，有一点腻苔。零食吃得多，有点积食。开方青龙虎啸汤加麦芽、神曲、山楂各20g。因患者不愿意服用中药，故将方中中药用煎药机浓缩成300ml进行灌肠，每天2次，每次灌50ml，连续3天。

3天后，患者反馈已好转90%。

后来我就想到，大多中药口服起来都苦，很多人就不愿意服药，这是中药应用的一大困难，是弊端。

我必须要开拓一个思路：因为嘴巴是上口，肠道是下口，既然上面吃有效，那从底下灌肯定也有效，且直接通过肺和大肠吸收，不经过肝脏，应用起来方便，也没有不良作用。没想到3天就能好转90%。

最后希望大家能够大胆一点去用“青龙虎啸汤”，不要有畏惧。“青龙虎啸汤”对我来说确确实实是一首好方，我用得比较好，也希望大家认真大胆地去使用。

【446 辨证】“8 岁”，阴血未充，阳气未足的阶段。“体弱”，气虚则弱。“早产儿”，气血阴阳皆弱。“稍一感冒，就会咳嗽”，气虚则抵抗六外邪能力下降。“逐渐发展成小儿哮喘”，到哮喘了，阳气也虚。“前几天复发咳嗽”，风寒外邪入肺则咳。“流鼻涕”，水饮不化。“有一点发热”，寒郁生热。“呼吸困难”，风寒入肺，痰饮阻肺，阳气不足，合而为病。“晚上都不能躺在床上睡觉，只能端坐”，阳气虚不化水饮，躺则水饮逆流入心，端坐水饮下流可轻。

【综合辨证】外有风寒，阳气大虚，水饮不化。

【确定治则】散风祛寒，大补阳气，温化水饮。

【确定性味】辛温发散，温热甘补，辛开苦燥。

【医案总结】周克兵医师将青龙虎啸汤扩展成灌肠疗法，这真是一个非常好的创举啊！不但疗效不受影响，还解决了患者因药苦而服用困难的难题。这个方法对于小儿、脾胃弱、格药不入者，真是一个很好的解决办法。只可惜目前知道青龙虎啸汤可以采用灌肠的人还很少，这种方法应该得到大面积的推广，以便造福更多患者！

【知识补充】麦芽：甘，平。行气消食，健脾开胃，退乳消胀。用于食积不消，脘腹胀痛，脾虚食少，乳汁郁积，乳房胀痛，女性断乳。

神曲：甘、辛，温。健脾和胃，消食化积。主饮食停滞，消化不良，脘腹胀满，食欲不振，呕吐泻痢。

山楂：酸、甘，微温。消食健胃，行气散瘀。用于肉食积滞，胃脘胀满，泻痢腹痛，瘀血经闭，产后瘀阻，心腹刺痛，疝气疼痛；高脂血症。焦山楂消食导滞作用增强。用于肉食积滞，泻痢不爽。

（周克兵）

医案 3：杨福高老师谈青龙虎啸汤应用经验

我只治舌苔不黄的咳嗽，其他咳嗽不治，因为我只会用青龙虎啸汤。

周老师的方子辨证简单，概括起来就是一句话：只要舌苔不黄就可以喝，一般 2 剂收功。当然所有的肺上病，我都用青龙虎啸汤，肺气肿，痰多都用青龙虎啸汤治。

临床中，有成功的案例，当然也有失败的。有一位患者叫肖艳妹，咳嗽3年，见其舌苔不黄，就用青龙虎啸汤。她服了2碗后，打电话告诉我，吃药后口腔溃疡。嘴张不开，是虚不受补。我就把她推给王建中老师，并告诉王建中老师此人的情况。

结果王老师用五苓散把她的咳嗽治好了。此外，王老师还用五苓散治好了许多例咳嗽，这方面的经验当然要请王老师分享。

【疑点解惑】问：为什么肖艳妹服了药后，会患口腔溃疡？

答：看患者后来服用五苓散把咳嗽治好了，患者应是以水饮证为主，服了温热药后郁积而不化，故口腔溃疡。

【知识补充】五苓散，为祛湿剂，具有利水渗湿，温阳化气之功效。主治膀胱蓄水证。小便不利，头痛微热，烦渴欲饮，甚则水入即吐；或脐下动悸，吐涎沫而头目眩晕；或短气而咳；或水肿泄泻。舌苔白，脉浮或浮数。临床常用于治疗急慢性肾炎、水肿、肝硬化腹水、心源性水肿、急性肠炎、尿潴留、脑积水等属水湿内停者。

组成：猪苓（去皮）十八铢（9g），泽泻一两六铢（15g），白术十八铢（9g），茯苓十八铢（9g），桂枝（去皮）半两（6g）。

用法用量：捣为散，以白饮和服方寸匕，日三服，多饮暖水，汗出愈，如法将息。现代用法：散剂，每服6～10g；汤剂，水煎服，多饮热水，取微汗，用量按原方比例酌定。

（二）验方医案提要总结与应用思路拓展

1. 医案提要

医案1：患者70多岁，汗后受凉，后脑痛，流鼻涕，鼻子不通，浑身无力，不舒服，没食欲。舌头突然肥胖。“青龙虎啸汤”加减，服1次药，鼻子好像就慢慢通了，3剂药根治重感冒。

医案2：患儿8岁，体弱，早产儿，稍一感冒，就是咳嗽，发展成了小儿哮喘，前几天复发咳嗽，又流鼻涕，还有一点发热，主要是呼吸困难，晚上都不能躺在床上睡觉，只能端坐。在“青龙虎啸汤”原方的基础上加了麦芽、神曲、山楂各20g，并采用灌肠法，3天后，症状好转了90%。

医案 3：杨福高老师临床时，只要舌苔不黄的咳嗽都用青龙虎啸汤治，被夸为神医，但也有治疗效果不佳的，最后用五苓散治愈。

2. 医案总结

患者只要是“外感寒邪，阳气不足，痰饮不化”，即使没有咳喘，没有发热，也可以应用，如汗后受凉，后脑痛，流鼻涕，鼻子不通，浑身无力，不舒服，没食欲。舌头突然肥胖。

若患者实在不愿意服药，也可以采取灌肠疗法，疗效也不错。

青龙虎啸汤虽然应用范围很广，但并不是所有的咳嗽都能服用，服用无效者，需要另外深究病因，对证治疗方可。

七、青龙虎啸汤在传染病中的应用

从前面的医理和医案中，我们可以得出“青龙虎啸汤”对内科的肺气肿、肺感染、肺炎、气管炎、支气管炎、肺癌导致的咳喘有很好的疗效。从下面的大量医案中，我们将会发现“青龙虎啸汤”对新型冠状病毒病、支原体感染等传染性疾病，同样有非凡的疗效。

只要抓住患者属“阳气亏虚，寒痰水饮”型，舌淡苔白，痰涎清稀而量多，胸闷，咳嗽不止，哮喘严重，即使出现了“白肺”也同样有效。

很多人感染新型冠状病毒后会出现很严重的咳嗽，“咳得喉咙撕裂，胸口痛，睡不了觉”，甚至感觉肺要咳出来了。这种连续咳嗽着实难熬。

感染新型冠状病毒后出现的咳嗽往往比感冒引发的咳嗽会更严重和持久，甚至有相当一部分人群转阴后仍会咳嗽不止，因此被网友们形容为“新型冠状病毒咳”，一度也引发网络上对咳嗽不止是否会“咳”出肺炎的讨论。

很多人反映，感染新型冠状病毒后，即使核酸检测和抗原抗体显示阴性，但咳嗽的症状并没有消失，甚至还更严重，原因就是新型冠状病毒具有嗜神经性，容易导致神经病理和炎症方面的改变。如导致嗅觉减退或味觉减退，实际上就是对迷走神经引起的病理损害。所以，感染新型冠状病毒后的咳嗽比普通感冒的咳嗽或流感相关感染的咳嗽会更严重和持久。

“白肺”是临床医务人员对占全肺70%以上的大面积肺部损伤的口语化称呼。肺部由肺泡构成，肺泡内充满空气，实施CT或X线检查，其影像学表现应为“黑色”。若肺部发生感染、炎症，且不断分泌炎性细胞和渗出液，肺泡便会被大量炎性细胞或渗出液填充，继而导致射线难以穿透，影像学检查结果就会表现为“白色”，患者可能会出现明显的胸闷、憋喘、呼吸困难等症状，需要及时治疗，甚至会转入ICU治疗。

“青龙虎啸汤”在治疗感染新型冠状病毒后咳嗽的效果是相当不错的。因为新型冠状病毒导致的咳嗽比一般的咳嗽严重，更容易损伤阳气，在青龙虎啸汤的模板方上，生黄芪可以加到180g，制附子加到50g，效果更好。杨晓辉医生在临床时，也用原方照样成功抢救了一位危重患者。

青龙虎啸汤（加强版）：生黄芪180g，制附子（有毒，须先煮90分钟）50g，麻黄20g，桂枝20g，炒白芍20g，干姜20g，细辛20g，炒乌梅20g，炙甘草20g，姜半夏20g，杏仁20g，葶苈子（布包）15g，生石膏80g，泽泻36g，枳实15g，炒白术20g，茯苓20g，生龙骨30g，生牡蛎30g，厚朴10g，生姜丝60g，大枣（去核）12枚。每天1剂，连服3剂，每剂分2～3次服用，发作时可以加服1～2次。

加减：小孩用成人1/4～1/2的量，有中医基础者，可以随证观体而加减，没有中医基础者照着上方服用即可。一般情况下，孕妇禁服，特殊情况需由临床经验丰富的中医师灵活应用。

功用：大补阳气，散寒化痰，消饮止咳。

主治：感染新型冠状病毒后，气虚阳弱，外寒里饮，体弱气虚，阳亏畏冷。

病症：痰饮喘咳，咳嗽剧烈，哮喘不止，痰涎清稀而量多，胸闷，不得平卧，头身疼痛，无汗，或身体疼重，头面四肢浮肿，舌苔白滑，脉或沉或浮而无力。

（一）验方医案精选

医案1：感染新型冠状病毒后咳嗽20天治愈

2023年1月11日，温州的林秀娟老师求诊。

患者，女，年近 50 岁。感染新型冠状病毒 20 多天，一直咳嗽，痰多，前些天咳黄痰，喝了当地的草药方，现在痰白，晚上睡不好觉。第一天高热 41℃，第二天热退，腹泻十几次。咳嗽严重，CT 显示肺部病变，白肺，目前大便正常。舌体胖大色淡，苔白中间厚。

【446 辨证】“年近 50 岁”，气血阴阳见虚。“感染新型冠状病毒 20 多天”，感染新型冠状病毒早期属中医学“外感寒湿，直入表里之间，暴伤阳气”，我另有“灭瘟寒湿霸王汤”，即原新冠退热方，在 COVID-19 大流行期间，成功救治成百上千人。“一直咳嗽”，寒痰水饮在肺，阳气不足。“痰多”，痰饮不化。“前些天咳黄痰”，有郁热。“现在痰白”，白者为寒，同时排除阴虚和实火。“晚上睡不好觉”，阳气虚，心神浮。“第一天高热 41℃，第二天热退，腹泻十几次，咳嗽严重”，初期寒湿在表，郁而生热，后寒湿入肺，水饮不化故咳嗽，同时阳气也虚，寒湿侵入肠胃故腹泻。“CT 显示肺部病变，白肺”，寒痰水饮所致。“舌体胖大色淡，苔白中间厚”，胖大色淡为阳气虚，苔白中间厚为痰饮不化，同时排除阴虚和实火。

【综合辨证】寒痰水饮不化，阳气亏虚不足。

【确定治则】散寒化痰消饮，大补阳气助运。

【确定性味】辛温苦燥，温热甘补。

【确定方药】青龙虎啸汤，黄芪和附子加强版。

生黄芪 180g，制附子（有毒，须先煮 90 分钟）50g，麻黄 20g，桂枝 20g，白芍 20g，干姜 20g，细辛 20g，乌梅 20g，炙甘草 20g，姜半夏 20g，杏仁 20g，葶苈子（布包）15g，生石膏 80g，泽泻 36g，枳实 15g，炒白术 20g，茯苓 20g，生龙骨 30g，生牡蛎 30g，厚朴 30g，生姜丝 60g，大枣（去核）12 枚。水煮服用，每天 1 剂，吃 3 剂反馈。

【效果反馈】2023 年 1 月 19 日上午，林老师专门打电话告知：基本上不咳了，炎症也减少了。嘱：接着服用。

2023 年 2 月 19 日，我在西安和王幸福老师一起吃午饭，林老师兴奋地打来电话告知：药方不但治好了她自己，还把她妈妈感染新型冠状病毒后的咳嗽也治好了。过年时家人相聚，发现她妹妹、妹夫、姐夫均感染新型冠状病毒后咳嗽未愈。于是将她自己喝的药又多煮了两三遍（因为药量大），让他们喝，结果咳嗽全都好了。过年后，回公司上班时发现有些同事也在咳嗽，于是按方给他们抓药服用，也都治愈了。

正是：药方辗转相流传，赠人玫瑰留余香，大医精诚今何在，秘方不秘天心月。

【知识补充】白肺是指感染新型冠状病毒后，由于肺部炎症反应严重，导致炎性渗出较多，使 X 线检查时，肺部显影呈白色状。

正常肺部影像无异常密度阴影，而白肺一般是重症肺炎下的肺部显影，是由于肺组织损伤，使双肺显影常呈一大片的白色状而得名。出现白肺一般预示着肺部被炎症所浸润。患者在感染新型冠状病毒后，由于新型冠状病毒侵犯到肺部组织，导致大量炎性因子渗出，使其肺部在 X 线胸片或肺部 CT 下的显影为肺组织的大面积实变。

患者在感染新型冠状病毒后，如果机体新型冠状病毒载量较高，且自身存在慢性阻塞性肺疾病、高血压等基础性疾病，自身免疫力较低，就会使肺部受到侵犯，其 CT 结果常显示磨玻璃征，局部病灶渗出。若没有及时治疗，疾病进一步发展，可能会出现肺组织的大面积、弥漫性实变，造成大片白色状病变，即白肺。此时患者会出现严重的缺氧症状，且伴随胸闷、呼吸困难、呼吸窘迫、发绀、严重低氧血症的情况，严重者可能会出现呼吸衰竭，甚至昏迷。

如果患者在感染新型冠状病毒后出现呼吸困难、呼吸窘迫、发绀等症状，建议及时前往医院呼吸内科就诊，完善动脉血气分析、肺部 CT 检查、X 线检查等，明确诊断。

医案 2：高龄感染新型冠状病毒大白肺危重 5 剂中药救命

2023 年 5 月 29 日晚，一位中医群群主，给我打了 3 次电话线上求诊（前 2 次均未接通）。

患者，女，86 岁。感染新型冠状病毒后，在医院输液治疗 4 天，吃遍各种抗病毒药，吃不下饭，大小便不能自理，戴着氧气管，CT 检查显示“白肺”，医生已经没办法，就看老人的抵抗力了。

【确定方药】青龙虎啸汤。

生黄芪 100g，制附子（有毒，须先煮 90 分钟）30g，麻黄 20g，桂枝 20g，炒白芍 20g，干姜 20g，细辛 20g，炒乌梅 20g，炙甘草 20g，姜半夏 20g，杏仁 20g，葶苈子 15g，生石膏 80g，泽泻 36g，厚朴 20g，生姜丝 60g，大枣 12 枚。1 剂，每 2 小时服用 1 次，少量多次服。

【效果反馈】1 剂药，患者吃了 2 天后，能吃饭，能下床，大小便均可自理。吃第一次药时，全身出微汗，小便不停。此乃排浊现象。

更改药方，继续服用。

生黄芪 100g，制附片（有毒，须先煮 90 分钟）30g，麻黄 20g，桂枝 20g，炒白芍 20g，干姜 20g，细辛 20g，炒乌梅 20g，炙甘草 20g，姜半夏 20g，杏仁 20g，葶苈子（布包）15g，生石膏 80g，泽泻 36g，枳实 15g，炒白术 20g，茯苓 20g，生龙骨 30g，生牡蛎 30g，厚朴 20g，生姜丝 60g，大枣（去核）12 枚。1 剂药吃 2 天。因病情缓解，故服药改为每天 3 次。

2023 年 6 月 2 日，患者第二次的药已经吃完，诉现在精神状态佳，胃口好，大小便正常，嘱第二次原方再抓 1 剂，吃 2 天。

6 月 4 日早晨，患者家属发来信息，患者喉咙干，声音嘶哑，浑身无力，呼吸不顺，感觉很累，舌苔薄黄，湿润，叶黄痰。患者家属也懂中医，说是寒化热了。我认为是久病气阴两虚导致，左右为难。在这关键时候，我嘱咐自己千万不能开错方，用错药，否则前功尽弃。

“生命重于泰山”，我速向周老师告知患者具体情况，老师认为这是气虚导致不输布津液出现的症状。处以回阳救命汤。

制附子（有毒，须先煮 90 分钟）80g，干姜 30g，生黄芪 180g，防风 15g，炒白术 50g，龙骨 30g，牡蛎 30g，桂枝 20g，炒白芍 20g，炙甘草 30g，怀山药 90g，生姜 50g，大枣 12 枚。1 剂，吃 2 天，每天 3 次。

6 月 6 日早晨，患者儿子发来信息：患者已脱离制氧机，呼吸正常，精气神好，胃口好，多年的便秘问题也得到了解决。医院医生查房时也说可以出院了。

6 月 8 日，患者治愈出院，我嘱咐 3～5 天喝 1 剂回阳救命汤以巩固疗效。

【医案总结】青龙虎啸汤和回阳救命汤只用1周，就治愈了高龄危重症，真是神奇。

下面是患者儿子给我发来的治疗过程。

我母亲5月26日入院，一口饭都吃不下，CT检查显示右肺“白肺”。入院后，一直采取激素治疗，几乎所有针对新型冠状病毒有效的药物都用上了。30日胸部CT复查，显示病情持续进展，左肺发现病灶，吃不下东西，呼吸困难。

万般无奈之下，我想到了转院，看其他医院有没有更好的治疗方案，又考虑到母亲目前的状况，于是，先电话咨询了某医院呼吸科的医生。医生看了所有检查结果，了解了病情及用药情况，建议不必转院。即使转院，治疗方案也一样，并且患者现在十分虚弱，也不适合折腾，除非用上ECMO（体外膜肺氧合），但开机费昂贵，也只是可能有作用。

这时，我的内心很绝望，也很无助，难道就这样眼睁睁地看着母亲受痛苦，再慢慢走向人生尽头吗？想想母亲这一生经历了这么多磨难，现在好不容易日子好了，可以享几天福了，却又要遭受这些，顿时心如刀绞，泪如雨下。

这时候，我就想着既然西医没有办法了，那就试试中医。毕竟一直有报道很多感染新型冠状病毒的患者，经过中医治疗都恢复得很好。

但问题又来了，用什么方剂？找哪位医生？

想起自己曾经加过一个中医群，就试着和群里两位资深民间中医沟通了一下。在他们眼里，这个病像感冒，没什么可怕的，所谓的“白肺”也就是肺里水太多，把“肺给泡白了”，他们说这些话的时候，很是坦然、淡定，给了我极大的信心。

于是立即照方抓药，一刻不敢耽误，特别感谢蒋于斌老师得知母亲的情况，立即给我送来了药。

没想到，1剂药后，31日母亲就已经可以吃饭。现在三餐正常，自己可以下床大小便。服药第四天，就把高流量制氧机撤了，换成了普通制氧机，目前指脉氧96%，精神状态良好。感谢中医，感谢提供此方的良医。

【知识补充】

ECMO，即体外膜肺氧合，是通过使用膜肺和动脉泵的一种特殊人工心肺机对重症心肺功能衰竭患者提供持续体外呼吸、心脏支持，以维持患者生命的技术。体外膜肺氧合和呼吸机的区别很大，呼吸机只能保证患者的通气，给一定量的通气量，保证每分钟的通气量，但不能帮助人进行气体交换。

ECMO 就相当于体外的肺脏，帮助人体进行气体的交换，通过 ECMO 后，乏氧的血液就变成富含氧气的血液了，所以针对像感染新型冠状病毒引起的肺炎，特别是白肺患者，或许只有通过 ECMO 救治，才有一线希望。

【周忠海有感】芸芸众生皆佛性，茫茫医海见智慧，佛性显露照天地，智慧一开利十方。

财富权势皆等闲，杏林悬壶堪大业，君子爱财取有道，不使人间造孽钱。

人生在世贵有志，莫将岁月负春秋，当仁不让学有成，何愁大名不宇宙。

（杨晓辉）

医案 3：感染新型冠状病毒后双肺间质病变咳嗽 2 剂效

2023 年 1 月 9 日，汪有平老师替家人求诊。

患者，女，45 岁，汪有平爱人。感染新型冠状病毒 23 天，原本已好转，但因洗头导致咳嗽反复至今，总感觉前胸有物咳不出来，呼吸音粗。时常感觉背部凉飕飕的，且背部感到凉意就会一声接连一声地咳嗽，将暖水袋放在后背发凉的部位，一会就不怎么咳了。白天咳最多，晚上 10—12 点也会咳一阵，1 点之后到晨起基本不咳，晨起咳嗽后会排痰，痰白有泡沫，偶尔带一点点黄。走快了或着急了，时常感觉胸闷心慌气短，时有叹气。胃口正常，胃部隐痛。大便有点干。CT 平扫诊断意见为，双肺间质性病变，双肺散在条索灶，双肺少许小结节。双侧胸膜稍增厚，纵隔及双侧腋窝多发淋巴结显示，脾内低密度影（性质待定），食管及胃局部壁显厚，甲状腺密度欠均匀。舌淡嫩湿润，苔白厚上有浮黄，舌苔两侧有剥落。

【446 辨证】“感染新型冠状病毒 23 天”，新型冠状病毒多伤人体气血阴阴。“因洗头导致咳嗽”，外寒、阳虚导致。“反复至今”，久咳气虚。“总感觉前胸有物咳不出来”，内痰饮不化，阳气不足。“呼吸音粗”，气虚。“时常感觉背部凉飕飕的”，阳虚。“背部感到凉意就会一声接连一声地咳嗽”，阳虚不耐外寒。“将暖水袋放在后背发凉的部位，一会就不怎么咳了”，阳虚。“白天咳最多”，白天阳气相助，正与邪争，故咳多。“晚上 10—12 点也会咳一阵”，晚上天冷阴气重，故咳。“晨起咳嗽后会排痰”，有痰不化。“痰白有泡沫，偶尔带一点点黄”，痰白为阳气虚有寒，泡沫为饮有风，在整体阳气虚的前提下，黄为郁热。“走快了或着急了，时常感觉胸闷心慌气短”，气虚。“时有叹气”，气虚不伸。“胃部隐痛”，隐痛多为虚证。“舌淡嫩”，阳气虚。“湿润”，有水饮。“苔白厚上有浮黄”，白为阳气虚有寒，厚为痰重，浮黄为痰饮不化之郁热。“舌苔两侧有剥落”，阳气虚不输布阴液，故剥落。

【综合辨证】阳气大虚，外有寒邪，痰饮不化，兼有郁热。

【确定治则】大补阳气，发散外寒，化痰消饮，略清郁热。

【确定方药】加强版青龙虎啸汤。

生黄芪 180g，制附子（有毒，须先煮 90 分钟）50g，麻黄 20g，桂枝 20g，白芍 20g，干姜 20g，细辛 20g，乌梅 20g，炙甘草 20g，姜半夏 20g，杏仁 20g，葶苈子 15g，生石膏 80g，泽泻 36g，枳实 15g，炒白术 20g，茯苓 20g，生龙骨 30g，生牡蛎 30g，厚朴 30gg，生姜丝 60g，大枣（去核）12 枚。水煮服用，每日 1 剂。

【效果反馈】2023 年 1 月 13 日，汪有平老师发来反馈信息：服药 2 剂后，患者感觉效果很好，咳嗽少了很多，精气神也好多了，偶有前后胸背痛，呼吸稍粗，还剩 1 剂药，准备外出想再开几剂。

我回复：效不更方，接着服用和观察。

【知识补充】双肺间质病变指的是肺组织的肺泡及肺泡之间的支撑结构出现改变时，会形成间质组织。通常是感染因素、非感染性因素等引起的。

感染因素：主要包括病毒性肺炎，以呼吸道症状为主。病毒通过飞沫或呼吸道侵入肺泡组织进而引发感染。症状表现为咳嗽、干咳，在胸片或 CT 下显示磨玻璃状，多是以间质性改变为主。

非感染性因素：这一类主要为间质性肺疾病，不通过飞沫等外界传播，可能是由于患者长期吸烟等刺激肺泡壁而发生病变，一般不会形成肿瘤，但会使肺泡壁萎缩发生肺纤维化，在影像学下表现为双肺间质病变。

医案 4：感染新型冠状病毒后咳嗽漏尿严重，4 剂“青龙虎啸汤”痊愈

患者，女，48 岁。感染新型冠状病毒后咳嗽频繁，漏尿严重，一上午湿到膝盖，胸闷气短，全身无力，睡觉需要寻找合适的姿势才能好受一些。

我就让她喝周老师的青龙虎啸汤，其中黄芪加量。

生黄芪 180g，制附子（有毒，须先煮 90 分钟）30g，麻黄 20g，桂枝 20g，炒白芍 20g，干姜 20g，细辛 20g，炒乌梅 20g，炙甘草 20g，姜半夏 20g，杏仁 20g，葶苈子（布包）15g，生石膏 80g，泽泻 36g，枳实 15g，炒白术 20g，茯苓 20g，生龙骨 30g，生牡蛎 30g，厚朴 10g，生姜丝 60g，大枣 12 枚。水煮服用，每日 1 剂。

嘱：附子有毒必须先煮 90 分钟；第一顿先喝 1/10，等身体适应再逐步加量；如果出现腹泻或不适就减量或者停药。

患者服用 2 剂以后，胸闷消失，精气神好多了，气短减轻，还有一些咳嗽和漏尿，睡觉不需要找姿势了。又续服 2 剂，所有症状消失，完全康复。

【446 辨证】“48 岁”，身体开始走下坡路，气血阴阳偏虚。“感染新型冠状病毒后咳嗽频繁”，阳气多虚。“漏尿严重，一上午湿到膝盖”，阳气虚不固摄。“胸闷气短，全身无力”，气虚。“睡觉需要寻找合适的姿势才能好受一些”，体内有水饮，调整到水饮下流的位置会好受一些。

【综合辨证】阳气亏虚，水饮不化。

【确定方药】青龙虎啸汤，黄芪加量。

【医案总结】王晨霖同学是在校读书的学生，放假期间，其父让她听我的视频课程，能取得如此效果，实属可喜！且她在开方前并没有找我咨询和确认把关，甚至还将青龙虎啸汤中的生黄芪加了量，可见她不但很有信心，而且方义明了，知道什么药该加量，实属可贺。

正是：中医传男亦传女，莫道十八临床少，懂得辨证知方义，施手四剂妙回春。

（王晨霖）

医案5：感染新型冠状病毒后胸闷气短兼咳喘无法上班4剂愈

患者，男，55岁，大车司机。感染新型冠状病毒后，胸闷，气短，浑身无力，不能上班，还有些咳喘。

【446辨证】“55岁”，阳气偏虚的年龄，抵抗新型冠状病毒能力下降。“感染新型冠状病毒后”，新型冠状病毒大多数属中医的寒湿之邪，故暴伤阳气，如果病毒是温热之邪则易伤人体阴血。故感染新型冠状病毒后，多是阳气虚。“胸闷”，寒湿侵胸，阳气不足，难以温运。“气短”，寒痰水饮不化，阳气不足难养心肺。“浑身无力，不能上班”，余邪未尽，阳气亏虚。“还有些咳喘”，寒痰水饮不化，阳气不足难养心肺。

【综合辨证】阳气亏虚，寒痰水饮。

【确定治则】大补阳气，散寒化邪。

【确定性味】温热甘补，辛温苦燥。

【确定方药】青龙虎啸汤。

制附子（有毒，须先煮90分钟）30g，生黄芪180g，麻黄20g，桂枝20g，炒白芍20g，干姜20g，细辛20g，炒乌梅20g，炙甘草20g，姜半夏20g，杏仁20g，葶苈子（布包）15g，生石膏80g，泽泻36g，枳实15g，炒白术20g，茯苓20g，生龙骨30g，生牡蛎30g，厚朴10g，生姜丝60g，大枣12枚。水煮服用。

【效果反馈】患者喝药1小时以后，感觉身体发热，很舒服，喝完4

剂后，所有症状消失，可以上班了。

【医案总结】本案患者以“胸闷气短，浑身无力”为主症，咳喘并不是特别严重。王晨霖同学依然大胆使用“青龙虎啸汤”，看样子她是真正理解了青龙虎啸汤“大补元气，温阳化饮，升清提气，降逆化痰”的方义，所以临床才不会仅盯着咳喘而用药。

（王晨霖）

医案 6：感染新型冠状病毒后咳嗽嗓子有异物 2 剂愈

患者，女，50 多岁。感染新型冠状病毒后，咳嗽，说话或走路时间长就会气不足，胸闷，感觉嗓了有异物，浑身无力。

【446 辨证】“50 多岁”，气血阴阳见虚。“感染新型冠状病毒后”，新型冠状病毒多伤阳气。“咳嗽”，寒湿侵肺，痰饮不化，阳气不足，皆可导致咳嗽，也可合而为病。“说话或走路时间长就会气不足，胸闷”，气虚。“感觉嗓子有异物”，寒痰水饮不化，阳气不足难温运。“浑身无力”，气虚。

【综合辨证】阳气亏虚，寒痰水饮。

【确定治则】补阳益气，温化寒痰。

【确定性味】温热甘补，辛温苦燥。

【确定方药】青龙虎啸汤。

制附子（有毒，须先煮 90 分钟）30g，生黄芪 180g，麻黄 20g，桂枝 20g，炒白芍 20g，干姜 20g，细辛 20g，炒乌梅 20g，炙甘草 20g，姜半夏 20g，杏仁 20g，葶苈子（布包）15g，生石膏 80g，泽泻 36g，枳实 15g，炒白术 20g，茯苓 20g，生龙骨 30g，生牡蛎 30g，厚朴 10g，生姜丝 60g，大枣（去核）12 枚。水煮服用，每日 1 剂。

【效果反馈】患者喝了 2 剂以后，所有症状消失。

【疑点解惑】问：患者感觉嗓子中有异物，那个异物，到底是实物，还是患者的感觉呢？如果是实物，能用中药化掉吗？

答：有可能是实物，也有可能是患者的感觉，只要按中医辨证准确，组方用药精确，实物也可以化掉，有大量案例可以验证。

（王晨霖）

医案7：尘肺病肺气肿支气管炎患者感染新型冠状病毒后咳嗽1次效

2023年1月16日，亓帅老师替其父亲求诊。

患者，男，67岁。有尘肺病、肺气肿、慢性支气管炎病史。近几年有点咳嗽，最近感染新型冠状病毒后，咳嗽有点严重。舌体湿润，色淡略暗紫，苔白而少，唇暗黑。

【446辨证】“67岁”，气血阴阳很虚的年龄。“有尘肺病、肺气肿、慢性支气管炎病史”，久病多病易气虚。“近几年有点咳嗽”，久病多为气虚不养肺，寒痰水饮、气滞血瘀也可导致。“最近感染新型冠状病毒后”，阳气易损。“咳嗽有点严重”，寒湿侵肺，阳气受伤。“舌体湿润，色淡略暗紫，苔白而少”，舌体湿润为水饮不化，色淡为阳气虚，暗为阳虚，紫为阳气虚导致血寒而血瘀，苔白为阳气虚有寒，排除阴虚和实火。“唇暗黑”，暗为阳气虚，黑为阳气虚，水饮不化，寒证，血瘀。

【综合辨证】寒饮血瘀，阳气亏虚。

【确定治则】散寒化饮，补阳益气。

【确定性味】辛温苦燥，温热甘补。

【确定方药】青龙虎啸汤。

生黄芪180g，制附子（有毒，须先煮90分钟）30g，麻黄20g，桂枝20g，炒白芍20g，干姜20g，细辛20g，炒乌梅20g，炙甘草20g，姜半夏20g，杏仁20g，葶苈子（布包）15g，生石膏80g，泽泻36g，枳实15g，炒白术20g，茯苓20g，生龙骨30g，生牡蛎30g，厚朴10g，生姜丝60g，大枣12枚。水煮服用，每日1剂，连服3剂。

【效果反馈】第二天，亓帅老师高兴地发来反馈信息。

昨晚熬的青龙虎啸汤，父亲睡前喝了1/4，没喝之前还偶尔咳嗽，早上起床必咳，但喝药后一晚都没再咳了，早上醒来也没咳，除了感觉有点口苦，其他一切正常。

嘱：接着服用就可以。

【疑点解惑】问：药店只有生乌梅，还需不需要自己炒一下？

答：小火炒一下更好。

【医案总结】本医案患者虽然有“舌略暗紫，唇暗黑”的血瘀体征，但因是“阳气亏虚，寒痰水饮不化”导致，所以只要“大补阳气，散寒化饮”，阳气一足，寒饮一化，血瘀就会化。这就是“不用化瘀药而化瘀”。

【知识补充】尘肺病是由于在职业活动中长期吸入生产性粉尘（灰尘），并在肺内潴留而引起的以肺组织弥漫性纤维化（瘢痕）为主的全身性疾病。尘肺病按其吸入粉尘的种类不同，可分为无机尘肺病和有机尘肺病。在生产劳动中吸入无机粉尘所致的尘肺病，称为无机尘肺病。尘肺病大部分为无机尘肺病。吸入有机粉尘所致的尘肺病称为有机尘肺病，如石棉肺、农民肺。

医案 8：感染新型冠状病毒后咳嗽 1 剂药愈 2/3

2023 年 1 月 10 日，李建红老师求诊。

患者，女，50 岁左右。新型冠状病毒病康复后，一直半夜咳嗽，虽不严重，但也没彻底痊愈，遇冷咳一阵，吃完饭咳一阵，其他时间还行。有时咳不止，咽微痒，半夜十二点半左右，胸口、咽喉有一点不舒服，过一会就好了。舌体胖大色淡红，苔白厚边缘无苔。

【446 辨证】“50 岁左右”，气血阴阳见虚。“新型冠状病毒病康复后”，感染新型冠状病毒最伤阳气。“一直半夜咳嗽”，半夜阴气盛，故阳气虚的咳嗽发作。“虽然不严重，但也没彻底痊愈”，余邪故轻。“遇冷咳一阵”，阳气虚不耐寒。“吃完饭咳一阵”，进食后影响气机升降，故咳。“有时咳不止”，耗气。“咽微痒”，外风入咽故痒。“半夜十二点半左右，胸口、咽喉有一点不舒服，过一会就好了”，阳气虚不温运。“舌体胖大色淡红”，胖大为阳气虚，淡红为正常。“苔白厚边缘无苔”，厚为痰饮不化。

【综合辨证】阳气亏虚，外风入咽，痰饮不化。

【确定治则】补阳益气，祛风利咽，化痰消饮。

【确定性味】温热甘补，辛温祛风，辛开苦降。

【确定方药】加强版青龙虎啸汤。

生黄芪 180g，制附子（有毒，须先煮 90 分钟）50g，麻黄 20g，桂枝 20g，白芍 20g，干姜 20g，细辛 20g，乌梅 20g，炙甘草 20g，姜半夏

20g，杏仁 20g，葶苈子 15g，生石膏 80g，泽泻 36g，枳实 15g，炒白术 20g，茯苓 20g，生龙骨 30g，生牡蛎 30g，厚朴 30g，生姜丝 60g，大枣（去核）12 枚。水煮服用，每日 1 剂。

【效果反馈】2023 年 1 月 13 日，李建红老师发来反馈信息：吃了一剂半青龙虎啸汤，饭后、半夜咳嗽好多了。但出现失眠，两晚没睡觉，心慌，心烦，没力气，有时能听见心跳声，胃有点堵，一按就呃逆。

于是换回阳救命汤。

制附子（有毒，须先煮 90 分钟）80g，生黄芪 180g，干姜 30g，桂枝 20g，炒白芍 20g，炙甘草 30g，生龙骨 30g，生牡蛎 30g，炒白术 50g，防风 15g，怀山药 90g，生姜丝 50g，大枣（去核）12 枚。每日 1 剂，连服 3 剂。

服药后，患者反馈：好多了，只剩下偶尔咳嗽，现在就是心慌、失眠、胃不舒服，感觉心脏有问题。

嘱：继续服药。

正是：咳喘青龙虎啸汤，痰饮邪盛阳气虚，回阳救命汤纯虚，二方主治各不同。

【医案总结】患者是感染新型冠状病毒后咳嗽，先用“大补阳气，化痰消饮”的“青龙虎啸汤”来治疗咳嗽。咳嗽好转后，再改成“大补阳气，回阳救阴”的“回阳救命汤”来补虚。这样随着患者的病情，“动态”的调整相对应的方剂，才是真正的“对症下药”。

医案 9：感染新型冠状病毒后干咳 3 剂愈

2023 年 1 月 1 日，藏老师替朋友求诊。

患者，每年都干咳，现在正咳得很严重，喉咙有点痒，天一冷就咳嗽。舌胖粗老干，色暗，苔白干厚。

【446 辨证】“每年都”，久病多虚证，至于到底是气血阴阳中的哪个虚，还需要根据进一步信息判断。“干咳”，多是阴虚，但要配合舌红少苔才能确诊，因为阳虚、外寒也会导致干咳，但舌不红，苔不少。“现在正咳得很严重，喉咙有点痒”，外有风，阴虚，阳气虚不充养，皆会导致。

“天一冷就咳嗽”，阳虚。“舌胖粗老干，色暗，苔白干厚”，阳虚、气虚舌多易胖，阳气虚不运化易粗，阳气虚不布阴液则易老，阳气虚则舌暗，苔白干厚阳气虚化痰力弱。同时排除舌红苔少的阴虚。

【综合辨证】阳气虚为主，不布阴液，兼有外寒，痰饮不化。

【确定治则】大补阳气，助布阴液，外散寒邪，内化痰饮。

【确定方药】青龙虎啸汤，黄芪、附子加量。

生黄芪 180g，制附子（有毒，须先煮 90 分钟）60g，麻黄 20g，桂枝 20g，白芍 20g，干姜 20g，细辛 20g，乌梅 20g，炙甘草 20g，姜半夏 20g，杏仁 20g，葶苈子 15g，生石膏 80g，泽泻 36g，枳实 15g，炒白术 20g，茯苓 20g，生龙骨 30g，生牡蛎 30g，厚朴 10g，生姜丝 60g，大枣（去核）12 枚。水煮服用，每日 1 剂，连服 3 剂。

【效果反馈】2023 年 1 月 14 日，藏老师发来反馈信息：患者吃了中药后，就没咳了。

【医案总结】此医案患者就诊前，藏老师并没有说是感染新型冠状病毒而导致的咳嗽，但按中医辨证治疗同样有效。这证明，病毒感染后的咳嗽同中医咳嗽在辨证上来说是有“相同相通”性的，且这种“相同相通”性，同样可以指导感染新型冠状病毒各个时期的治疗。如此看来，中医辨证的医学价值和科学价值对人类来说是巨大的。

医案 10：感染新型冠状病毒后肺炎“青龙虎啸汤”原方治愈

2022 年 12 月 29 日，康某父亲向我求助。

康某，男，12 岁。感染新型冠状病毒后咳嗽一直没好，且越来越严重，咳了 10 多天，医院检查结果显示为肺炎。输液治疗，咳嗽依然不减。纳差，大便 5 天未解，小便可，口不渴，舌淡红，苔白略滑。白天、夜间均有一阵阵剧烈咳嗽。

【确定方药】青龙虎啸汤原方。

生黄芪 100g，制附子（有毒，须先煮 90 分钟）30g，麻黄 20g，桂枝 20g，白芍 20g，干姜 20g，细辛 20g，乌梅 20g，炙甘草 20g，姜半夏 20g，杏仁 20g，葶苈子 15g，生石膏 80g，泽泻 36g，枳实 15g，炒白术

20g，茯苓 20g，生龙骨 30g，生牡蛎 30g，厚朴 10g，生姜丝 60g，大枣（去核）12 枚。5 剂。患者是代煎的，生姜自备。

【效果反馈】患者喝了 2 天药后，感觉咳得更严重了。因为已经发展成肺炎了，所以不会一下子就不咳了，嘱患者再接着喝，吃完 5 剂应该能减轻一半。

1 月 2 日，患者父亲带孩子来门诊复诊。诊其脉沉弱，舌淡红，苔薄白。患者父亲反馈：咳嗽减轻多了，晚上基本不咳了，能睡好觉了，白天还有一阵阵咳，但也比原来轻了。食欲、体力都好多了，大便也通了。

又开了青龙虎啸汤原方。

生黄芪 100g，制附子（有毒，须先煮 90 分钟）30g，麻黄 20g，桂枝 20g，白芍 20g，干姜 20g，细辛 20g，乌梅 20g，炙甘草 20g，姜半夏 20g，杏仁 20g，葶苈子 15g，生石膏 80g，泽泻 36g，枳实 15g，炒白术 20g，茯苓 20g，生龙骨 30g，生牡蛎 30g，厚朴 10g，生姜丝 60g，大枣（去核）12 枚。5 剂，代煎。我还鼓励孩子说，坚持喝完这 5 剂药就好了。

1 月 9 日电话随访，患者已经痊愈。

【医案总结】本案患者才 12 岁，感染新型冠状病毒后确诊肺炎，咳嗽 10 多天，输液治疗无效，甚至还说了很绝望的话。袁医生敢放胆使用“青龙虎啸汤”，可见其对辨证和此方的信心。

特别是当“父亲反馈，患者喝了 2 天药后，感觉孩子咳得更严重了”，袁医生在这种情况下，还能坚定用药信心，足见其临床能力。患者家长能让患者接着服用，也足见其对袁医生的信任。

在临床中，患者服药后病症减轻，作为医患双方接着坚持治疗是很容易的事。可服药后，患者病症不轻，甚至加重，或出现其他病症时，医患双方还能坚持治疗，那真是很难得的。这不仅取决于患者和家属对医生的信任程度，更能检验医生对辨证是否真正的准确，对方义是否真正的理解，以及对患者服药后的反应，内在产生的原因是否真正清楚，是对医患双方的考验。

否则，患者一出现看似“加重”的现象，如果作为医生脚跟不稳，自己推翻自己的前期辨证，换方换思路，离开了原本正确的辨证和方子，可能就会永远也回不来了。

世人有句话："路选对了，你还要一直走，才可以。"

当然了，医生最大的信心来自于自己所掌握的知识，没有知识做后盾的信心是盲目和危险的。

幸甚至之！袁医生做到了，也是患者之福！

（袁海洸）

医案 11：感染新型冠状病毒后咳嗽服药先轻忽加重终痊愈

2022 年 12 月 29 日，患者王某发微信向我求助。

患者，女，16 岁，王某之女。感染新型冠状病毒后，咳嗽将近 3 周，各种治咳嗽的药，还有梨水都吃了，但还没好。马上要考试了，咳嗽不仅让身体难受，还影响学习和考试。舌淡红，苔略黄（患者家属诉是喝了其他药染的颜色）。纳差，乏力，白天咳嗽剧烈，夜间稍轻，大小便可，口不干。

【确定方药】青龙虎啸汤原方。

生黄芪 100g，制附子（有毒，须先煮 90 分钟）30g，麻黄 20g，桂枝 20g，白芍 20g，干姜 20g，细辛 20g，乌梅 20g，炙甘草 20g，姜半夏 20g，杏仁 20g，葶苈子 15g，牛石膏 80g，泽泻 36g，枳实 15g，炒白术 20g，茯苓 20g，生龙骨 30g，生牡蛎 30g，厚朴 10g，生姜丝 60g，大枣（去核）12 枚。5 剂，代煎。

【效果反馈】1 月 2 日，患者复诊。望其舌淡红，苔薄白润，诊其脉象沉细弱。患者家属反馈：咳嗽减轻了，但还是一阵阵咳，纳增，体力较前稍好，大小便可，口不干。

嘱：继续服用青龙虎啸汤原方，5 剂。

1 月 3 日，患者家属发微信反馈：患者今天咳嗽比昨天重，询问能不能喝点蜂蜜水。

嘱：接着喝药，再继续观察，坚持把药喝完，期间别吃水果，别吃凉的。

1 月 5 日，患者家属又发微信反馈：患者晚上已不咳嗽，白天还是咳嗽严重，现在正在考试，老师不让喝水。

嘱：只能先忍一忍，等考试结束了再喝水。

1月12日，患者家属发微信咨询关于检查的问题，我回复完后，顺便询问患者情况，反馈：患者已经康复，不咳了。

“青龙虎啸汤”治疗咳喘是能够复制的良方。“青龙虎啸汤”出自于经方，其辨证运用的简便性及稳定确切的疗效，经众多医案的实证，已然达到“青出于蓝而胜于蓝”的境界。

【446辨证】“感染新型冠状病毒后”，新型冠状病毒多是寒湿邪为主，感染新型冠状病毒后多阳气虚。“咳嗽将近3周”，久咳易气虚。“梨水都吃了，但还没好”，梨味甘、酸，性凉，清热生津，润肺止咳，适合肺阴虚和温燥之咳，无效证明不是阴虚证。“舌淡红”，正常舌质。“苔略黄（患者家属诉是喝了其他药染的颜色）”，因药而黄不是因病之黄，故无辨证价值。“纳差”，气虚影响到脾胃运化。“乏力”，气虚。“白天咳嗽剧烈”，白天阳气盛，正邪交争故剧烈。“夜间稍轻”，晚上阳气弱，无力抗邪，故稍轻。“口不干”，排除阴虚。

【综合辨证】病毒遗邪，寒湿不化，损伤阳气，气机上逆。

【确定治则】大补阳气，散寒化湿，祛除疫邪，降气止咳。

【确定方药】青龙虎啸汤。

【医案总结】本患者治疗过程可以说是“一波三折”，开始服药症状减轻，中间突然加重，最终坚持“守方”而痊愈。患者中间突然加重的原因：一可能是阳气充足后，奋力抗邪外出的表现；二可能是其他原因导致，受风遇寒，饮食寒凉等皆有可能。幸亏医生有主见，患家不疑，坚持服药而愈。

故而，“用药如用兵，战场多变化，唯靠主帅的运筹帷幄；治病犹治国，不测事纷纷，全凭君王的慧德贤明”！

（袁海洸）

医案12：新冠退热方和青龙虎啸汤的联合应用

2022年12月13日，我媳妇感染新型冠状病毒后，出现咽痛、发热的症状，到 14 日逐渐加重，后来服用新冠退热方加牛蒡子 30g，连翘 30g，厚朴 20g，杏仁 20g。喝了 5 次，到 15 日依然没有退热，体温在 38℃左右，无奈之际，想到求诊周老师。

周老师看过我叙述的情况和舌苔后，把新冠退热方原方发给我。

制附子（有毒，须先煮 90 分钟）60g，麻黄 10g，生黄芪 120g，茯苓 60g，柴胡 40g，黄芩 15g，姜半夏 30g，党参 30g，生姜丝 100g，大枣（去核）12 枚，炙甘草 30g，桂枝 20g，白芍 20g，苍术 20g，生石膏 30g。3 剂，代煎。

后来，我按原方 3 剂代煎，服药至 17 日，媳妇的体温正常了。

以下是我详细反馈给周老师情况的文字说明。

我媳妇按您开的新冠退热方原方，3 剂代煎。从 12 月 15 日中午开始吃，12 月 15 日吃 3 次（3 袋），12 月 16 日吃 2 次（2 袋），一共吃了 5 次后，体温就正常了，人也精神多了。12 月 16 日晚上接着吃了 1 次。12 月 17 日早上体温正常。还是我之前加味不当，从而影响退热效果，联系完您后，按您指导原方继续服用后，果然效佳。

2022 年 12 月 17 日，在我媳妇的要求下，再次向周老师求诊。白天偶有阵发性咳嗽，有痰，夜间阵发咳嗽加剧。我也有同样的症状。

周老师看完舌苔后，说：吃 3 剂青龙虎啸汤。

我编辑方子发给周老师确认：生黄芪 100g，制附子（有毒，须先煮 90 分钟）30g，麻黄 20g，桂枝 20g，白芍 20g，干姜 20g，细辛 20g，乌梅 20g，炙甘草 20g，姜半夏 20g，杏仁 20g，葶苈子 15g，生石膏 80g，泽泻 36g，枳实 15g，炒白术 20g，茯苓 20g，生龙骨 30g，生牡蛎 30g，厚朴 10g，生姜丝 60g，大枣（去核）12 枚。3 剂，代煎。

周老师回复：可以，咳嗽时也可以来一口，频服少服，早晚顿服。

药煎好后，我和我媳妇一起喝，一直喝到 12 月 22 日，咳嗽就基本痊愈了。

【医案总结】牛蒡子、连翘都是寒凉药，容易伤阳；厚朴辛苦，有下气宽胸的作用，但也破气耗气；杏仁辛苦，有化痰止咳的作用，治疗实证痰咳，也有耗气的作用。

之所以感染新型冠状病毒如此严重，就是因为患者原本有阳气虚，而新型冠状病毒又容易耗损人体的阳和气，故在新冠退热方中配了大量补阳益气的药，如制附子、生黄芪、党参、生姜丝、大枣、炙甘草、桂枝，从而达到“扶正祛邪”的治疗效果。

而袁医生方中牛蒡子、连翘加起来用量达到60g自然伤阳，降低了方中补阳的效果；又加了厚朴、杏仁各20g，耗气破气，阳气受损，邪更不易祛，自然热不退。

去掉多加的四味药，等于祛除了“绊脚石”，效果自然也就恢复了。

（袁海洸）

医案13：感染新型冠状病毒后严重咳嗽3剂愈

2023年1月3日，娄老师求诊。

患者，女。12月17日感染新型冠状病毒，当晚发热大约3小时，扎针治疗后热退，也未重复发热。但咳嗽严重，干咳，无痰，无汗，咳得憋闷，胸腔刺痛。

喝了4天中药：桂枝45g，白芍45g，厚朴30g，炒苦杏仁20g，生姜45g，大枣（去核）12枚，炙甘草30g。服药后第一天和第二天有好转，但是第三天又开始咳，第四天咳得更严重，舌体胖大湿润，色淡少红，苔白而薄。

【446辨证】“感染新型冠状病毒”，伤阳气。“当晚发热大约3小时，扎针治疗后退热，也未重复发热”，阴虚发热耗阴液，气虚发热耗气，阳虚发热拔阳，内外火发热耗阴，中暑发热先耗阴耗气后拔阳，温燥发热耗阴，外风发热耗气，外寒发热耗阳，外湿发热耗阳耗气，凉燥发热耗阳。感染新型冠状病毒发热初为外寒湿导致，故易导致阳气亏虚。“但咳嗽严重”，外寒湿入肺，阳气亏虚无法驱邪外出。“干咳，无痰”，痰饮内伏，故无痰而出。“无汗”，外感寒邪，闭塞毛窍，故而无汗。“咳得憋闷”，痰饮内伏，阳气难以温运。“胸腔刺痛”，寒痰郁滞，阳气难温运。“喝了4天中药：桂枝45g，白芍45g，厚朴30g，炒苦杏仁20g，生姜45g，大枣（去核）12枚，炙甘草30g”，桂枝汤加杏仁、厚朴治疗

外感风邪，痰饮不化，此方补阳气作用小，而患者是阳气虚，故而效果不佳。“舌体胖大湿润，色淡少红，苔白而薄”，舌体胖大湿润为阳气不化水饮，色淡少红为阳气虚，苔白而薄为正常舌，同时排除阴虚和实火证。

【综合辨证】阳气大虚，寒痰水湿不化。

【确定治则】大补阳气，散寒化痰利水祛湿。

【确定性味】温热甘补，辛温苦燥。

【确定方药】加强版青龙虎啸汤。

生黄芪 180g，制附子（有毒，须先煮 90 分钟）50g，麻黄 20g，桂枝 20g，炒白芍 20g，干姜 20g，细辛 20g，炒乌梅 20g，炙甘草 20g，姜半夏 20g，杏仁 20g，葶苈子（布包）15g，生石膏 80g，泽泻 36g，枳实 15g，炒白术 20g，茯苓 20g，生龙骨 30g，生牡蛎 30g，厚朴 10g，生姜丝 60g，大枣（去核）12 枚。水煮服用，每天 1 剂。

【效果反馈】2023 年 1 月 7 日，娄老师反馈：3 剂药服完，已经不咳了，也没有憋闷的感觉，嗓子也透亮了很多。

【医案总结】《伤寒论》中有“喘家，作桂枝汤，加厚朴、杏子佳”的说法。喘家就是平素有喘病的人，可见桂枝汤加厚朴、杏子原本是治疗久喘的方剂。本案中娄老师给自己的用量多达 45g，虽然有效，但又反复发作。由此可以反推出，感染新型冠状病毒导致的咳嗽，确实是十分严重的疾病，启用了“青龙虎啸汤”后，才将十几天的咳嗽治愈。

医案 14：感染新型冠状病毒后咳嗽月余 3 剂愈

患者，女，73 岁。2023 年 1 月 19 日，返家途中遇南部的奶奶，感染新型冠状病毒后，1 个多月来都在咳嗽，不分白天、晚上，痰多。老人诉以前感冒咳嗽一般都要咳半年，故而这次也没敢想能早点好。

刚好，我路过此处，听见她的咳嗽声，感觉她应该痰多，其他还好，建议奶奶抓几剂中药吃。舌厚大淡苔白水滑。

【446 辨证】“73 岁”，阳气极虚的年龄。“感染新型冠状病毒后”，伤阳气。“1 个多月来都在咳嗽，不分白天、晚上”，久病耗气。“痰多”，痰

不化。“以前感冒咳嗽一般都要咳半年”，寒痰水饮，阳气亏虚。“舌厚大淡苔白水滑”，舌厚大淡为阳气虚不化水湿。

【综合辨证】阳气亏虚，寒痰水饮。

【确定治则】大补阳气，散寒化饮。

【确定性味】温热甘补，辛开苦降。

【确定方药】青龙虎啸汤加减。

附子（有毒，须先煮 90 分钟）30g，生黄芪 180g，麻黄 20g，桂枝 20g，炒白芍 20g，干姜 20g，细辛 20g，炒乌梅 20g，炙甘草 20g，姜半夏 20g，杏仁 20g，葶苈子（布包）15g，生石膏 80g，泽泻 36g，枳实 15g，炒白术 20g，茯苓 20g，生龙骨 30g，生牡蛎 30g，厚朴 15g，莱菔子 30g，生姜丝 60g，大枣 12 枚。水煮服用，每天 1 剂，连服 3 剂。

【效果反馈】因当地风俗，年三十至年初一不能用药，隔 1 天就过年了，建议她先喝 1 剂，过了初一再继续。奶奶吃 1 剂，症状就减轻一大半，偶尔咳。过了大年初一，奶奶又继续把年前备好的 2 剂药喝完，基本就不咳了，只剩下早起时偶觉喉中有点痰。

【医案总结】杜亚鸿老师根据两点给患者使用“青龙虎啸汤”。一是经常感冒咳嗽大半年，判断为阳气不足；二是舌厚大苔白水滑，判断为水饮不化。可谓是辨证精准，抓住要点，这就好比“打蛇打七寸，挖树先挖根”，直中要害，不拖泥带水。

我从自身行医过程看，刚学医时和面对自己不熟悉的病症，是需要详细询问病症的，才能判断出病因；但临床久了，特别是自己熟悉的病症，有时候患者只要提供一两个病症，就能马上判断出证因。

我曾经给学员讲课时说过一个比喻：这辨证，就好比在一大堆人里找一个人。如果让你找一个你从来没见过的人，就要明确地告诉你这个人是男还是女？年龄大小、高矮胖瘦、面容美丑、眼睛大小、说话什么方言、穿什么样式、什么颜色的衣服，信息越详细，才越容易对号入座，找得到这个人。但如果让找的这个人是你最熟悉的人，如闺蜜、发小、老婆、老公、父母、子女，那一大堆人里站着，只要看一眼就能马上认出来，甚至人都不用见，让他或她说一句话，就能确认。这时就不需要告诉所找的这个人高矮胖瘦的诸多信息了。

我在上课时，也对学员说："你们要把辨证和方义练习地熟熟的，了解和熟悉的，犹如你最亲的人。患者一说病症，马上就能辨证出是四虚、四实、六外感的哪一个证型，用哪一首方剂！"

杜老师做到了，我们又何尝不能？天下无难事，只怕有心人，熟能生巧而已。

【知识补充】莱菔子就是我们平常的大青萝卜籽。性味：辛、甘，平。归经：归肺、脾、胃经。功效：消食除胀，降气化痰。主治：饮食停滞，脘腹胀痛，大便秘结，积滞泻痢，痰壅喘咳。

（杜亚鸿）

医案 15：李香老师治愈感染新型冠状病毒后咳嗽四人

年前，感染新型冠状病毒后，很多人出现咳嗽，胸闷，气短。

2023 年 1 月 9 日晚，一朋友，女，46 岁，打来电话说，她已经咳喘将近 1 个月，近段时间胸闷严重，我问明症状后得知她怕冷，痰多，晚上更甚。几年前有气管炎、支气管炎病史。

【446 辨证】"感染新型冠状病毒后"，伤阳气。"46 岁"，气血阴阳已虚。"她已经咳喘将近 1 个月"，久病气虚。"近段时间胸闷厉害"，寒痰不化，阳气虚不温运。"怕冷"，阳气虚。"痰多"，痰不化。"晚上更甚"，阳气虚。"几年前有气管炎、支气管炎病史"，久病气虚。

【综合辨证】阳气亏虚，寒痰不化。

【确定治则】大补阳气，散寒化痰。

【确定性味】甘温热补，辛温苦降。

【确定方药】加强版青龙虎啸汤。

制附子（有毒，须先煮 90 分钟）50g，生黄芪 180g，麻黄 20g，桂枝 20g，炒白芍 20g，干姜 20g，细辛 20g，炒乌梅 20g，炙甘草 20g，姜半夏 20g，杏仁 20g，葶苈子（布包）15g，生石膏 80g，泽泻 36g，枳实 15g，炒白术 20g，茯苓 20g，生龙骨 30g，生牡蛎 30g，厚朴 10g，生姜丝 60g，大枣（去核）12 枚。5 剂。

【效果反馈】患者喝完2剂后说症状减轻，5剂药喝完，只剩下见凉风时怕冷，其余症状全部消失。

2023年1月16日，一男孩，26岁。咳嗽将近2个月未好，我知道他气虚、阳虚，有痰湿，也没多想又把您加强版青龙虎啸汤在药店给他熬好，5剂。他告知我还有慢性咽炎，我又加1盒小柴胡颗粒并邮寄给他。5剂药喝完后，竟然全好了，我悬着的心放下了，非常开心。

感谢我的恩师，让我在这2个月内用同一个方子帮助4位久咳不愈的朋友获得健康！

在此，我代表我的亲朋好友，感谢我的恩师周忠海，感恩遇见您！

【疑点解惑】问：周老师我有一个疑惑。她们咳嗽，胸闷，气短，痰多，这些症状消失后，都有一个共同点就是不敢见凉风，一遇凉风就会咳上几声。不知何解？

答：可以服用“温阳散寒汤”。

葛根60g，麻黄15g，制附子（有毒，须先煮90分钟）50g，干姜50g，炒白芍50g，炙甘草50g，茯苓50g，桂枝50g，炒白术20g，生黄芪180g，防风15g，生姜丝100g，大枣（去核）12枚。水煮服用，每天1剂，早晚各服1次，吃完后要静卧2小时，出微汗效果佳，但不可以出大汗。

医案16：感染新型冠状病毒后一直咳嗽初服不适减量续服见效

2023年3月24日，一位叫磊磊的朋友求诊。

患者，女，37岁。感染新型冠状病毒后一直咳嗽，更常见干咳，咳白色黏液痰，嗓子有异物感，伴有咽喉炎。

【446辨证】“37岁”，气血阴阳尚可的年龄。“感染新型冠状病毒后”，伤阳气。“一直咳，更常见干咳”，久咳伤气。“咳白色黏液痰”，痰饮不化。“嗓子有异物感”，痰饮不化，阳气不运。“伴有咽喉炎”，现代医学病名，需按中医重新辨证。

【综合辨证】阳气亏虚，痰饮不化。

【确定治则】补阳益气，化痰消饮。

【确定性味】温热甘补，辛温苦降。

【确定方药】青龙虎啸汤。

生黄芪180g，制附子（有毒，须先煮90分钟）30g，麻黄20g，桂枝20g，炒白芍20g，干姜20g，细辛20g，炒乌梅20g，炙甘草20g，姜半夏20g，杏仁20g，葶苈子（布包）15g，生石膏80g，泽泻36g，枳实15g，炒白术20g，茯苓20g，生龙骨30g，生牡蛎30g，厚朴10g，生姜丝60g，大枣12枚。

【效果反馈】第二天下午，磊磊发来反馈信息：昨天喝了1天中药，今天反而觉得胸闷气短，没喝之前没有这些症状，咳嗽症状未减轻。是否继续服用。

嘱：减量服用，每天3次，每次半杯。

2023年4月22日，磊磊发来反馈信息：已喝了4剂青龙虎啸汤，咳嗽已好很多，但还是有白色黏液痰，总是感觉黏痰卡在喉咙不舒服，但又咳不出。

调方继服：陈皮30g，生黄芪180g，制附子（有毒，须先煮90分钟）60g，麻黄20g，桂枝20g，炒白芍20g，干姜20g，细辛20g，炒乌梅20g，炙甘草20g，姜半夏30g，杏仁20g，葶苈子（布包）15g，泽泻36g，枳实15g，炒白术20g，茯苓20g，生龙骨30g，生牡蛎30g，厚朴30g，生姜丝60g，大枣12枚。水煮服用，每天1剂。

【疑点解惑】问：患者为何喝了1天，反而觉得胸闷气短？原方未动，仅是减量服用，4剂后咳嗽反而好很多呢？

答：补阳气和化痰消饮的药在运化胸中的痰饮水湿，正邪交争，故而出现胸闷气短。减量是让其攻邪力度放缓，这样反应就不会那么大，持续服药，终胜邪而效。

医案17：感染新型冠状病毒后咳嗽气喘皮肤很痒3剂大效

2024年3月3日，一位网名叫空空的朋友为自己爱人求诊。

患者，女，中年。自感染新型冠状病毒后，一直咳嗽、气喘、一动就累，用过很多药也没明显效果。最近又找了好多医生，吃了2个多月的中药，咳嗽有所减轻。但用药后，全身皮肤很痒，挠后有小疙瘩，完全影响睡眠，没胃口，人也乏力。

【446 辨证】“感染新型冠状病毒后”，易伤阳气。“一直咳嗽”，久咳耗气，外邪入肺，痰饮不化，阳气亏虚，皆可令咳嗽。“气喘、一动就累”，阳气也虚。“用过很多药也没明显效果”，辨证不准，用药不对，吃再多药也无用。“但用药后，全身皮肤很痒，挠后有小疙瘩，完全影响睡眠”，外有风、寒、湿会痒，水湿不化，阳虚不运，气虚不养，阴虚液干，实火有热等皆可以导致，但没有阴虚和实火别的伴随症，故阴虚和实火的可能性不大。“没胃口”，脾胃弱。“人也乏力”，气虚。

【综合辨证】阳气亏虚，外有风寒湿邪，水饮不化。

【确定治则】大补阳气，散寒祛风除湿，宣利水饮。

【确定性味】温热甘补，辛温苦燥，辛温宣散淡利。

【确定方药】青龙虎啸汤加减。

麻黄 20g，桂枝 20g，炒白芍 20g，干姜 20g，细辛 20g，五味子 30g，姜半夏 30g，生黄芪 120g，生石膏 80g，葶苈子（布包）15g，杏仁 15g，泽泻 20g，茯苓 20g，炒白术 20g，生姜丝 80g，生龙骨 30g，生牡蛎 30g，大枣（去核）12 枚，赤小豆 60g，防风 15g，附子（有毒须先煎 90 分钟）30g。3 剂，每剂分 3 次。

【效果反馈】1 剂药后，皮肤瘙痒缓解，3 剂药后，还有轻微咳嗽，睡眠还行。皮肤没有大面积的瘙痒，剩下局部还有些痒。身体状况大大好转。

（杜亚鸿）

医案 18：几十年哮喘又感染新型冠状病毒后走路就喘的救治

杨某，女，60 岁左右。有 30 多年的哮喘顽疾。因反复感染新型冠状病毒后症状加重，走几步路必须停下来咳喘，呼吸困难，吐痰不畅。

2023 年底，她就到我家，问我姐家里的野生中草药是否可以治疗哮喘病。我姐答可以。于是，我将周忠海老师拟的青龙虎啸汤发给患者：生黄芪 240g，制附子（有毒，须先煮 90 分钟）100g，麻黄 20g，桂枝 20g，炒白芍 20g，干姜 20g，细辛 20g，炒乌梅 20g，炙甘草 20g，姜半夏 20g，杏仁 20g，葶苈子（布包）15g，生石膏 80g，泽泻 36g，枳实 15g，炒白术 20g，茯苓 20g，生龙骨 30g，生牡蛎 30g，厚朴 10g，生姜丝 60g，大枣（去核）12 枚。另外，加桑寄生 30g，桑白皮 30g，灵芝 21g。3 剂。

嘱：每剂药喝 7 天，喝中药后会咳得更加严重，坚持住，用力把痰咳吐出来，才能将 30 多年的哮喘顽疾调愈，她说她觉得很有道理，也一定会坚持。

第一天煮好药后，患者下午和晚上各喝了 1 碗后睡觉，刚睡下就开始咳嗽，大口大口地吐痰液，一直咳吐到快天亮。第二天感觉胸口轻松多了，坚决每天早中晚和睡前各喝 1 碗，3 剂中药喝了 21 天，也咳吐 21 天，先咳吐出大块痰，后咳吐出黏糊的泡沫痰，每次咳吐痰液都是上气不接下气。

她女儿和同事都劝她别喝中药了，赶紧上医院去。她坚持不去，每天仍按时按量喝中药。3 剂喝完后，她说虽然还在咳，但少一些了，走得动路了。于是，她走了半里路到农贸市场里买了些新鲜玉米送给我们，并说 21 天的药喝完了，感觉身体轻松多了。

我看她仍然虚弱，于是就给她配了 3 剂回阳救命汤。喝完 1 剂后，她说咳嗽还很严重，我让她喝完 1 剂停止。又重新给她配了 3 剂青龙虎啸汤，让她喝 21 天后，再接着喝回阳救命汤。9 剂药喝完，已经好了 85%。

【疑点解惑】问：只要把痰咳吐出来就能好，那是不是可以不用吃中药了呢？

答：不能。无论把痰吐得多么干净，如果不吃化痰消饮，补阳益气的中药，痰饮吐完还会再生出来，所以，痰吐出来只是吃药的一种反应和表象，实质是中药的药性在发挥作用。

（朱如春）

医案 19：感染新型冠状病毒后晚上剧咳汗出 1 次轻 3 剂愈

2023 年 1 月 6 日，一位网名叫阳光温暖的微信朋友求诊。

患者，感染新型冠状病毒13天。开始轻微咳嗽，现在晚上咳嗽严重，白天轻。晚上躺下后就剧烈干咳，无法平躺，无法睡觉，太痛苦了，只有少许白痰，有鼻涕，后半夜才能睡一点觉，咳得肺痛胸闷。左脉沉细，右边寸关滑数有力，两手尺脉都无力，肺CT显示双肺无感染，现在不发热了，服用小青龙颗粒无效。舌淡水滑苔薄白。

【446辨证】“感染新型冠状病毒13天”，新型冠状病毒为寒湿之毒，最伤阳气。“开始轻微咳嗽”，初病寒湿入肺。“现在晚上咳嗽严重，白天轻”，阳气虚。“晚上躺下后就剧烈干咳，无法平躺”，内有伏饮，躺下则上逆心肺，故剧。“无法睡觉，太痛苦了”，痰饮盛，阳气虚。“只有少许白痰，有鼻涕”，痰饮不化。“后半夜才能睡一点觉”，更耗气伤神。“咳得肺痛胸闷”，耗损阳气。“左脉沉细”，阳气虚。“右边寸关滑数有力”，寒痰水饮停留心肺。“两手尺脉都无力”，阳气虚。“肺CT显示双肺无感染”，CT检查只照有形之物，难见无形之物。“舌淡水滑苔薄白”，舌淡为阳气虚，水滑为水饮不化，苔薄白为正常，尚未受影响。

【综合辨证】寒湿侵肺，水饮不化，阳气亏虚。

【确定治则】散寒祛湿，消水化饮，大补阳气。

【确定性味】辛温苦燥，辛宣温化，温热甘补。

【确定方药】青龙虎啸汤，其中黄芪、附子加量。

生黄芪180g，制附子（有毒，须先煮90分钟）60g，麻黄20g，桂枝20g，白芍20g，干姜20g，细辛20g，乌梅20g，炙甘草20g，姜半夏20g，杏仁20g，葶苈子（布包）15g，生石膏80g，泽泻36g，枳实15g，炒白术20g，茯苓20g，生龙骨30g，生牡蛎30g，厚朴20g，生姜丝60g，大枣（去核）12枚。3剂，水煮服用，每天1剂。

患者见到方子后，又诉原有结肠炎，易腹泻。平时容易汗出，一咳嗽更是一身汗出，背心都湿了，询问麻黄用不用减量？

我见患者顾虑，便将“青龙虎啸汤”与“回阳救命汤”合方去掉麻黄。

生石膏80g，枳实15g，葶苈子（布包）15g，姜半夏20g，杏仁20g，厚朴20g，乌梅20g，制附子（有毒，须先煮90分钟）80g，生黄芪180g，干姜30g，桂枝20g，炒白芍20g，炙甘草30g，生龙骨30g，生牡蛎 30g，炒白术 50g，防风 15g，怀山药 90g，生姜丝 50g，大枣（去核）12 枚。每天 1 剂。

嘱：如果顾虑，吃最后这个。

其实第一个方子只要严格按照医嘱，就很安全，麻黄也可以用蜜制麻黄。

【效果反馈】2023 年 1 月 18 日，患者反馈：原来剧烈咳嗽一咳一身汗出无法睡觉，第一个方子（即黄芪、附子加量的青龙虎啸汤），熬完喝了大半碗后，就感觉整个左侧呼吸道特别通畅，吐出少许白黏痰后也能平躺了，咳嗽减轻，咳嗽时间变短。

药的剂量大，我喝了 2 天，后来又喝了几次，之后外出办事，现在已经 3 天没喝药了，基本不咳嗽了。还剩下鼻子干、嗓子干、有点痒，想咳嗽，嗓子里有白色胶水样黏痰不容易咳出来，还容易汗出。

调方如下：制附子（有毒，须先煮 90 分钟）80g，生黄芪 180g，干姜 30g，桂枝 20g，炒白芍 20g，炙甘草 30g，生龙骨 30g，生牡蛎 30g，炒白术 50g，防风 15g，怀山药 90g，生姜丝 50g，大枣（去核）12 枚。每天 1 剂，连服 3 剂。配合蜂蜜水滋润一下。

患者反馈：痔疮发作，肛周有湿疹，总破皮，痒、痛，有时有点血。

改方：生黄芪 120g，炙甘草 30g，天花粉 30g，赤小豆 80g。水煮服用，每天 1 剂。

【知识补充】小青龙颗粒就是由小青龙汤现代化工艺制作而成，为解表剂，具有辛温解表，解表散寒，温肺化饮之功效。主治外寒里饮证。症见恶寒发热，头身疼痛，无汗，喘咳，痰涎清稀而量多，胸痞，或干呕，或痰饮喘咳，不得平卧，或身体痛重，头面四肢浮肿，舌苔白滑，脉浮。临床用于治疗慢性阻塞性肺气肿，支气管哮喘，急性支气管炎，肺炎，百日咳，过敏性鼻炎，卡他性眼炎，卡他性中耳炎等属外寒里饮证者。

患者服用小青龙颗粒无效，可见感染新型冠状病毒后咳嗽的严重程度，不是小青龙汤所能胜任的。

此医案患者，将自己一家感染新型冠状病毒和治疗的经历公布在了公众号上，我看到后方知其得病时的治疗过程是如此曲折，而其中的多次用药，更值得研究思考。现将此文摘录于下。

2022 年岁末我们一家经历的抗疫历程

不惧感染猛如虎，中医为主护家人

第一天：2022 年 12 月 25 日

坐标黑龙江省某小县城，COVID-19 大流行 3 年期间县城内都没有疫情，一直严密防控。放开前，疫情从周围市县逼近，加上临近春节，部分外地工作者都返回家乡，周围感染新型冠状病毒的患者越来越多，医院人满为患，症状颇重，就连医护人员也倒了一片。我在家上网课，尽量不出门，也不敢去大超市了。买东西就在小区的小超市，但网购的 N95 口罩迟迟不到货，县里已经买不到口罩了。出门做好防护，回来就第一时间消毒和洗手，也和媳妇天天抽出时间做八段锦以增强体质。24 日去街里办事，顺带去洗车行取车，回来被告知洗车行一家均已确诊感染，心里一惊，但安慰自己没事，因为我们打完第四针疫苗已经 10 多天了，平时严格消杀，所以抱有侥幸心理。但我还是低估了新型冠状病毒的厉害。25 日晚，我坐在客厅看书，突然感到背后有点冷，眼睛突然蒙了一层雾，感觉有一种不真实感。我量了一下体温 37.4℃。妻子马上采取措施，进行了两手少商、商阳放血，耳尖放血，吃下 4 粒连花清瘟胶囊，找到 1 袋感冒清热颗粒服下，晚上睡后出了一层汗，热退了。

按语：感冒清热颗粒有效，但可惜没备药。身体好早期采用外治方法也有很快退热恢复的，还有用两把生黄豆加三片姜煮水退热的，甚至还有些网传的偏方验方，都是不错的方法，但必须对症才行。

第二天：2022 年 12 月 26 日

早上妻子开始低热，体温 37℃以上，浑身痛、腰痛，中午找到点复方氨酚烷胺片（感康），吃下后浑身不痛了，热也退了。家里未储备感冒退热药，药店也已经买不到了，恐慌情绪蔓延，仿佛空气中都有病毒。网上广泛流传甘草干姜汤预防效果好，所以那段时间药店里的甘草、干姜都被抢光了。

放开前，我在家里储备了一批经方感冒类常见饮片，花了 100 多元，主要是桂枝汤、麻黄汤、葛根汤、大小青龙汤和白虎汤、四逆汤等。家里小药箱也有冬天常用中成药储备，荆防颗粒、风寒感冒颗粒、小柴胡颗粒、小青龙颗粒、玄麦甘桔颗粒、附子理中丸、大山楂丸等。

我身上有点略酸的感觉，左腿有一根线串痛，右腿腘窝处酸痛明显，其他地方没痛过，分析是湿气困表所致。我在麻黄加术汤和麻杏薏甘汤中选择服用后者，喝了 1 碗，但感觉效果不大。

按语：《黄帝内经》记载，“人有八虚，肺心有邪，其气留于两肘；肝有邪，其气流于两腋；脾有邪，其气留于两髀；肾有邪，其气留于两腘。”分析邪气伤了脾气和肾气，也应属膀胱经受邪气影响。

妻子感觉大好，下午开车去市里接回从南方返家的女儿。孩了说：“飞机上也是咳嗽声不断。”我之前有轻微咳嗽，在上车前服用了小青龙颗粒，但在 2 个多小时的车程中，感觉咳嗽没被压住，一咳嗽就上气不接下气，说话都费劲。天比较冷，妻子接站等了一会，车站卫生间没有开放，后来半路在服务区才去的卫生间。妻子晚上回来后再次发热，体温 37.8℃，孩子给她进行大椎刺络拔罐，然后又服了 1 片感康就睡下了。下半夜，孩子也发起了高热，体温 39℃，全家成了“小羊人”。

我们算感染比较晚的，这时候，疫情已经大规模暴发，单位一个个阳，县里一家家阳。我晚上咳嗽加重，无法平躺睡觉，咳嗽时刻不停，感觉肺部不受自己控制，肺的肃降能力受到严重影响。已经晚上 10 点多，想着服用小青龙汤症状不见减轻，应该是思路不对，痰白也不都是寒。

怕这样咳下去会传变成支气管炎和肺气肿。《金匮要略》记载：“咳而上气，此为肺胀，其人喘，目如脱状，脉浮大者，越婢加半夏汤主之。”有热应该用越婢加半夏汤，起来备药熬药，查了几个医案，确定组方：麻黄 10g，石膏 30g，生姜 15g，大枣 5 枚，炙甘草 10g，半夏 10g（家里就剩下点旱半夏，都用上了）。12 点喝上药，睡下就不咳了，晚 1 点起夜又喝了 1 碗，安稳的睡了一晚上，之后因怕石膏凉，也就没多喝。

按语：如果这时候效不更方，坚持多喝 2 剂，效果可能更好。

第三天：2022 年 12 月 27 日

我和妻子都低热，体温 37.5℃，中午才降到正常，但咳嗽又开始频繁了。吃了风寒感冒颗粒，不退热，只汗出，体温约 38.5℃，找到家里剩下的一点对乙酰氨基酚（扑热息痛），吃了 1 片后，我退热了。

孩子现在头痛、眼睛痛，无汗，吃扑热息痛，体温降到 37.4℃，舌质红，薄黄苔，和以往发热脸红明显不同，联系熟悉的专家咨询，分析是外寒内热。决定给孩子采用大青龙汤：麻黄 10g，桂枝 10g，杏仁 10g，炙甘草 10g，生姜 15g，大枣 5 枚，石膏 40g，火麻仁（有便秘，因肺与大肠相表里，也就是肺气不足）15g。熬好服药后，孩子体温下降到 37℃，变为低热，共喝了 2 天大青龙汤，后配合感康。

我流清鼻涕，有白痰，偶有黄痰，躺平咳嗽无法睡觉，但遇风不咳嗽。专家建议用泻白散加麻黄、附子、细辛、杏仁、生甘草。妻子咽喉痛，有痰咳不出来，但不太咳嗽，只偶尔咳一两声。专家建议桔梗汤加贝母以化痰，咽喉痛，肺有火用泻白散加杏仁、蒲公英。

第四天：2022 年 12 月 28 日

妻子昨晚咽喉觉得不舒服，今早出现“刀片嗓”，说不出话，喝水都痛。我没有慌乱，因为她现在是感冒咽喉不舒服多，用桔梗汤加味：桔梗 15g，生甘草 30g，浙贝母 20g，鱼腥草 20g。这是我治疗嗓子痛有痰的“四大法宝”，妻子吃了半剂感觉胃凉。

按语：可能鱼腥草有点寒凉，胃气虚应减去鱼腥草，但当时太着急了。

媳妇感觉脚凉，下半身凉，喝凉开水不舒服，喝点热粥就汗出，有黏痰要堵住、憋住的感觉。晚上有几次我紧急给她拍背排痰。怀疑是上热下寒麻黄升麻汤证，但未用药。新型冠状病毒伤人阳气、胃气，所以这几天啥也吃不进去，以喝粥为主，吃的菜都是清淡的。我下午坚持上网课，咳嗽有点加重，感觉比较累，下午发热服用小柴胡合玄麦甘桔颗粒。两者拌在一起，体温降到 37℃。晚上是最难熬的，体温上升到 38℃左右。这 4 天来，都没睡好觉，着急上火，精疲力竭。血压原来正常，现在收缩压升到 90～130mmHg，心率每分钟 100 多次，反复发热，心里没底，感觉很疲乏，在床上躺了一阵，感觉自己此刻状态接近江郎才尽。

人类在病毒面前显然是弱者，我想尝试一下泻白散，用桑白皮 10g，地骨皮 10g，粳米 10g，生甘草 20g，杏仁 10g。用养生壶熬好倒出 1 碗，下了很大决心服下。心里有一点纠结，就是吴鞠通论泻白散有表证不能用，我鼻流清涕明显是有表证，但决心以身试药，下肚后一两分钟有一股凉气在肺里升起来，之后左肺后背部位跳动，过一会儿量体温 36.3℃。妻子又看了几遍体温计，千真万确。泻白散堪称“小白虎”，病机对应时方也能发挥神奇作用。找东西时突然发现去年过年时候系的红腰带，图个吉利顺利闯关，上床后系上了。当晚，我能够躺平完全不咳嗽了，美美睡了一大觉，还梦到了我过世多年的老父亲。家里三口高热都退了，最艰难的 4 天终于熬过去了。

咳嗽汗出嗓子疼，经方外治齐上阵

第五天：2022 年 12 月 29 日

我感觉满血复活，外出活动，采购、倒垃圾、取快递、联系亲友，4 天来家里最大的消耗就是卫生纸，擤鼻涕导致鼻头都红了。身体还是发虚，取大约 5kg 快递上楼喘得严重，肺部不舒服。4 天来没有食欲，今天感觉有食欲了，这几天也随俗买了桃罐头，别的菜都没味就是罐头很好吃很开胃。“胃有所喜就是补”，新型冠状病毒寒湿也会化热啊！还有一个重要因素就是我们这里地热取暖温度达 26～27℃，屋内非常干，即使整夜打开加湿器，湿度也才达 30% 左右。我的味觉恢复了约 10%，妻子吃了最喜欢的饭包，觉得胃口大开。量体重，这 4 天我瘦了 1kg，妻子胃口不好瘦了 5kg。妻子觉得痰咳不出来糊嗓子，嗓子干痛，服用玄麦甘桔颗粒后好转，不是那么痛了，右眼流眼泪止不住。

按语：很多人反映新型冠状病毒病的后遗症是视力下降。

第六天：2022 年 12 月 30 日

我昨晚服用泻白散加麻黄、附子、细辛：麻黄 3g，附子 6g，细辛 3g，桑白皮 10g，地骨皮 10g，粳米 10g，生甘草 20g，杏仁 10g。整夜没怎么睡，躺下就咳，左胸闷，鼻涕发黄，一咳嗽就汗出，有热，麻黄、附子、细辛没敢多用。另外，这些天咳嗽时躺下，听到自己会发出一种奇怪的“叫声”，忽然想起《金匮要略》中“咳而上气，喉中水鸡声，射干麻黄汤主之”，难道就是我的症状吗？但因买药困难，所以没有试用射干麻黄汤。

按语：可能只辛散泻火不行，扶正力度小还需要重镇纳气。

孩子昨晚嗓子痛到说不出话，发热，鼻不通气，嘴发苦，感觉喘不上气，原来单喝玄麦甘桔颗粒效果不明显。决定合方，下午将小柴胡汤和玄麦甘桔颗粒拌一起，喝下鼻子立马通气，今早嗓子痛缓解一半，测体温 36℃，热彻底退去。

我这两天咳得严重，都是空腔咳多，有时有点痰，但不多，嗓子不太痛，咳得上身汗出，背心一换两三个，一辈子都没这么咳过。严重时痰中有血丝，我右寸脉沉弱数，左沉细舌红无苔，妻子舌厚苔已经褪去。和专家联系，决定试用华盖散。麻黄 10g，紫苏子 10g，桑白皮 15g，陈皮 10g，杏仁 10g，茯苓 10g，细辛 6g，生甘草 20g。晚上 6 点 50 分服 1 碗，晚 8 时又服 1 碗，服下后咳了两三阵后减轻，能够平躺休息。我又两天多没睡好，中午也睡不着，到晚 10 点 30 分至 11 点仍然咳嗽到睡不着，隔 1 分钟一小咳，3 分钟一大咳，想到舌红无苔应是伤阴有热，右脉虽然沉但有滑数感，胃也有热，服备用白虎加沙参汤一碗半，服后咳嗽没太减轻但下气了。早上去两趟卫生间，便稍稀，早上起来是偏黄鼻涕，喝完周身汗出，毛孔通透，昨天舌红无苔，今天早上有苔了。

按语：如果前几天早点用不知道会不会截断病情。

妻子这几天睡得好，声音发哑，今早又采购一批饮片，想起一网友经验，判断风热，中午服用黄氏响声丸，加上桔梗汤（桔梗 15g，生甘草 30g）。给孩子也服用了，用后嗓子左边不痛右边痛，仍然便秘，晚上媳妇给孩子刮痧，胸前出了很多痧。

第七天：2022 年 12 月 31 日

孩子服用头孢克肟加桔梗汤，在胳膊、肺、大肠经处刮痧。媳妇晚上也给我刮痧，历时 1 个小时，胸前、后背、两胳膊、大肠、心经都出了很多紫痧，但晚上躺下仍然咳嗽睡不着，这病毒真是顽固，妻子刮痧一绝，是病都能退三分。在网上看到一个治疗咳嗽方，系麻杏石甘汤加味：生麻黄 10g，杏仁 15g，生石膏 20g，甘草 10g，桔梗 10g。加大梨 1 颗，切片入煎，熬好服用后咳嗽并没有减轻多少，第二天早上起来尿有些黄。

按语：现在看桔梗似乎不应加入，因其有升散作用，会导致咳嗽更严重。

第八天：2023 年 1 月 1 日

上午妻子买来急支糖浆、咳特灵给我吃，效果也不大。晚上给我贴耳豆，下午考虑痰不多发白，感觉肺火也清得差不多了，就用一勺半生石膏熬水送服小青龙颗粒，意为小青龙加石膏汤，但效果一般。躺下后仍然咳嗽，近下半夜 2 点我又起来熬药，仍用越婢加半夏汤：麻黄 10g，石膏 30g，生姜 15g，大枣 4 枚，半夏 10g，生甘草 10g。服下后发作频率减少，但没有完全止住咳嗽。妻子与孩子都恢复得差不多了，检查血压、心率偏高。

按语：小青龙颗粒是由小青龙汤现代化工艺制作而成，为解表剂，具有辛温解表，解表散寒，温肺化饮之功效。服用小青龙颗粒后无效，可见感染新型冠状病毒后咳嗽的严重程度已经超过小青龙汤的治疗范围和能力了。青龙虎啸汤才是小青龙汤的继承和发展。

第九天：2023 年 1 月 2 日

我们上午去医院拍 CT，看一下肺部是否有炎症，网上“白肺”比较吓人，结果一家三口肺部都正常，皆大欢喜。大夫说咳嗽考虑是病毒刺激黏膜引起的，放下心来，开车环湖兜了一圈心情很好。之后去买菜、水果、肉，重新完善储备，妻子让吃 1 片头孢克肟。另外这几天常吃维生素 C。下午躺下虽很困但仍然咳嗽睡不着，喉部及以下发干发涩，想着发汗、流清鼻涕、伤津液即燥咳，采用竹叶石膏汤：淡竹叶 10g，生石膏（先煎 30 分钟）30g，人参 10g，麦门冬 15g，法半夏 10g，炙甘草 6g，粳米 10g。服了 1 碗后，有点发凉的感觉，咳嗽没有缓解，真是“内科不治喘”，没想到感染新型冠状病毒后的咳嗽这么难治疗。

按语：排队进行 CT 检查的人很多，很多人也有炎症和结节。

第十天：2023 年 1 月 3 日

今天我没吃其他药，只吃头孢菌素类、维生素 C 和咳特灵胶囊，感觉唾液回流，刺激嗓子就咳。又含服 2 片西瓜霜。我已经 1 周多白天、晚上没有睡觉，中午躺下后睡着一小会儿，但是一咳嗽就一身汗，片刻的睡眠也是莫大的幸福。上午验血问题主要是中性粒细胞和血小板偏高，口不渴，喝水少，小口慢喝应该会好一点。中午孩子点了干锅鸭头外卖，媳妇味觉还没有完全恢复，我恢复了大半，能够品味美食也是一种幸福。晚上抗原试剂终于到了，检测的时候很是忐忑，看着一道杠，10 分钟后仍然是一道杠，万分庆幸都转阴了，虽然后遗症状仍有。晚上妻子给我做了一套平衡罐感觉不错，邪气已经清得差不多了，躺下后仍然顿咳，我已经咳怕了，感觉哮喘正向我袭来，我可不想留下这个病根。妻子决定下针试一下，先针灸右手列缺和鱼际，感觉酸痛时媳妇说这是得气了，扎列缺后我睡了半小时，可以说效果立竿见影。从下往上冲的气减轻了，胸口不闷了，但持续时间短，晚上仍然有轻微咳嗽，不过能咳一会睡一会儿了。

按语：金针一下顽症退，针药并用作用奇。

第十一天：2023 年 1 月 4 日

要过年了，街上人多了些，大家行色匆匆，我听见咳嗽声下意识躲避。咳嗽减轻一些，今天上、下午各讲 50 分钟网课，没有严重咳嗽和气短的感觉，感觉肺部恢复了约 70%。咳痰，痰有点黏，黄色，看网上感染新型冠状病毒后有血小板聚集症状，又吃了 1 片阿司匹林。晚上 8 点 30 分全家做“羊”后第一次八段锦，动作基本到位微汗，但感觉发虚，左腿有点痛，容易汗出。晚上妻子下针双手鱼际，捻转有点麻木；下针列缺，胸口感觉豁然开朗；下针双腿丰隆，感觉不大，捻转祛痰，我一会儿就睡着了。针灸完毕，我又进行一次抗原检测，仍然阴性。

按语：感谢妻子的付出和陪伴，不仅能做可口饭菜，还能治病。

第十二天：2023 年 1 月 5 日

今天我有点痰，发黏，晚上咳嗽，咽喉发痒，中午睡一觉没太咳嗽。下午开车出去办事，路上人、车明显增多。咳痰感觉通透多了，今天服用咳特灵胶囊和头孢克肟，适当多喝点水，晚上吃了冰糖什锦罐头，抗原检测仍为阴性。晚上服用小青龙颗粒、阿司匹林，含服西瓜霜，这些天来妻子付出很多，每天点艾草熏屋子消毒、开窗通风、刷完碗后放锅里再煮一遍消毒，旧牙刷换新的，今天又进行了大扫除，酒精喷雾，彻底清除病毒。

周师大爱施良剂，妙手回春顽症去

第十三天：2023 年 1 月 6 日

昨天下午 4 点多开车办事，花了 1 个多小时，下车感觉怕冷，昨晚又咳了半夜，起来熬芦根 20g、金银花 10g，仍咳嗽。后半夜不知道什么时候睡着了，早起感觉嗓子不那么干了。因为痛，也不想扎针了，琢磨桂枝加厚朴杏子汤和苏子降气汤还有应用机会，但能否有效没把握。2023 年 1 月 6 日中午向周忠海老师求诊。老师百忙中很快回复。

我：周老师，我今天是感染新型冠状病毒后的第十三天，开始有一点轻微咳嗽，容易汗出，现在晚上咳嗽严重白天轻，晚上躺下后就剧烈干咳，无法平躺无法睡觉，太痛苦了。只有少许白痰，有鼻涕，后半夜才能睡一点觉，咳得肺痛胸闷，左脉沉细，右边寸关滑数有力，两手尺脉都无力。肺部 CT 显示双肺无感染，请您百忙中开方指导，谢谢您！目前不发热了，服用小青龙颗粒无效。舌淡水滑苔薄白。

周老师将黄芪附子加量的“青龙虎啸汤”发了过来。

第一方：生黄芪 180g，制附子（有毒，须先煮 90 分钟）60g，麻黄 20g，桂枝 20g，白芍 20g，干姜 20g，细辛 20g，乌梅 20g，炙甘草 20g，姜半夏 20g，杏仁 20g，葶苈子（布包）15g，生石膏 80g，泽泻 36g，枳实 15g，炒白术 20g，茯苓 20g，生龙骨 30g，生牡蛎 30g，厚朴 20g，生姜丝 60g，大枣（去核）12 枚。水煮服用，每天 1 剂。

我：老师，我忘告诉你，我平时容易汗出，一咳嗽更是一身汗，背心都湿了，麻黄用不用减量呢？

周老师说：其实这个方子只要严格按照医嘱，就很安全。麻黄也可以用蜜制麻黄。

按语：我顾虑没用过这么大药量，老师的话给我吃了定心丸。另外，方中细辛量大，所以我煮的时候都是开盖的，有利于挥发解毒，麻黄是用的生麻黄。晚上 7 点 30 分用养生壶煮附子 1.5 小时，壶水正好剩一半，倒入一个特大煎药壶，放入剩余药物。用大半暖瓶热水泡上一会，又熬1.5小时，晚上10点30分先喝了1/4碗，口感辣微甜不难喝。20分钟后没有不适又喝了半碗，感觉左太阳穴附近痛，左侧呼吸道通畅吐痰，可能太兴奋了，过了12点还没有睡着。后来4点多又咳一小会儿，但咳嗽时间变短，早8点睡到自然醒。这些天脉都是沉细的，现在左脉有力多了，右部寸脉柔和稍细，新型冠状病毒病机复杂可能就需要复方重剂才能有效。咳嗽也是肺部保护反应，但肺气虚深部有痰咳不出来，晚上加剧，无法入睡为阳气虚。痰饮多，阳气虚，应扶正祛邪相结合。

我向周老师汇报用药情况：周老师，原来剧烈咳嗽一咳一身汗无法睡觉，服用您给我发的第一个方子，熬完喝了大半碗，感觉整个左侧呼吸道特别通畅。吐了少许白黏痰也能平躺了，咳嗽减轻，时间变短，药方剂量大，我喝了2天。后来我又喝了2个半剂，后外出办事，现在3天没喝药了，已经基本不咳了，但鼻子干，嗓子干，有点痒得想咳嗽，嗓子里有白色胶水样黏痰，不容易咳出，还请老师指导该怎么办？感谢周老师大爱指导！对了我还容易汗出。

按语：青龙虎啸汤是周老师在小青龙汤基础上创立的，融温补清通涩于一体，里面包含10多个经方，对于阳气不足、水饮不化的复杂病机能扶正祛邪，攻补兼施，标本兼治，是一首经过众多人验证的良方。我了解到有一人咳嗽时间很长但晚上不咳嗽，后来用加量的清肺排毒汤而痊愈，也有一家阳后咳嗽1个多月，吐灰色黏痰服用清肺排毒汤无效。

第十四天：2023年1月7日

我中午洗澡，水有点热，汗出很多。媳妇多天前就洗头洗澡了，后遗症是感觉胸口发闷有痰，原来是嗓子不舒服，现在下行到膻中部位，味觉没完全恢复，无力，动一动就一身汗。我左侧丝竹空附近发出比绿豆稍大的红包，应该是毒气排出的好现象。

一外地同学的妈妈，80多岁，住养老院，感染新型冠状病毒。老人肺气肿喘，不吃饭。住院后点滴服用清肺排毒汤逃过一劫，住院的很多高龄老人都去世了。一孕妇高热，体温39℃，用了3天，帮助找到妇科主任说怕影响孩子神经，采用点滴治疗，也配合中医食疗生姜大枣红糖水放葱白，体温降到 36℃。一护士因患者多，护理劳累，心脏期前收缩频繁但心率不快。

按语：很多人反映有皮肤科症状，嘴外边起疱脸上长疮，嘴里烂了，还有很多心脏和妇科症状。

（二）验方医案提要总结与应用思路拓展

1. 医案提要

医案 1：患者年近 50 岁，感染新型冠状病毒 20 多天没好，一直咳嗽，痰多，晚上睡不好觉，CT 检查显示肺部病变，白肺，舌体胖大色淡，苔白中间厚。服青龙虎啸汤后，基本上不咳了，复查肺部 CT 显示炎症减少。患者还用此方治好了众多亲友、同事感染新型冠状病毒后的咳嗽。

医案 2：患者 86 岁，感染新型冠状病毒后，在医院输液 4 天，吃不下饭，大小便不能自理，戴着氧气管，CT 检查显示“白肺”，生命垂危。服用青龙虎啸汤 1 剂，吃了 2 天，能吃饭，能下床，大小便能自理了。后出现喉咙干，声音嘶哑，浑身无力，呼吸不顺，感觉很累，舌苔薄黄，湿润，吐黄痰，服用回阳救命汤后，不用制氧机了，呼吸正常，精气神好，胃口好，多年的便秘也解决了，1 周后痊愈出院。

医案 3：患者 45 岁，感染新型冠状病毒后 23 天，因洗头导致咳嗽复发，总感觉前胸有物咳不出来，呼吸音粗；时常感觉背部凉飕飕的。背部感到凉意就会一声接连一声地咳嗽，将暖水袋放在后背发凉的部位，一会就不怎么咳了。白天咳最多，晚上 10—12 点咳一阵，1 点之后到晨起基本不咳，晨起咳一会儿排点痰；痰白有泡沫，时带一点黄。走快了或着急了，时常感觉胸闷心慌气短。喝了 2 剂青龙虎啸汤，感觉效果很好，咳嗽少了很多，精气神也好多了，偶有前胸后背痛，呼吸稍粗。

医案 4：患者 48 岁，感染新型冠状病毒后咳嗽频繁，遗尿严重，一上午湿到膝盖，胸闷气短，全身无力，睡觉需要寻找合适的姿势才能好受一些。服用“青龙虎啸汤”，其中黄芪加量，2 剂大效，4 剂痊愈。

医案 5：患者 55 岁，感染新型冠状病毒后，胸闷、气短、浑身无力、不能上班，还有些咳喘。服用“青龙虎啸汤”，其中黄芪加量，患者喝药

1小时以后，感觉身体发热，很舒服，喝完4剂后，所有症状消失，可以上班了。

医案6：患者50多岁，感染新型冠状病毒后，咳嗽，说话或走路时间长就会气不足，胸闷，感觉嗓子有异物，浑身无力。服用“青龙虎啸汤”，其中黄芪加量，患者喝了2剂以后，所有症状消失。

医案7：患者67岁，有尘肺病、肺气肿、慢性支气管炎病史，近几年有点咳嗽，最近感染新型冠状病毒后，咳嗽有点严重，舌体湿润，色淡略暗紫，苔白而少，唇暗黑。服用“青龙虎啸汤”，其中黄芪加量，没喝之前还偶尔咳嗽，早上起床必咳，睡前喝了1/4的量，一晚都没再咳了，早上醒来也一直没咳，除了感觉有点口苦，其他一切正常。

医案8：患者50岁左右，感染新型冠状病毒康复后，一直半夜咳嗽，虽然不严重，但一直未彻底治愈，遇冷咳一阵，吃完饭咳一阵，其他时间还行。有时咳不止，咽微痒，半夜12点30分左右，胸口、咽喉有一点不舒服，过一会就好了。患者吃了一剂半青龙虎啸汤，饭后，半夜咳嗽好多了。但出现失眠，两晚没睡觉，心慌，心烦，没力气，有时听见心跳声，胃有点堵，换方回阳救命汤以补阳扶正，善后。

医案9：患者年龄不详，每年都干咳，现在正咳得严重，喉咙有点痒，天一冷就咳嗽，舌胖粗老干，色暗，苔白干厚。服青龙虎啸汤，其中黄芪、附子加量，3剂愈。

医案10：患者12岁，感染新型冠状病毒后咳嗽一直没好，甚至越来越严重，有10多天了，拍片检查显示肺炎，大便5天未解，小便可，口不渴，舌淡红，苔白略滑。白天、夜间均有一阵阵剧烈咳嗽，服“青龙虎啸汤”原方而愈。

医案11：患者，16岁，感染新型冠状病毒后，咳嗽将近3周，无论是各种治咳嗽的药，还是梨水，都无效，纳差、乏力、白天咳嗽剧烈、夜间稍轻、大小便可、口不干。服用“青龙虎啸汤”原方而愈。

医案12：患者中年人，感染新型冠状病毒后，出现咽痛，发热的症状，到14日逐渐加重，后来服用新冠退热方加寒凉药无效，用新冠退热方原方后退热，但白天偶有阵发性咳嗽，有痰，夜间阵发咳嗽加剧，用青龙虎啸汤原方 5 天后，咳嗽基本痊愈。

医案 13：患者中年人，感染新型冠状病毒后，咳嗽严重，干咳，无痰，无汗，憋闷，胸腔刺痛。服用 3 剂加强版“青龙虎啸汤”，就不咳了，没有憋闷的感觉了，嗓子也透亮了很多。

医案 14：患者 73 岁，感染新型冠状病毒后，咳了 1 个多月，不分白天、晚上，痰多。青龙虎啸汤加减，3 剂药后基本不咳了。

医案 15：患者 46 岁，咳喘将近 1 个月，近段时间胸闷严重，怕冷，痰多，晚上更甚，有气管炎、支气管炎病史，服用加强版的青龙虎啸汤 2 剂后，症状减轻，5 剂药喝完，只剩下见凉风时会怕冷，其余症状全都消失。一男孩 26 岁，咳嗽将近 2 个月未好，服用加强版青龙虎啸汤，5 剂药喝完后，竟然完全治愈。

医案 16：患者 37 岁，感染新型冠状病毒后一直咳嗽，更常见干咳，咳白色黏液痰，嗓子有异物感，伴有咽喉炎。喝了 4 剂青龙虎啸汤，咳嗽已好很多，但还是有白色黏液痰，总是感觉黏痰卡在喉咙不舒服，但又咳不出，于是在前方基础上加味善后。

医案 17：患者中年人，感染新型冠状病毒后，一直咳嗽、气喘、一动就累，用其他医生开的药后，全身皮肤很痒，挠后有小疙瘩，影响睡眠，没胃口，人也乏力。青龙虎啸汤加减，1 剂药后皮肤瘙痒缓解，3 剂药后，还有轻微咳嗽，睡眠还行。皮肤没有大面积的瘙痒，局部还有痒。

医案 18：患者 60 岁左右，有 30 多年的哮喘顽疾。因反复感染新型冠状病毒，导致症状加重，走几步路必须停下来咳喘，呼吸困难，吐痰不畅。喝完 9 剂青龙虎啸汤加味，已经好了 85%。

医案 19：患者中年人，感染新型冠状病毒 13 天，晚上咳嗽严重，白天轻，晚上躺下后就剧烈干咳，无法平躺，无法睡觉，太痛苦了，只有少许白痰，有鼻涕，后半夜才能睡一点觉，咳得肺痛、胸闷。左脉沉细，右边寸关滑数有力，两手尺脉都无力，用黄芪、附子加量的“青龙虎啸汤”，3 剂后，就已经基本不咳嗽了。但仍有鼻子干、嗓子干、有点痒，想咳嗽，嗓子里有白色胶水样黏痰不容易咳出来，于是调方善后。

2. 医案总结

本书患者多以中老年人居多，但也有青少年，说明感染新型冠状病毒后咳嗽多是中老年人阳气虚者为主，但也不排除青少年。

咳嗽的特点：患病周期长，从感染新型冠状病毒后出现咳嗽，一直不愈，病程几十天、数月者居多。多伴有痰多、涕多、痰和涕多为白色，纳差、乏力、咳嗽剧烈、胸痛、甚至出现遗尿、生命危险。

感染新型冠状病毒属于传染病范畴，但同样没有超出青龙虎啸汤的功能主治范围，即“外感寒湿、阳气大虚、痰饮不化”，只要患者舌淡苔白，痰涕多而色白，怕冷乏力者皆可以服用。

由此看出中医的奇特之处：不需要知道新型冠状病毒到底是什么病毒，只要提供患者病症信息和舌苔照片，就可以用中医思维来辨证，就可以用中药来治疗，且效果相当不错。

方法简单，费用低廉，复制容易，人人都可以学会。

八、青龙虎啸汤在甲流咳嗽时的治疗价值

甲流全称甲型流感病毒，为常见流感病毒，甲型流感病毒最容易发生变异。而人禽流行性感冒（简称人禽流感）是由禽甲型流感病毒某些亚型中的一些毒株引起的急性呼吸道传染病，病毒基因变异后能够感染人类，感染后的症状主要表现为高热、咳嗽、流涕、肌痛等，多数伴有严重的肺炎，严重者心、肾等多种脏器衰竭导致死亡，病死率很高。

甲型流感对人类致病性高，曾多次引起世界性大流行。

甲型流感患者总咳嗽，可能是因甲型流感病毒刺激呼吸道，引发感染后导致咳嗽，或由继发细菌感染所致。

感染后咳嗽：患者呼吸道受病毒刺激可出现咳嗽、咳痰等症状。可能患病初期症状不明显，随着病情加重，患者呼吸道损伤也会加重，造成甲型流感后期总是咳嗽的现象。除咳嗽外，患者还会出现发热、肌肉酸痛、头晕等症状。建议遵医嘱服用阿昔洛韦片、利巴韦林颗粒、更昔洛韦分散片等抗病毒药物治疗。

继发细菌感染：若患者在患甲型流感后又并发细菌感染，呼吸道内

病原微生物就会增多，加重对呼吸道的刺激，也可能造成甲型流感后期总是咳嗽的情况，并伴有咳黄痰的症状。可在医生指导下服用头孢克肟颗粒、盐酸莫西沙星片、盐酸左氧氟沙星片、阿奇霉素胶囊等药物抑制细菌感染，也可遵医嘱口服氢溴酸右美沙芬片等药物止咳。

建议患者平时注意开窗通风，避免吸入刺激性气体以减少呼吸道刺激，并注意遵医嘱按疗程服药，注意保暖，防止着凉，避免症状加重。注意摄入富含优质蛋白、维生素的食物，有利于提高身体素质。

以上是现代医学对甲流的相关研究资料，用青龙虎啸汤治疗甲流的咳嗽很简单。

患者只要咳嗽的同时，伴有怕冷，舌淡苔白，痰涕多色白，浑身无力，皆可以服用。

（一）验方医案精选

医案 1：甲流顽固咳嗽 1 剂药 3 天愈

患者，女，6 岁。主诉咳嗽。2022 年甲流流行期间，以往咳嗽我都是用桂枝加杏仁厚朴汤，一般 1 剂药即愈，最多 2 剂。因为小孩是纯阳之体，且又是刚患咳嗽，不考虑虚证，也就不考虑用补药。

此患者，我也是开了 2 剂桂枝加杏仁厚朴汤，服药后咳嗽依旧，证明无效。即刻换用青龙虎啸汤。

生黄芪 100g，制附子（有毒，须先煮 90 分钟）30g，麻黄 20g，桂枝 20g，炒白芍 20g，干姜 20g，细辛 20g，炒乌梅 20g，炙甘草 20g，姜半夏 20g，杏仁 20g，葶苈子（布包）15g，生石膏 80g，泽泻 36g，枳实 15g，炒白术 20g，茯苓 20g，生龙骨 30g，生牡蛎 30g，厚朴 10g，生姜丝 60g，大枣（去核）12 枚。水煮服用，每天 1 剂。

考虑患者年龄小，1 剂药分 3 天服用，第一天服药后咳嗽减轻，3 天后咳嗽消失。

总结：因为甲流并非一般的感冒咳嗽，所以桂枝加杏仁厚朴汤无效，感谢周老师的青龙虎啸汤在甲流流行期间的贡献。

（韦荣幸）

医案2：患甲流后极度痛苦2碗药病去

2023年3月15日，朱如春老师在群里发来反馈信息。

陈某，女，58岁。甲流出院后，头痛，眼花，失眠，纳差，关节疼痛，身体发冷，咳嗽，哮喘，胃痛，医院确诊患有多发性肺结节。

【446辨证】“58岁”，气血阴阴见虚。“甲流出院后”，多伤阳气。“头痛”，外感风寒湿，阳气虚不温运。“眼花”，气虚。“失眠”，阳气虚，心神浮。“纳差”，脾胃阳气虚不运化，故食欲不振，不思饮食。“关节疼痛”，寒邪入侵，阳气虚不温运。“身体发冷”，阳气虚。“咳嗽”，外邪风、寒、湿侵肺，阳气虚不温运。“哮喘”，阳气大虚。“胃痛”，外邪风寒湿入胃，痰饮水湿郁阻，阳气虚不温运。“多发性肺结节”，外风、寒、湿袭肺，气滞血瘀，阳气虚不温运。

【综合辨证】外风寒湿袭肺，痰饮水湿，阳气亏虚。

【确定治则】祛风散寒除湿，化痰消饮，大补阳气。

【确定性味】辛温发散，辛开苦燥，甘温热补。

【确定方药】青龙虎啸汤加味加量。

黄芪240g，制附子（有毒，须先煮90分钟）50g，炒白芍21g，干姜21g，细辛21g，炒乌梅21g，炙甘草21g，姜半夏21g，杏仁21g，葶苈子（布包）15g，生石膏80g，泽泻21g，枳实21g，炒白术21g，茯苓21g，生龙骨30g，生牡蛎30g。另加，桑寄生30g，鸡内金21g，灵芝33g，为了口感好，装过滤袋打碎。

忘了打的时候就已经放了240g的黄芪，配药时又加了120g，大枣也多加了12枚，总共放了24枚，相当于这剂青龙虎啸汤里黄芪360g，大枣24枚，大补虚弱体质，效若桴鼓。当时，本想下附子80g，但想起周老师说有毒，试着加更安全，就下了50g。

【效果反馈】患者13日下午煮药，晚饭后吃了1次，睡前又吃了1次。吃了以后就睡了，前半夜几乎就是边咳边排出坨状痰液，胃还有点隐痛，有时还会呃逆、汗出。到后半夜3点多钟又睡着了，6点多自然醒，放屁，起床后，感觉全身轻松，眼睛发亮，鼻子也能闻到一点味道了。胃口大开，煮了一碗面条连汤都喝光了。

【知识补充】桑寄生能快速活血化瘀，强肝补肾；鸡内金能健脾开胃消食；灵芝能提高人体免疫力功能。

患者头部发汗是解人体头部的寒湿凝滞。咳痰吐痰是清理肺部（清理人体小宇宙的天空乌云），放屁是将体内的成形之阴化成气体后排出体外，大便次数多是将胃肠道里的邪毒垃圾排泄出去。

吾师周忠海先生的大手笔“青龙虎啸汤”若宇宙中的五龙治水，威力无穷，龙腾虎啸驱百邪，一抹振乾坤，乃一把火让阴邪逐渐退去，既是宇宙规律，也是自然规律，更是遵循了中医用“汗、吐、泻”治理人体小宇宙的规律。

（朱如春）

医案 3：父女患病不同却同方而愈

今年流感期间，我用青龙虎啸汤治疗了很多患者。其中印象最深刻的有两个，一个是父女同喝 1 剂药，一个是兄弟三人同喝 1 剂，虽然病不同，但最后都治愈了。

那对父女，父亲 30 多岁，当时是感染新型冠状病毒，发热、咳嗽，输液 10 余天，不见好转。其女 8 岁，上一年级，患甲流，发热、咳嗽 20 余天，天天输液，仍咳嗽不止，因用激素药，脸都肿胀了。后找到我请求中医治疗，我就用青龙虎啸汤原方。

生黄芪 100g，制附子（有毒，须先煮 90 分钟）30g，麻黄 20g，桂枝 20g，炒白芍 20g，干姜 20g，细辛 20g，炒乌梅 20g，炙甘草 20g，姜半夏 20g，杏仁 20g，葶苈子（布包）15g，生石膏 80g，泽泻 36g，枳实 15g，炒白术 20g，茯苓 20g，生龙骨 30g，生牡蛎 30g，厚朴 10g，生姜丝 60g，大枣（去核）12 枚。每天 1 剂，连服 3 剂，每剂分 2～3 次服用，发作时可以加服 1～2 次。

原本开方是给父亲喝，结果回家后，他自己喝了 2/3，剩下的就让女儿喝了。3 天后，父女二人都好了一大半，续服 3 天，均已痊愈。

（张善华）

医案4：三兄弟同服1剂药愈

三兄弟中的老二，8岁，体重40kg左右，因甲流导致发热、咳嗽，输液治疗后热退，但咳嗽近1个月仍然未痊愈。其母亲就来找我拿中药。开了1剂药，让1次煎好，分3天喝。

他妈妈回家煎好了药，老大12岁，也感冒了，就让他也喝了。

这时老三（一岁半）看到两个哥哥都在喝药，吵着也要喝，正好老三也咳嗽，他妈妈就试着让老三也喝了。

就这样，1剂药，兄弟三人喝了2天，居然都好了。

青龙虎啸汤原方：生黄芪100g，制附子（有毒，须先煮90分钟）30g，麻黄20g，桂枝20g，炒白芍20g，干姜20g，细辛20g，炒乌梅20g，炙甘草20g，姜半夏20g，杏仁20g，葶苈子（布包）15g，生石膏80g，泽泻36g，枳实15g，炒白术20g，茯苓20g，生龙骨30g，生牡蛎30g，厚朴10g，生姜丝60g，大枣（去核）12枚。水煮服用。

（张善华）

【医案总结】本医案信息很少，但只要患者不是“舌鲜红、深红、绛紫，或酱紫色、黑紫，且舌体干燥，舌苔整体为黄苔甚至无苔，整个口腔也很干燥，非‘燥热’和‘阴虚’的舌苔”就可以服用。

医案5：疑似甲流后咳嗽1月服药4天咳止

患者，女，10岁，小学生。去年11月疑似感染甲流，发热，在某保健院治疗后，热虽退，但咳嗽不停，中西医治疗1个月仍咳不止，胃口差，遂来我处求医。诉咳嗽1个月，日夜不停，痰多白夹黄，咽喉红肿，舌淡红润，苔白腻，浅表黄，为阳气虚痰饮夹郁热，处以青龙虎啸汤原方。

生黄芪180g，制附子30g，麻黄20g，桂枝20g，炒白芍20g，干姜20g，细辛20g，炒乌梅20g，炙甘草20g，姜半夏20g，杏仁20g，葶苈子（布包）15g，生石膏80g，泽泻36g，枳实15g，炒白术20g，茯苓20g，生龙骨30g，生牡蛎30g，厚朴10g，生姜丝60g，大枣（去核）

12 枚。每天 1 剂，服 4 天咳止，患者全家惊喜不已。

2 个月后，患者家长反馈，上次咳止不久，鼻塞流涕，疑似是鼻炎发作。我本想自拟鼻炎方，询问周老师意见。师答继续原方即可。后原方续服，果然效果很好。

总结：咳嗽与鼻塞流涕，症虽不一，病机一样，异症同方，仍有效。中医神奇勿须疑，见效全在学验和悟性中。

【446 辨证】“10 岁”，阳气未旺，阴血未充的年龄阶段。“11 月疑似感染甲流，发热”，11 月，外寒之邪昌盛之时，寒邪最伤阳气。“在某保健院治疗后，热虽退”，郁热解。“咳嗽不停”，寒邪入肺。“中西医治疗 1 个月仍咳不止”，久咳耗气。“胃口差”，寒邪导致脾胃弱，阳气虚不运化。“咳嗽 1 个月，日夜不停”，邪盛正虚。“痰多白夹黄”，痰白为痰饮不化，夹黄为郁热。“咽喉红肿”，寒痰郁热。

【综合辨证】外寒侵肺，痰饮不化，郁而化热，阳气亏虚。

【确定治则】发散寒邪，化痰消饮，解郁清热，大补阳气。

【确定性味】辛温散寒，辛开苦燥，略佐寒凉，温热甘补。

（农富翔）

（二）验方医案提要总结与应用思路拓展

1. 医案提要

医案 1：患儿 6 岁，甲流咳嗽，先服桂枝加杏仁厚朴汤无效，后服青龙虎啸汤，服药后当天咳嗽减轻，3 天后咳嗽消失。

医案 2：患者 58 岁，甲流后出院回家，头痛眼花，失眠纳差，关节疼痛，身体发冷，咳嗽，哮喘，胃痛，医院检查多发性肺结节，服用 2 碗加味加量的青龙虎啸汤后，先胃刺痛后呃逆，3 小时后开始边咳边排出坨状痰液。入睡后全身发汗，天亮时排气放屁，早上起来感觉全身轻松，胃口大开，煮了一碗面条连汤都喝光了。

医案 3：患者 30 多岁，感染新型冠状病毒，发热咳嗽，输液 10 余天，不见好转。其女 8 岁，患甲流，发热咳嗽 20 余天，输液治疗仍咳嗽不止，因用激素药导致脸都肿胀了，服用青龙虎啸汤原方，患者自己喝了2/3，剩下的让女儿喝。3天后，父女二人均好转大半，续服3天，咳嗽止。

医案4：三个孩子，老二8岁，体重40kg左右，因甲流而发热咳嗽，输液治疗一段时间后，热退，咳嗽近1个月没有好转。老大12岁，感冒也没好。老三一岁半，咳嗽。1剂青龙虎啸汤原方，兄弟三人喝了2天，居然都好了。

医案5：患儿10岁，疑似感染甲流，1个月来咳嗽日夜不停，痰多白夹黄，咽喉红肿，处以青龙虎啸汤原方，服4天咳止，但鼻塞流涕，疑似鼻炎发作，原方续服，效果很好。

2. 医案总结

患者除了58岁和30岁这两位，其余六位皆是小孩子，最小的一岁半，最大才12岁。这和感染新型冠状病毒者多是中老年人正好相反。

从疾病的程度上来说，甲流咳嗽伴有哮喘只有一位，而感染新型冠状病毒咳嗽大多伴有哮喘，甚至出现遗尿，有生命危险。由此得出，甲流对人体健康的危害是赶不上感染新型冠状病毒的。从两者的相关数据报道上来看，也是支持这个判断的，真是“因小见大，见微知著”啊。

中医不管是甲流，还是感染新型冠状病毒，危害大也好，危害小也罢，只要符合“外感风寒湿，痰饮不化，阳气大虚”的病机，统统可以使用青龙虎啸汤而取效。这真是“打蛇打七寸，一招制胜”“绝不拖泥带水”，直截了当，简单快捷。

下　篇

“回阳救命汤”治疗广泛疑难重病的研究

第3章　补虚救危方：回阳救命汤

回阳救命汤又名回阳固阴汤，本方是由四逆汤、玉屏风散、桂枝加龙骨牡蛎汤再加怀山药而成，整体剂量偏大，配方比例有所不同。此方不仅对内科疾病出现的“阳气虚浮、阴液流失、真寒假热”有效，对新型冠状病毒病中后期出现的阳气虚脱，同样有效。

一、简介

【临床功效】大补阳气，回阳固阴，开胃进食，安心宁神。

【主治病症】阳气虚浮欲脱导致的真寒假热证；阳气大虚兼失阴液的虚脱证；戴阳证的上热下寒证；一切阳气大虚证；大量阴液流失如大汗、大泻、大吐，同时阳气大虚，舌淡苔白而湿润者；脉象或沉微无力，或浮大中空、重按无力者。多于高年、重病后、疫情后、术后、产后出现。

【方剂组成】制附子（有毒，须先煮90分钟）80g，生黄芪180g，桂枝20g，炙甘草30g，干姜30g，炒白术50g，防风15g，生姜丝50g，大枣（去核）12枚，生龙骨30g，生牡蛎30g，炒白芍20g，怀山药90g。

【用法用量】水煮服用，每日1剂。

【方剂歌诀】附子桂枝干姜阳，阳气虚浮龙牡收。

生芪炒术炙甘草，防风行气补不壅。

滋阴补血炒白芍，生津补气怀山药。

姜枣开胃益气血，真寒假热阳气浮。

大汗大泻欲虚脱，回阳护阴救命汤。

注意：①制附子有毒必须先煮 90 分钟。②第一顿先喝 1/10，身体适应后再逐步加量。③如果出现不适，立即减量或者停药。

二、辨证论治

1. 阳气亏虚

症状：畏寒乃阳气亏虚证之第一主症。阳气亏虚者，畏冷怯风表现为稍遇凉风，则易外感，常鼻塞、流涕、喷嚏，虽夏季，亦不敢迎风贪凉（怕电扇、空调），衣着每多于常人。阳气亏虚者，形寒肢冷，其中手足冰冷较为明显，是因四肢为诸阳之末。就人体部位而言，前为阴，腹为至阴之地；后为阳，背为至阳之地，故阳气亏虚者多腹冷、背凉。又，上为阳，下为阴，肾为阴阳之根，其经脉达于足底，故阳气亏虚者多足冷。另，天人相应，合于四时，昼为阳，夜为阴；夏为阳，冬为阴；故阳气亏虚者，症状常在夜晚加重，冬季尤甚。阳气亏虚者，需保暖，常关门闭户，厚衣重被，卷屈俯卧。阳气亏虚者，喜热资助，故饮食喜温热燥辣，恶生冷清稀；喜晴天、白昼、阳光，恶阴天、夜晚、寒冷。

气色苍白乃阳气亏虚证之第二主症。望诊时，“察颜观色”不可忽视。阳气亏虚者，唇淡、面白、小便清；舌淡、苔白、爪甲暗。此外，阳气亏虚者，多嗜卧懒动，神疲乏力，语声低怯。

2. 阳气虚脱

症状：主要表现为畏寒肢冷、身体浮肿、倦怠乏力、气短懒言、食欲不振、容易感冒、抵抗力下降等，可伴有消化不良、食欲不振、胃肠道不舒服、身体逐渐瘦弱的症状，也可伴有四肢发冷、动作迟缓、眼花、面色苍白、精神淡漠，或面色苍白，大汗淋漓，四肢厥逆，气息微弱，口不渴，或渴喜热饮，舌淡，脉微欲绝。

3. 阴盛格阳

症状：体内阳气极虚，导致阴寒之气偏盛，格阳于外，阴阳寒热格拒，从而表现为内真寒外假热的证候。临床表现为身热，面红，口渴，脉大等假热症状；身虽热，反欲盖衣被；口虽渴，反欲热饮，或饮水不多；脉虽大，却按之无力；面虽红，却浮如妆，游移不定。同时可见四肢厥冷，下利清谷，小便清长，舌淡苔白等真寒症状。

4. 戴阳

症状：阳气因下焦虚寒而浮越于上，从而出现下真寒而上假热的证候。临床表现为气短，呼吸迫促，倦怠懒言，勉强说话即感上气不接下气，头晕心悸，足冷，小便清，大便稀溏，舌胖嫩，苔黑而润。此为真寒表现。面色浮红，口鼻有时出血，口燥齿浮，脉浮大，按之空虚无力。此为假热的症状。

“戴阳”与“格阳”都属真寒假热的病理变化。格阳证是内真寒而外假热，戴阳证是下虚寒而上假热。实际上病情发展到这种严重阶段，两者常可互见，不能截然分开。

三、注意事项

（一）禁忌病症

实火证早期、热燥、外火、温燥、纯阴虚证无阳气虚者禁止单用或重用。

（二）类证鉴别

阳虚发热：阳气亏虚，火不归原所致的虚热主要表现为发热而欲近衣，形寒怕冷，四肢不温，少气懒言，头晕嗜卧，腰膝酸软，纳少便溏，面色皖白，舌质淡胖，或有齿痕，苔白润，脉沉细无力。一般是由于寒证日久，或久病气虚，伤及阳气，脾肾阳气亏虚，虚阳外浮，导致阳虚发热。治疗上可以温补阳气，引火归原。正如《景岳全书·新方八略引》所说：“故善补阳者，必于阴中求阳，则阳得阴助，而生化无穷。”

阴盛格阳：其疾病的本质虽然是阴寒内盛，但由于其格阳于外，故其临床表现反见面红烦热、欲去衣被、口渴、狂躁不安等热象。因其阴寒内盛，格阳于外所致，故为真寒假热。此外，阴盛于下，虚阳浮越，亦可见面红如火，称为戴阳。

临床上用“热因热用”的方法来治疗真寒假热证。针对疾病的本质，用热性的药物治其真寒，真寒一去，阴阳格拒消除，假热症状也随之消失。

一般患者出现阴盛格阳多有生命危险，阳虚发热暂无生命危险，但进一步发展就会导致阴盛格阳而危险。无论是阳虚发热，还是阴盛格阳，皆可以用回阳救命汤救治。

第 4 章　回阳救命汤临床医案精选

一、回阳救命汤在老年病中的应用

（一）验方医案精选

医案 1：高龄汗出不止如背火炉 1 剂效（回阳救命汤的缘起）

2021 年 9 月 3 日，同是学佛修心中心法的王觉梵师兄请教疑难问题。

患者，女，70 岁，为王觉梵师兄的母亲。近日来一直汗出不止，汗甚至滴到发尖，汗出不分白天晚上，每天都要换几次衣服，声音沙哑，身体疲乏，整日间头昏昏沉沉。舌胖大而湿润略红，苔白。

【446 辨证】“70 岁”，阳气和阴血皆虚的年龄。“近日来一直汗出不止，汗甚至滴到发尖，汗出不分白天晚上，每天都要换几次衣服”，信息里没有外感，没有实火，故而当是阳气大虚，不固摄汗液。“声音沙哑”，阳气虚不推动阴液滋养咽喉，故声音沙哑。“身体疲乏”，气虚。“整日间头昏昏沉沉”，程度严重，当阳也虚。“舌胖大而湿润略红，苔白”，舌胖大当为阳气虚，湿润为阳气虚不运化水饮，略红此红非实火，当是阳气虚浮之火。

【综合辨证】阳气大虚，阴液流失。

【确定治则】回阳补气，固阴止汗。

【确定性味】甘温热为主，酸涩收敛，甘凉滋阴。

【确定方药】回阳救命汤。

制附子（有毒，须先煮 90 分钟）80g，生黄芪 180g，干姜 30g，桂枝 20g，炒白芍 20g，炙甘草 30g，生龙骨 30g，生牡蛎 30g，炒白术 50g，防风 15g，怀山药 90g，生姜丝 50g，大枣（去核）12 枚。每天 1 剂，连服 3 剂。

【效果反馈】2021 年 9 月 5 日，王师兄高兴地发来反馈信息：昨天患者吃了第一剂药后，就感觉好多了。昨天还感觉身上背了一个火炉，大汗淋漓，今天就觉得丝丝凉意，汗出也停了，体感舒适。

【疑点解惑】问：患者没吃药前“感觉身上背了一个火炉，大汗淋漓”，为何吃了热药，反而觉得“丝丝凉意，汗出也停了，体感舒适”呢？

答：此“火炉”不是实火，而是身体内的“阳气外浮之火”，然后逼迫汗液外蒸和阳气不固摄汗液导致的。服用补阳气、收敛的药后，阳气回于体内，汗出自然就停止了，体表没有了虚浮的阳气，相对于服药前自然是丝丝凉意，体感舒适了。

【医案总结】我十分感谢王觉梵师兄，因为他的求诊，才诞生了此方。此方诞生后不仅治好了众多内科疑难杂症患者。在疫情期间，更是救治了众多感染新型冠状病毒导致阳气虚脱的患者。仅是杜亚鸿老师，就用此方救治了百余人，且患者流传给患者的人数，还不在统计数之内。所以在此，特别感谢王觉梵师兄。

我甚至都开始怀疑，是不是“冥冥之中，自有天意”？难道是师父、祖师、佛、菩萨借助师兄的母亲患病来赐我救世良方？

唉！切莫着相。切莫神怪。凡所相皆是虚幻，能够帮助众生才是真实有用的。天意就是善意，离开善行，哪可能另外有天意。离开利益众生，如何修成佛呢？

正是：静坐浑忘非大道，声色犬马见英雄，应无所住生其心，花开见佛悟无生。

医案 2：老年人手脚掌心热半夜不盖被 3 剂效

2022 年 11 月 25 日，一位微信朋友替其母亲求诊。

患者，女，74 岁。午后经常脸、面发热，头晕的时候四肢无力，有高血压病史。手脚掌心热，半夜四肢不盖被，不爱喝水喜冷饮，晚上爱吃半碗冷粥。经常干咳，感觉胸腔到喉咙堵塞，胸闷，应该是痰饮，前段时间痰多又咳不出，大便稀烂又频。听到有什么吵架动静易心里发慌紧张担心，腹泻。舌胖大粗老而暗苔白。我学习了一些课程先帮她辨证，辨出有阴虚和痰饮，望老师帮指正。

【446 辨证】“74 岁”，气血阴阳皆虚。“午后经常脸、面发热”，没有外感史，故排除六外感发热。阴虚和阳气虚皆可以下午发热，要看伴随症才好进一步判断。“头晕的时候四肢无力”，气虚。“有高血压病史”，老年长期慢性高血压多有气虚。“手脚掌心热”，阴虚。“半夜四肢不盖被”，阴虚或阳气虚浮之热。“不爱喝水喜冷饮”，胃阴虚有热。“晚上爱吃半碗冷粥”，胃阴虚。“经常干咳”，因为患者没有舌红苔少故不是阴虚，而是阳气虚或痰饮内伏。“感觉胸腔到喉咙堵塞，胸闷”，阳气虚不温运或痰饮内伏。“前段时间痰多又咳不出”，痰饮内伏。“大便稀烂又频”，阳气虚。“听到有什么吵架动静易心里发慌紧张担心，腹泻”，阳气虚受不住惊扰。“舌胖大粗老而暗苔白”，胖大为阳气虚，粗老为阴虚，暗为阳虚，苔白说明不是以阴虚和实火为主。

【综合辨证】阳气大虚，不温痰饮，兼有阴虚。

【确定治则】大补阳气，温化痰饮，略微滋阴。

【确定性味】温热甘辛，略佐咸寒。

【确定方药】回阳救命汤原方。

制附子（有毒，须先煮 90 分钟）80g，生黄芪 180g，干姜 30g，桂枝 20g，炒白芍 20g，炙甘草 30g，生龙骨 30g，生牡蛎 30g，炒白术 50g，防风 15g，怀山药 90g，生姜丝 50g，大枣（去核）12 枚。每天 1 剂。

【效果反馈】2022 年 11 月 30 日，朋友发来反馈信息：患者症状好了很多，脸面潮热，胸腔堵，大便稀的情况基本都有减轻。原来高血压每天吃 1 次药，现在改 2 天吃 1 次。“效不更方”，继续坚持多吃了 3 剂。

嘱：接着服用。

2022 年 12 月 10 日，朋友发来反馈信息：患者身体已经好得差不多了。现在下蹲做事的时候还有一点胸闷。询问能否长期吃一点附子理中丸和补中益气丸。

我答：可以。

【疑点解惑】问：患者有痰饮不化的症状，为何没用半夏、胆南星、陈皮之类的化痰药？

答：患者的痰饮不化，主要是阳气虚不温运导致的，只要阳气补足了，自然可以化痰。另外，方中生牡蛎也具有化痰的功效。

【知识补充】牡蛎：咸，微寒。敛阴，潜阳，止汗，涩精，化痰，软坚。治惊痫，眩晕，自汗，盗汗，遗精，淋浊，崩漏，带下，瘰疬，瘿瘤。

医案3：身体怕冷却足底发热如炭火在烤的反症治疗

2023年6月7日，一位微信名叫和光同尘的患者求诊。

患者，43岁。多年病史，今年大便溏稀或很细，每天要排2～3次，每次都感觉力气不足，排不净；身体怕冷，怕吹空调，腰部和膝关节冷，小腹冷，全身关节游走性肿痛。

2021年以来，足底常年持续性发热，足底发热在天气变冷或下雨前加剧，犹如炭火在烤；几个月才有一次性生活的欲望，且每次过后都精力疲惫。从2014年发作关节游走肿痛症状以来，持续多年。2018年最严重，曾在冬天晚上夜尿8次，环腰部感觉有冷风在吹，半夜冷醒无法入睡，嘴唇呈紫黑色。

2020年开始，自行艾灸和中药调理，一步步内观反省，症状开始缓解改善，大便渐由溏稀变成形，但始终无法做到每天1次，仍比较稀烂。肿痛发作次数和肿大变少变小，足底灼热仍在，天气变化加剧。几次试吃当归生姜羊肉汤，大便易成形。现在自己在吃归芍地黄丸。舌淡略胖大苔薄白。

【446辨证】“43岁”，气血阴阳见虚。“多年病史”，久病多虚。“大便溏稀或很细”，溏稀为阳气虚，细为气虚，或有瘀滞。“每天要排2～3次大便，每次都感觉力气不足，排不净”，气虚。“身体怕冷，怕吹空调，腰部和膝关节冷，小腹冷”，阳虚。“全身关节游走性肿痛”，外风侵袭，经络不通。“2021年以来，足底常年持续性发热”，阳气虚浮之热。“足底发热在天气变冷或下雨前加剧，犹如炭火在烤”，阳气虚则天气变冷时加剧，下雨前加剧有湿热之邪。“几个月才有一次性生活的欲望，且每次过后都精力疲惫”，阳气虚。“从2014年发作关节游走肿痛症状以来，持续多年”，久病气虚。“2018年最严重，曾在冬天晚上夜尿8次”，气虚不固。

"环腰部感觉有冷风在吹，半夜冷醒无法入睡"，阳虚。"嘴唇呈紫黑色"，阳气虚导致血寒而瘀。"几次试吃当归生姜羊肉汤，大便易成形"，温热药见轻，证明确实是阳气虚血寒。"现在自己在吃归芍地黄丸"，偏凉的药，不太对证。"舌淡略胖大苔薄白"，阳气虚。

【综合辨证】阳气虚为主，经络不通，兼有湿热郁阻。

【确定治则】大补阳气，疏经通络，兼清热利湿。

【确定性味】温热甘补，辛疏温通，略佐寒凉。

【确定方药】回阳救命汤。

制附子（有毒，须先煮 90 分钟）80g，生黄芪 180g，干姜 30g，桂枝 20g，炒白芍 20g，炙甘草 30g，生龙骨 30g，生牡蛎 30g，炒白术 50g，防风 15g，怀山药 90g，生姜丝 50g，大枣（去核）12 枚。每天 1 剂，连服 3 剂。

【效果反馈】6 月 17 日患者反馈：今天才拿到煎药壶，药早已经抓好了，准备开始煎。之前有个病症忘了说，刚好这几天下雨，症状出现才想起。下雨前会出现两侧胸胁胀满，感觉气郁不舒，烦躁，雨下来后反而气顺了，关节肿痛、脚底发热也是这样，下雨前感觉明显，而下雨期间症状缓解。

我回复让其服完药再反馈。

2023 年 6 月 19 日，患者反馈：喝完后感觉小腹和双膝冷，胸口也有点冷，还会不时吐出白色的痰，之前服第一剂的时候也有白痰，脚底还有发热，下雨前发热程度似乎有减退，但不太能确定，因为下雨天脚热的程度有时也不明显。总体感觉药证相符，只是喝了会头晕，发微信这会离上午 1/3 的药量服完已经过去 20 来分钟，又有点头晕。

于是，我将"回阳救命汤"与外用跌打扭伤瘀肿的速效方"栀附赤豆散"（增加清热利湿药）合方。

栀子 15g，赤小豆 30g，制附子（有毒，须先煮 90 分钟）80g，生黄芪 180g，干姜 30g，桂枝 20g，炒白芍 20g，炙甘草 30g，生龙骨 30g，生牡蛎 30g，炒白术 50g，防风 15g，怀山药 90g，生姜丝 50g，大枣（去核）12 枚。每天 1 剂，连服 3 剂。

2023 年 6 月 24 日，患者反馈：第二次开的方服完了，最明显的变化是头不痛了，昨天和前天下雨前好像感觉不到热，这是很久都没有过的。另外，大腿内侧和身上有点痒，感觉是在排出湿热。另外，腹部、肩膀还有冷的感觉，大便每天还是软，每天 2 次左右。黄芪是每服 1 次药配 2 支 10ml 的黄芪精。

调整用方：葛根 40g，栀子 15g，赤小豆 30g，制附子（有毒，须先煮 90 分钟）80g，生黄芪 180g，干姜 30g，桂枝 20g，炒白芍 20g，炙甘草 30g，生龙骨 30g，生牡蛎 30g，炒白术 50g，防风 15g，怀山药 90g，生姜丝 50g，大枣（去核）12 枚。每天 1 剂，连服 3 剂。

医案 4：失眠全身热 1 次效

2023 年 3 月 28 日，一位 60 多岁做养生的老师发来反馈信息。

自诉怕热，手心、脚心热，晚上失眠，白天困，全身无力。昨天把我 2022 年 9 月开的中药方回阳救命汤加生地黄抓来，吃了 1 次。昨晚睡得很好，全身也不热了。

制附子（有毒，须先煮 90 分钟）80g，生黄芪 180g，干姜 30g，桂枝 20g，炒白芍 20g，炙甘草 30g，生龙骨 30g，生牡蛎 30g，炒白术 50g，防风 15g，怀山药 90g，生地黄 90g，生姜丝 50g，大枣（去核）12 枚。每天 1 剂，连服 3 剂。

【446 辨证】“60 多岁”，气血阴阳见虚。“怕热，手心、脚心热”，阴虚。“晚上失眠”，阴虚，阳气虚皆可导致。“白天困，全身无力”，气虚。

【综合辨证】阳气亏虚，兼有阴虚。

【确定治则】温阳补气，滋阴清热。

【确定性味】温热甘补，略佐甘凉。

【确定方药】见上。

医案 5：牙痛发热汗出失眠 1 剂效

2023 年 8 月 11 日，60 多岁的藏老师求诊。

患者，60 多岁。自诉全身热乎乎的，手脚热，一阵阵的汗长流，晚上失眠。舌胖大暗老苔白厚。这几天牙痛得难受，走路都飘。

【446 辨证】“60 多岁”，气血阴阳皆虚。“全身热乎乎的，手脚热”，阴虚，阳气虚浮，皆可以导致。“一阵阵的汗长流”，阳气虚不固摄。“晚上失眠”，阴虚，阳气虚浮，心神不宁。“舌胖大暗老苔白厚”，胖大为阳气虚，暗为阳虚，老为阴血也虚，苔白厚阳气虚不化痰。“这几天牙痛得难受”，结合以上病症当是阳气虚浮之热。“走路都飘”，气虚。

【综合辨证】阳气虚为主，兼有阴虚。

【确定治则】大补阳气，略滋阴清热。

【确定性味】温热甘补，略佐寒凉。

【确定方药】回阳救命汤。

制附子（有毒，须先煮 90 分钟）80g，生黄芪 180g，干姜 30g，桂枝 20g，炒白芍 20g，炙甘草 30g，生龙骨 30g，生牡蛎 30g，炒白术 50g，防风 15g，怀山药 90g，生姜丝 50g，大枣（去核）12 枚。每天 1 剂，连服 3 剂。

【效果反馈】2023 年 8 月 12 日，藏老师反馈：昨晚吃了 1 次，牙不痛了，手脚不热了，昨晚睡得特别好，很轻松。

（二）验方医案提要总结与应用思路拓展

1. 医案提要

医案 1：患者 70 岁，汗出不止，甚至滴到发尖，汗出不分白天晚上，每天都要换几次衣服，声音沙哑，身体疲乏，整日间头昏昏沉沉，舌胖大而湿润略红，苔白。吃了回阳救命汤 1 剂，就感觉好多了。

医案 2：患者 74 岁，午后经常脸、面发热，头晕的时候四肢无力，有高血压病史，手脚掌心热，半夜四肢不盖被，不爱喝水喜冷饮，晚上爱吃半碗冷粥。经常干咳，感觉胸腔到喉咙堵塞，胸闷，前段时间痰多又咳不出，大便稀烂又频，听到吵架动静易心里发慌紧张担心，腹泻。服用回阳救命汤后，症状好了很多，脸面潮热、胸腔堵、大便稀的情况基本上都有减轻。原来高血压每天吃 1 次药，现在改 2 天吃 1 次。

医案 3：患者 43 岁，大便溏稀或很细，每天要排 2～3 次，每次都感觉力气不足，排不净；身体怕冷，怕吹空调，腰部和膝关节冷，小腹冷，全身关节游走性肿痛，足底常年持续性发热，足底发热在天气变冷或下雨前加剧，犹如炭火在烤；几个月才有一次性生活的欲望，且每次过后都精力疲惫。从 2014 年发作关节游走肿痛症状以来，曾在冬天晚上夜尿 8 次，环腰部感觉有冷风在吹，半夜冷醒无法入睡，嘴唇呈紫黑色。用“回阳救命汤”增加清热利湿药而取效。

医案 4：患者 60 多岁，怕热，手心、脚心热，晚上失眠，白天困，全身无力。就吃了 1 次回阳救命汤加生地黄，症状好转，睡得很好，全身也不热了。

医案 5：患者 60 多岁，全身热乎乎的，手脚热，一阵阵的汗长流，晚上失眠，舌胖大暗老苔白厚，这几天牙痛难受，走路都飘。吃 1 次回阳救命汤后，牙不痛了，心里手脚不热了，特别好睡，轻松。

2. 医案总结

本节患者，两位 70 多岁，两位 60 多岁，一位 43 岁，没有青壮年。这符合人生阳气亏虚的年龄段。

假热出现的症状和部位：身上背了一个火炉，脸、面发热，手脚掌心热，半夜四肢不盖被，不爱喝水喜冷饮，晚上爱吃半碗冷粥，足底常年持续性发热，足底发热在天气变冷或下雨前加剧，犹如炭火在烤，怕热，手心、脚心热，全身热乎乎的，手脚热，牙痛难受。但没有一位患者出现“舌鲜红、深红、绛紫，或酱紫色、黑紫，或舌体干燥，舌苔整体为黄苔甚至无苔，整个口腔也很干燥”的阴虚和实火舌苔。

患者反而会出现：汗出不止，汗甚至滴到发尖，汗出不分白天晚上，每天都要换几次衣服，声音沙哑，身体疲乏，整日间头昏昏沉沉，舌胖大而湿润略红，苔白，痰多又咳不出，大便稀烂又频，听到吵架动静易心里发慌紧张担心，腹泻，身体怕冷，怕吹空调，腰部和膝关节冷，小腹冷，冬天晚上夜尿 8 次，环腰部感觉有冷风在吹，半夜冷醒无法入睡，嘴唇呈紫黑色，白天困，全身无力，一阵一阵的汗长流，舌胖大暗老苔白厚，走路都飘等大量阳气亏虚或阳气虚脱的病症。

由此也就不难判断出“阴盛格阳，真寒假热”了。换句话来说，即“阳虚是真，发热是假，阳虚是主，发热是次”“真假要清，主次要明”。否则“差之毫厘，谬以千里”。此处，慎之！慎之！

二、回阳救命汤在癌症中的应用

（一）验方医案精选

医案 1：肝癌昏迷的救治

2023 年 7 月 7 日，朋友为自己岳父求诊。

患者，男，78 岁。当地县医院诊断为糖尿病，长期头晕，胃口不好，经常出现晕厥，高血压，去年安装了心脏起搏器。这次因为昏迷送医院：肝癌，已下病危通知书。回家后，晚上很难入睡，吃不下东西，汤药只能用小勺子一点点喂，朋友电话咨询，能否用中药治疗。舌淡嫩白腻。

【446 辨证】“年老久病昏迷”，阳气虚脱。“晚上很难入睡”，阴液不足。“舌淡嫩白腻”，不能运化痰饮。

【确定方药】回阳救命汤原方。

制附子（有毒，须先煮 90 分钟）80g，生黄芪 180g，干姜 30g，桂枝 20g，炒白芍 20g，炙甘草 30g，生龙骨 30g，生牡蛎 30g，炒白术 50g，防风 15g，怀山药 90g，生姜丝 150g，大枣（去核）12 枚。每天 1 剂，3 剂反馈信息。

【效果反馈】患者吃了 2 剂后，就感觉身体精神状况有所好转，但咳嗽严重，无痰，又在方中加了炒杏仁 20g，厚朴 15g。并告知，如不咳了，就去掉杏仁、厚朴，继续吃原方。我因事多，后面没过问，朋友因岳父好转也就没再问我了。

直到昨天快 2 个月了，听我爱人说，朋友很开心，当时老人用药身体状况有好转时，他们还专门请当地有名的老中医，深入研究分析了“回阳救命汤”处方。据说那老中医当时讲：“这方好，身体有好转，这方可以继续吃。”

原本断定几天就要离世的老人，现在身体还越来越好了。

【知识补充】肝癌是我国常见恶性肿瘤，初期症状并不明显，晚期主要表现为肝痛、乏力、消瘦、黄疸、腹水等症状。临床上一般采取手术、放化疗与中药结合疗法，但晚期患者因癌细胞扩散而治愈率较低，因此要做到肝癌的早期发现、早期诊断、早期治疗。

我国每年死于肝癌的患者约11万人，占全世界肝癌死亡人数的42%～50%。2016年，我国肝癌发病数和死亡数分别为38.9万例和33.6万例，男性发病和死亡病例数均约为女性的3倍。这归因于对乙型肝炎病毒感染、黄曲霉毒素食品污染等因素的有效控制，过去数十年，我国肝癌发病率和死亡率呈现下降趋势，但肝癌患者5年生存率仅为12.1%（2015年）。此外，目前我国肝癌所致的伤残寿命年仍然占全球肝癌负担的近半。

（杜亚鸿）

医案2：肠癌治愈的案例

2023年11月5日，我在温州养生馆培训。参加学习的林秀娟老师告诉我，2016年，我开的一张方子，治愈了一例肠癌患者。

患者在温州某医院确诊为肠癌，肠癌下血导致整个马桶都是，甚为吓人。患者整体体质很虚，出虚汗。吃了几十剂中药，同时配合艾灸、刮痧、拍打，最后化验彻底治愈，目前还生了一个女儿。只可惜原方我和林老师皆遗失了，但据林老师回忆颇像回阳救命汤加减。

制附子（有毒，须先煮90分钟）80g，生黄芪180g，干姜30g，桂枝20g，炒白芍20g，炙甘草30g，生龙骨30g，生牡蛎30g，炒白术50g，防风15g，怀山药90g，生姜丝150g，大枣（去核）12枚。每天1剂。

【知识补充】早期肠癌的临床特征主要为便血和排便习惯改变，在癌肿局限于直肠黏膜时，便血作为唯一的早期症状占85%，可惜往往未能被患者所重视。当时行肛指检查，多可触及肿块，中、晚期肠癌患者除一般常见的食欲不振、体重减轻、贫血等全身症状外，尚有排便次数增多、排便不尽、便意频繁、里急后重等癌肿局部刺激症状。癌肿增大可致肠腔狭窄，出现肠梗阻征象。

肠癌到晚期常侵犯周围组织器官，如膀胱和前列腺等邻近组织，引起尿频、尿急和排尿困难；侵及骶前神经丛，出现骶尾和腰部疼痛；直肠癌还可以向远处转移到肝脏，引起肝大、腹水、黄疸，甚至恶病质等表现。

肠癌容易被误诊。早期出现的大便次数增多、大便有黏液和脓血时，易被误诊为痢疾、肠炎或痔疮等疾病，因而失去早期根治的机会。

医案 3：成功救治肠癌晚期扩散住院患者

陈某，女，60 岁。肠癌晚期扩散患者，在医院化疗数次后手脚麻木，睡眠差，血小板低下，降至（5～15）×10^9/L。血小板计数的正常值为（100～300）×10^9/L。患者乏力、怕冷、呼吸困难，医院采取诸多措施但血小板就是升不上去。经人介绍出诊，患者舌质暗、紫、黑、干，舌苔白、干、少。

【确定方药】回阳救命汤加生莪术。

附子（有毒，须先煮 90 分钟）80g，生黄芪 240g，干姜 30g，桂枝 20g，炒白芍 20g，炙甘草 30g，生龙骨 30g，生牡蛎 30g，炒白术 50g，防风 15g，怀山药 90g，生姜丝 50g，大枣（去核）12 枚，生莪术 90g。每天 1 剂，连服 3 剂。

嘱：附子有毒必须先煮 90 分钟；第一顿先喝 1/10 的量，身体适应再逐步加量多喝；如果出现腹泻或不适就减量或停药。

【效果反馈】患者才服 1 剂，血小板就升至 35×10^9/L，睡眠稍好，呼吸改善，舌质从暗、紫、黑、干，开始变得亮、润、紫黑减轻，舌苔变得多而润。

患者再服 2 剂，血小板升至 50×10^9/L，肤色已由初诊青紫苍白变得有血色。出院继续调理，因大便稍硬，故上方加火麻仁 30g，生黄芪增至 300g，制附子增至 120g。

2023 年 12 月 27 日，经过十几日的调养，患者各方面更为好转，血小板已升至 130×10^9/L，正常指标，容光焕发，有精神。舌质已经红润，舌苔白润。

不为良相，便为良医。人生不虚度。真好。

感谢周老师研创的回阳救命汤，功德无量！

（农富翔）

医案 4：服药 3 个月宫癌前病变消失因缺附子停药尚未转阴

2023 年 8 月 24 日，杨老师发来反馈信息。

患者，女，43 岁。宫颈癌前病变 3 级，16/18 型感染，没有感觉，不痛不痒也没有出血。未行手术治疗，而是采用中药治疗。

去年 11 月开始喝中药，配合艾灸。每次艾灸完就很困想睡觉。从 1 月开始，中间断断续续喝药，直到 4 月初，附子断货，一直到现在没有再喝。6 月复查，病变没有了，但是病毒还没有转阴，医生说免疫力好了就会转阴。

患者还诉，每年夏天湿气很重，脖子和腿都会起湿疹，学生开了除湿的中药，喝完效果不是特别好。到现在腿还是痒得被抓烂，一直没好，腿上拔罐都是黄色和白色的大水珠。

所服药方如下：制附子（有毒，须先煮 90 分钟）80g，生黄芪 180g，干姜 30g，桂枝 20g，炒白芍 20g，炙甘草 30g，生龙骨 30g，生牡蛎 30g，炒白术 50g，防风 15g，怀山药 90g，生姜丝 50g，大枣（去核）12 枚。每天 1 剂，连服 3 剂。

看了学生开的药方后，我在前方的基础上加赤小豆祛湿。

赤小豆 90g，制附子（有毒，须先煮 90 分钟）80g，生黄芪 180g，桂枝 20g，炙甘草 30g，干姜 30g，炒白术 50g，防风 15g，生姜丝 50g，大枣（去核）12 枚，生龙骨 30g，生牡蛎 30g，炒白芍 20g，怀山药 90g。水煮服用，每天 1 剂。

医案 5：肾癌肝转移发热大便不通 1 剂退热便通

2024 年 1 月 7 日，王老师替其姐姐求诊。

患者，女。右肾切除术后，现在肺部出现结节，腹痛。服用靶向药。舌淡暗紫，苔白上略有浮黄。医院诊断：恶性肿瘤终末期维持治疗；肾恶性肿瘤术后；透明细胞性肾细胞癌（WHO/ISUP3 级）；肾癌肺转移；肾癌肝转移。

【确定方药】回阳救命汤加味，白芍、甘草加量。

制附子（有毒，须先煮 90 分钟）80g，生黄芪 180g，干姜 30g，桂

枝 20g，炒白芍 60g，炙甘草 60g，生龙骨 30g，生牡蛎 30g，炒白术 50g，防风 15g，怀山药 90g，生姜丝 50g，大枣（去核）15 枚，葛根 40g，莪术 15g，赤芍 30g。3 剂，每天 1 剂，水煮服用。

【效果反馈】2024 年 1 月 19 日，王老师发来反馈信息：患者服药后，效果很好，现在还剩 1 剂，询问以后是不是继续吃这个药方。感觉服用的靶向药无效，发热，体温 38～39℃，连续七八天都没退热，即使打针，第二天还是继续发热。昨天上午喝了 1 剂中药，昨天下午体温 37℃。今天吃了 1 剂后，体温就退到 36.7℃。感谢周大夫。

调方如下。

炒枳实 30g，厚朴 30g，姜半夏 30g，制附子（有毒，须先煮 90 分钟）180g，生黄芪 240g，干姜 30g，桂枝 20g，炒白芍 60g，炙甘草 60g，生龙骨 30g，生牡蛎 30g，炒白术 50g，防风 15g，怀山药 90g，生姜丝 100g，大枣（去核）15 枚，葛根 40g，生莪术 100g，赤芍 30g。每天 1 剂，水煮服用。

服上方后，体温不到 36℃，于是让其换回第一方服用（此处值得研究，附子量大，体温反而降低，当和方中有过多耗损破气药和没有用麻黄有关）。

王老师又打来电话反馈：患者还有多年大便干燥如羊屎的症状。

于是，针对其大便干燥，让其服下方，但不可久服，应以第一方回阳救命汤为主。

通便方：姜半夏 30g，生姜丝 60g，茯苓 60g，生大黄（后下）20g，芒硝（冲化）30g，枳实 20g，厚朴 20g，党参 60g。水煮服用，每天 1 剂。

患者下午熬的药，当天晚上见效。解决了多年的大便干结，效果很好，询问是否还需要继续服用？

我回复：大便通了就可以先停药，重点吃以前的第一个方，那个才是对癌症和精神气力都有好处的，等到大便不通了，不适了，再吃这个。

患者转危为安，继续服药，至今良好。

医案 6：胃癌术后体极虚 5 剂大效

赵某，65 岁。胃癌术后化疗，消瘦，两腮无肉，大鱼际凹陷，言语低微，脱衣服都气喘不能接。纳差，怕冷，精神不振，睡眠不佳，乏力，视物模糊。大便数日不行，舌淡红舌体胖大，苔白腻而润，脉弱无力。

【确定方药】回阳救命汤加莪术。

黄芪 180g，莪术 50g，制附子（有毒，须先煮 90 分钟）80g，干姜 30g，甘草 30g，龙骨 30g，牡蛎 30g，山药 90g，白术 50g，桂枝 30g，白芍 30g，防风 15g，生姜 100g，大枣 12 枚。5 剂。

【效果反馈】5 剂中药服完，患者能自行走路 10m 左右，言语有力，精神好转，安然入梦。饮食也大有好转，大便畅通。嘱患者继续服用，争取把身体调理得更好。

【知识补充】关于处方的思考。

桂枝加龙骨牡蛎汤，原文指出："夫失精家，少腹弦急，阴头寒，目眩发落。脉极虚芤迟，为清谷，亡血失精。脉得诸芤动微紧，男子失精，女子梦交，桂枝加龙骨牡蛎汤主之。"痹症患者经过放疗、化疗之后，实际上也相当于失精家了，何况化疗之后患者的头发脱落失眠、压抑、精神不振都与条文相符。所以，我个人认为这个方子针对患者精气神的调理都相当有效。

四逆汤针对阳虚就不多解释了，我想说的是，防风之所以用很小剂量，个人解读风药少用如同微风扑面，风药重用当如狂风暴雨。

至于加莪术，伤寒论有缓中补虚一法。

（祝俊波）

（二）验方医案提要总结与应用思路拓展

1. 医案提要

医案 1：患者 78 岁，昏迷送医院，诊断为肝癌，已下病危通知书。回家后，晚上很难入睡，吃不下东西，汤药只能用小勺子一点点喂。服用回阳救命汤 2 剂后，身体精神状况有好转，服用 2 个月，身体越来越好。

医案 2：患者在温州某医院确诊为肠癌，肠癌下血导致整个马桶都是，甚为吓人，体质很虚，出虚汗。吃了几十剂回阳救命汤，同时配合艾灸、刮痧、拍打，最后化验彻底治愈，目前还生了一个女儿。

医案 3：患者 60 岁，肠癌晚期扩散患者，在医院化疗数次后手脚麻木，睡眠差，血小板低下，降至（5～15）$\times 10^9$/L，乏力、怕冷、呼吸困难，医院采取诸多措施但血小板就是升不上去，舌质暗、紫、黑、干，舌苔白、干、少。用回阳救命汤加生莪术，才服 1 剂，血小板就升至 35×10^9/L，睡眠稍好，呼吸改善，舌质从暗、紫、黑、干变得亮、润、紫黑减轻，舌台变多而润。再服 2 剂，血小板升至 50×10^9/L，肤色已由初诊青紫苍白变得有血色。

医案 4：宫颈癌前病变 3 级，11 月开始喝回阳救命汤，配合艾灸，6 月复查，病变没有了，但病毒还没有转阴，医生说免疫力好了就会转阴。

医案 5：患者是恶性肿瘤终末期维持治疗，肾癌肝转移，服用靶向药无效，发热，体温 38～39℃，连续七八天都没退热，即使打针，第二天还是发热，吃了 1 剂回阳救命汤，其中白芍、甘草各加量到 60g，患者热退，体温 36.7℃。

医案 6：患者 65 岁，胃癌术后化疗，消瘦，两腮无肉，大鱼际凹陷，言语低微，脱衣服都气喘不能接。纳差，怕冷，精神不振，睡眠不佳，乏力，视物模糊。大便数日不行，舌淡红舌体胖大，苔白腻而润，脉弱无力。处以回阳救命汤加莪术，5 剂中药服完，患者能自行走路 10m 左右，言语有力，精神好转，安然入梦，饮食也大有好转，大便畅通。

2. 医案总结

胃癌、肠癌、肝癌、宫颈癌、癌症晚期扩散，这些都是从现代医学的角度划分而来的诊断。患者的病症：晚上很难入睡，吃不下东西，肠癌下血，体质很虚，出虚汗，化疗数次后手脚麻木，血小板低下，降至（5～15）$\times 10^9$/L，乏力，怕冷，呼吸困难，低热，术后化疗，消瘦，两腮无肉，大鱼际凹陷，言语低微，脱衣服都气喘不能接，纳差，怕冷，精神不振，睡眠不佳，乏力，视物模糊，大便数日不行，舌淡红舌体胖大，苔白腻而润，脉弱无力。从中医学角度来说都属“阳气大虚，兼阴虚，脾胃弱”，故服用回阳救命汤而取效。

三、回阳救命汤在危重症中的应用

（一）验方医案精选

医案1：重度昏迷1剂药奇效女儿漏尿也愈

2023年1月28日，一位叫觉群的信佛居士，高兴地发来语音反馈信息。

患者，女，89岁。11月发作脑梗死，心肌肥大压迫心脏，喘气、短气上不来，连续住院3次。最后一次住院是2019年，曾经发作脑梗死，后来恢复了，这次在治疗心脏病的过程中，又发作脑梗死。

【446辨证】“89岁”，气血阴阳极虚。“11月发作脑梗死”，老年人脑梗，只要舌不红，苔不黄，统统是阳气大虚。“心肌肥大压迫心脏，喘气、短气上不来”，阳气大虚，肾不纳气。

【综合辨证】阳气大虚，不固尿液，阴血不足。

【确定治则】大补阳气，固摄尿液，兼滋阴血。

【确定性味】温热甘辛，涩固酸收，略佐微凉。

【确定方药】回阳救命汤。

制附子（有毒，须先煮90分钟）80g，生黄芪180g，干姜30g，桂枝20g，炒白芍20g，炙甘草30g，生龙骨30g，生牡蛎30g，炒白术50g，防风15g，怀山药90g，生姜丝50g，大枣（去核）12枚。每天1剂，连服3剂。

【效果反馈】觉群居士发来反馈信息：其弟弟认为妈妈没希望了，就只买了1剂药。昨天早上熬好，患者喝了2次，今早叫她，能答应了，也能喝一点小米粥了。患者一直有痰，一喝水，一呛就咳，咳就有痰。这两天在家自行雾化，也买了吸痰器。询问能否在中药里加一点祛痰的药。因此次发作是和心脏有关，询问能否加一些养心的药。

我回复：才吃1剂药见效，就想乱加药，心急添乱（此病是阳气大虚，不化痰饮，只要阳气充足，自然会运化痰饮，用药必须大补阳气为主）。

觉群居士诉自己连续劳累，两个老人连续患病，加上父亲去世，前一段时间两肾气胀痛，每次一劳累就两肾气胀痛到憋不住尿。每天要不停地上厕所，每次量也不大，感觉劳累过度，躺下就浑身酸困酸痛。自己也喝了 1 次给母亲开的药，然后就没有尿频的现象了，腰痛好像也轻松点了。今天又喝了 1 次，大半碗，尿频症状明显没有了。

【疑点解惑】问：患者得的是脑梗死和心脏病，为何不用专治心脑血管的“元阳升降汤”呢？

答：“元阳升降汤”适合“阳气大虚”，但没有达到“阳气虚脱”，生命要消亡的程度。“元阳升降汤”适合的患者同时还兼有实证“郁热、痰饮、气滞、血瘀”的病机。

“回阳救命汤”适合的是“阳气虚脱，兼有阴液不足”，没有夹杂实证的病机，且“阳气虚脱”的程度严重，随时有生命危险。

本案的患者虽然患的是脑梗死和心脏病，但 89 岁了，人还处在“阳气虚脱”的昏迷状态。此时唯有大补阳气固脱，才有希望救治回来，远非治疗“阳气大虚”的元阳升降汤所能胜任，更不能用破气、化痰、化瘀、清郁热的药。

综合来看，“回阳救命汤”才是最适合本案患者的方子。

医案 2：“不可逆”的危重病治疗

2023 年 12 月 3 日，朱如春老师在学员群里发来反馈信息。

田老，被某医院判为感染新型冠状病毒“不可逆”后遗症，患病已整整 10 个月了。当时主治医生劝其回家“保养”，40 天后，主治医生打电话给他妻子询问病情。其妻子回复：好多了！主治医生坚决地说：“不可能，他的心肺和气管上已经堆满了钙化灶，是不可逆的！”当时还因此给家属下了几次病危通知书，让家属准备后事。患者回家后，家属才想着死马当活马医，经人介绍找到我。

2023 年 2 月 2 日，我到其家里用外治法先扶阳，同时带上周老师的回阳救命汤原方 3 剂，服用后患者呼吸开始顺畅。后服用青龙虎啸汤 3

剂，夜里无须吸氧就能睡觉了。从双眼周围及锁骨处、双侧腹股沟、左侧大腿正上胃经上，双腿后面臀下发出大面积瘀紫。用周老师的消结方7包后，瘀紫渐消，每天下午活动后需要吸一下氧气。

2024年3月17日回访：患者仍在，吃睡皆好。

回阳救命汤原方：制附子（有毒，须先煮90分钟）80g，生黄芪180g，干姜30g，桂枝20g，炒白芍20g，炙甘草30g，生龙骨30g，生牡蛎30g，炒白术50g，防风15g，怀山药90g，生姜丝50g，大枣（去核）12枚。每天1剂，连服3剂。

青龙虎啸汤：生黄芪100g，制附子（有毒，须先煮90分钟）30g，麻黄20g，桂枝20g，炒白芍20g，干姜20g，细辛20g，炒乌梅20g，炙甘草20g，姜半夏20g，杏仁20g，葶苈子（布包）15g，生石膏80g，泽泻36g，枳实15g，炒白术20g，茯苓20g，生龙骨30g，生牡蛎30g，厚朴10g，生姜丝60g，大枣（去核）12枚。每天1剂，连服3剂，每剂分2～3次服用，发作时可以加服1～2次。

消结方：生黄芪80g，茯苓60g，柴胡40g，黄芩15g，姜半夏30g，党参30g，生姜丝30g，大枣（去核）12枚，炙甘草30g，桂枝20g，炒白芍20g，胆南星10g，白僵蚕10g，白芥子10g，皂角刺10g，三棱10g，莪术10g，陈皮30g，黄连10g，生甘草10g。水煮服用，每天1剂。

【446辨证】“田老”，患者是老年人，气血阳气皆虚。“感染新型冠状病毒‘不可逆’后遗症”，新型冠状病毒最伤阳气，不可逆证明病情严重。“患病已整整10个月”，10个月如果得不到有效治疗，越拖只会越伤阳气。“他的心肺和气管上已经堆满了钙化灶，是不可逆的”，阳气大虚不运阴血到心肺和气管，则易形成现代医学的钙化灶。“回阳救命汤原方3剂，服用后呼吸开始顺畅”，病势垂危先回阳救命。“后服用青龙虎啸汤3剂，夜里无须吸氧睡觉了”，大补阳气，化痰消饮。“从双眼周围及锁骨处，双侧腹股沟、左侧大腿正上胃经上、双腿后面臀下发出来大面积瘀紫。用周老师的消结方7包后，瘀紫渐消”，阳气充足后，一运行，则瘀积显现出来，而成瘀紫。

【综合辨证】阳气大虚，难以温运，阴血不足。

【确定治则】大补阳气，温运全身，滋阴补血。

【确定性味】温热甘补，辛通温运，略佐微凉。

医案 3：亲见元阳升降汤和回阳救命汤的神奇功效

2023 年 7 月 16 日，学员张晓玲发来求助信息。

老师好，我婆婆今年 73 岁，腔隙性脑梗死病史多年。经常性的受凉会头痛，恶心、记忆力下降，有时会犯迷糊不认人。有时会尿床，不定时的小便不利，前几年血压高，这几年没吃药接近正常。前两天又开始头痛，恶心，给她吃了小柴胡颗粒和伤风胶囊后痊愈。昨天下午开始犯迷糊说胡话，现在有时会清醒认人。胃口不太好，不主动吃饭，喂的话可以吃点。一直往身上盖被子。家里有我给爱人煎的元阳升降汤原方，给婆婆喝了 2 次，都是小半碗。今天早上 5 点多能认人了，现在又有点犯迷糊不认人，表达不清楚。我感觉应该还是头痛，今天没有盖被子的动作。舌苔前半部白苔，后半部没苔。

早上快 9 点我问您，能不能让她喝点回阳救命汤？您说可以。

下午 2 点多，我就去买了回阳救命汤开始煮，4 点多婆婆开始认人，头也不痛了，能正常交流。

这是元阳升降汤起效了（周六晚上和周日早上各喝了 1 次）。6 点多喝了小半碗回阳救命汤。周一又喝了 1 次药，早上精神很好。我下班回家她还在小花园里拔草，我问她身上有没有劲，她回答有劲儿。

以前经常犯病头痛，迷糊时间短，这次时间有点长且说胡话，精神也不好。家人没有执意让去医院，是因为这么多年婆婆生病都是我给治好的，信任我，也都听我的话，本身我也是医生。而我自己之所以那么有信心，是因为看了很多老师的医案。

【446 辨证】“73 岁”，气血阴阳大虚。“腔隙性脑梗死病史多年”，阳气虚为主。“经常性的受凉会头痛”，阳气虚则不耐外寒。“恶心”，阳气不温脾胃，是水饮不化而恶心。“记忆力下降”，阳气虚不运阴血养脑。“有时会犯迷糊不认人”，阳气大虚。“有时会尿床”，阳气虚不固摄则尿床。“不定时的小便不利”，阳气虚不温运肾、膀胱，则小便不利。“前几年血

压高”，气虚为主。“前两天又开始头痛，恶心。给她吃了小柴胡颗粒和伤风胶囊后痊愈”，患者是阳气虚为主，小柴胡颗粒是寒凉药，伤风胶囊是发散外风药，虽病症好了，但阳气大虚的根本病因没有得到解决。“昨天下午开始犯迷糊说胡话，现在有时会清醒认人”，阳气大虚。“胃口不太好，不主动吃饭，喂的话可以吃点”，阳气虚不温养脾胃，脾胃虚弱。“一直往身上盖被子”，阳虚畏寒。

【综合辨证】阳气大虚，固运不足，脾胃虚弱。

【确定治则】大补阳气，固摄助运，开胃进食。

【确定性味】温热甘补，涩固辛通，甘温养中。

【确定方药】回阳救命汤。

制附子（有毒，须先煮 90 分钟）80g，生黄芪 180g，干姜 30g，桂枝 20g，炒白芍 20g，炙甘草 30g，生龙骨 30g，生牡蛎 30g，炒白术 50g，防风 15g，怀山药 90g，生姜丝 50g，大枣（去核）12 枚。每天 1 剂，连服 3 剂。

【效果反馈】见上。

医案 4：差点白丢一块肠子

许某，女，46 岁。

2022 年 12 月 11 日，其侄子打来电话问我：“阑尾炎可不可以用中药调理？”患者因腹痛去医院做检查，医生诊断为阑尾炎，要求立刻住院准备手术。我让其发舌象与数据，回复抽血还没结果，只有舌象，舌淡润色苔白而少。我把舌象发给周老师，并提供了现有症状：又怕冷又怕热，身体自我感觉一阵热，一阵冷，但测量体温不高，嗜睡，眼圈嘴唇青黑，前几天一病不起，今天又肚子痛。

周老师立刻给我回复开方如下。

制附子（有毒，须先煮 90 分钟）80g，生黄芪 180g，干姜 30g，桂枝 20g，炒白芍 60g，炙甘草 30g，生龙骨 30g，生牡蛎 30g，炒白术 50g，防风 15g，怀山药 90g，生姜丝 50g，大枣（去核）12 枚。每天 1 剂。

因我研究所没有怀山药，遂用生麦芽 70g 替代，还加了柴胡 25g，党参 30g，黄芩 9g，姜半夏 15g，温水泡 40 分钟，煮了 4 大碗，要求他立刻喝 1 碗，剩余的带回家每天 3 次，每次 1 碗。

12 月 12 日晚上，我问她是否还有腹痛，她说："比原来痛得差多了，虽然走路还痛，但平常不怎么痛了。"证明有好转。

12 月 13 日早上，患者给我打电话说："你开的真是神方！自从吃上药后，感觉身体有精神了，眼睛也能睁开了。本来今天早晨我还想去医院检查，这下不用去了，肚子不痛了，走路不痛，用力按压也不痛了，像根本没生病似的。"

患者后来自诉："那天肚子痛得不行了，去医院，医生说是阑尾炎，需要赶紧住院准备手术，多亏你叫我回来，要不然白丢一块肠子。"

（黄书芳）

【医案总结】本医案患者的阑尾炎是很少见的阳气虚、不温运的寒性阑尾炎。如果患者"高热，舌红苔黄厚腻"，就要用寒凉药和活血化瘀的大黄牡丹汤。

大黄牡丹汤治疗急重症

中医能够治疗急重症，是几千年来不争的事实，但是以现代医学为主流的医疗体制不再给中医机会，也没有承担中医医疗风险的机制，加上商品社会以追逐利益为目的，简便廉验的中医也就渐渐湮没无闻。

加之现代中医本身，挂中医名号卖西药的居多，无能也无胆运用中医理论去分析急危重症，也就谈不上使用中医的手段去解决患者的痛苦。

从 1993 年到现在，我有机会斗胆使用过 3 次大黄牡丹汤，且 3 次都获得了成功，现报告如下，希望能得到指点，也希望能激励同道。

1995 年，当时我还在北京中医药大学东直门医院院办工作，晚上教 2 个以色列学生学习针灸，其中一个学生叫 CIGI，30 岁，在国际门诊做护士。有天下午 CIGI 突然给我打电话，说自己得了急性阑尾炎，晚上要搭乘门诊转送患者的飞机去香港做手术。我当时很奇怪，她不在北京的医院做这个手术，怎么想去香港做手术？原来是人家嫌我们医院条件和技术差。CIGI 给我打电话的原因是，我以前讲课的时候说过，中医不仅能够治疗慢性病，还能够快速有效治疗急腹症，如急性阑尾炎、胰腺炎、胆囊炎。现在机会来了，CIGI 问我有没有什么好方法。我想了想，也拿不定主意，决定还是先看看患者再说。我打车到了国际门诊，看到了 CIGI，她的主治医生已经很明确地做了诊断，压痛反跳痛，转移性右下腹痛，白细胞升高，伴有发热。尽管如此，我还是号脉看舌，让患者躺下检查募穴。滑数脉，红舌，滑腻黄苔，3 天没有大便，但是不觉腹胀。初生牛犊不怕虎，我当时就说中药能治，学生也信赖我，同意当晚不去香港。我遂开了大黄牡丹汤加红藤，让 CIGI 抓了 3 剂，当晚就喝。

以防万一，我联系好了中日友好医院的急诊室，不行就到那里做手术。当时我心里惦记这事，一晚上没睡好。第二天焦急等待 CIGI 消息，到了下午 CIGI 才来电话，说自己已经上班了，昨天吃完药，晚上排便 5 次，早晨起来热就退了，肚子也不痛了。上午化验血象，白细胞也恢复正常了。还剩两剂半药，CIGI 问我还用不用吃药？我说中病即止，还吃什么吃！

给她诊断的医生上班时看到她还惊诧她为什么没去香港，怕她肠穿孔。听了 CIGI 描述的经过，那个医生还是不敢相信。后来我们晚上继续上课，学习针灸。下课后 CIGI 送我一个信封，说是感谢我的帮助，让我买束鲜花。

1997 年，我由北京中医学院（现北京中医药大学）公派到美国讲学，在堪萨斯州住。一天，学校老板的朋友领着妹妹来了，说是妹妹得了急性阑尾炎。她是黑种人，没有固定工作，也没有医疗保险，在美国即使做个阑尾炎小手术也是巨额花费。老板的朋友知道从中国来了两名教授医生，所以想来寻求帮助。与我同行的针灸教授检查诊断以后，用针扎了足三里和上巨虚之间的阑尾穴。

我觉得不用药不行，就建议服用中药，屋子里有中药，我就捡了 1 剂大黄牡丹汤，老板药铺里没有红藤，使用的正好就是原方。根据上回经验，1 剂足够了，出来教会了患者煎药和服用方法。第二天早晨，患者就来了电话，连说“Miracle,Miracle（奇迹，奇迹）。”患者夜里排便 4～5

次，早晨起来热退痛除，免了手术之苦，也省了许多花费。

2003 年春天，也就是“非典（严重急性呼吸综合征）”肆虐的时期。我闭门造车，撰写《经络腧穴气象》。在家闷得太久，加上写作时灵感心得颇多，就想找个人说说，于是就去拜访朋友。吃喝完了在家中聊天，不时听到里屋有人呻吟，一问才知道朋友的父亲得了前列腺囊肿，在家等待手术。目前腹痛难忍，不时呻吟。我连忙去探望，看患者腹部隆起，敞开，面色紫胀，不觉腹满，只觉疼痛，大小便困难。不久前，朋友请来多人会诊，有说是肾虚的，有说是瘀血的，朋友身为亲子，早已方寸大乱，不知所措。我看患者舌苔黄躁，脉滑实，腹部坚硬如石，绝非虚证。虽然西医诊断是前列腺病，但是目前气机病机都在下焦大肠，决定用大黄牡丹汤一试，原方不变。朋友夫妇言听计从，马上就抓了药劝父亲服下，下午服用，当夜就大便通下，腹痛完全解除。

医不自治，由来有因。后来我父亲病了，我也是方寸大乱，请朋友会诊开药。

大黄牡丹汤和千金苇茎汤一样，都是治疗痈疡的好方子，前者治疗肠痈，后者治疗肺痈。以痈疡成脓前为好，症状以发热疼痛为主。和承气汤、葶苈大枣泻肺汤不同的是，后者治疗实热证，也就是瘀血脓痰已经排到管壁外，一泻就能解决问题；而前者则需要托举逐渐渗出，将浸淫在肠壁、肺泡内的脓血排到肠壁、气管内。所以大黄牡丹汤和苇茎汤是以补为主，佐以泻下，冬瓜仁、薏苡仁、桃仁的量一定要大，大黄的量要小。活血的牡丹皮，或者赤芍、红藤作为使药也是必不可少的。

大黄牡丹皮汤（《金匮要略》）加味处方：大黄 12g，牡丹皮 10g，桃仁 10g，冬瓜仁 30g，芒硝 10g，连翘 15g，败酱草 10g。

若高热不退，心烦口渴喜饮，加生石膏（先煎）30g，知母 15g 以清热护阴。

至于慢性阑尾炎，以及目前流行的肠易激综合征等是薏苡附子败酱散的应用范围，以后有机会再说。

大黄牡丹汤治疗 2 例急性阑尾炎患者，都是 1 剂药治愈，当夜热退，痛止，便通。方中的冬瓜仁、桃仁有托里的作用，能把肠壁内浸淫的脓液排到肠腔，冬瓜仁量应大，煎煮时一定要打碎。牡丹皮辛散入血能透脓；大黄芒硝量应小，能缓泻即可。慢性的肠痈以无热、隐痛、时发时止为特点，可以用辛热的附子配上薏苡仁、败酱草磨成细面，慢慢化解。肺痈以高热、胸痛、咳吐腥臭浊痰、脓血为主症。治疗肺痈,《备急千金要方》中的苇茎汤要比《金匮要略》中的桔梗汤好用，只是苇茎要用得多一些，至少100g。香气大出，以利宣透，最终的结果是脓血尽出，内痈自愈。现在一般都用芦根，效果似乎不是太好。

（徐小周）

医案5：11 892次的频发室性期前收缩的救治

2023年1月29日，山东学员苑明在群里发了一条反馈信息。

我爸今年81岁，2022年9月心慌、胸闷，24小时动态心电图显示期前收缩一万多次，医生建议做射频消融术治疗。当时我就找了周老师，表述症状看了舌苔后，开了回阳救命汤。我爸先服用了3剂，感觉症状稍有减轻。单纯期前收缩这个问题确实不好解决，我本身就是卖药的，知道没有任何药物可以根治。所以只要看到有效果，我就让我爸连续服用，一共吃了29剂药，期前收缩的症状彻底没有了，到现在一直都挺好。

我和我爸妈都是周老师的忠实粉丝，一有问题就先请教周老师。包括感染新型冠状病毒，我爸先感染上的，随后我妈又感染，都是周老师的方剂在关键时刻起了效果，发自内心由衷地感谢周老师。

我找出了2022年2月10日的原始诊疗记录。

医院诊断为频发室性期前收缩，24小时总搏动数11 892，房性期前收缩、部分二联律、窦性心律。舌胖粗老，色淡苔白，上有黄色，舌中间有裂痕。

我爸前列腺癌粒子植入手术8年，糖尿病30多年，现在只用着胰岛素。最近1个多月感觉活动后胸闷，夜尿多，汗出也多，最近尿比先前少了，汗出也少。1周前用疏通血管的中药，最近3天加安神的酸枣仁30g，延胡索5g，略有改善。

我：让你爸爸也吃你妈妈的回阳救命汤看看。

苑明：但我爸不虚，我妈那剂药吃过后肿马上就消了，太神奇啦。所以我爸这次还想找您给看看呢。

我：先少服看看，病机是相同的。

附方：制附子（有毒，须先煮 90 分钟）80g，生黄芪 180g，干姜 30g，桂枝 20g，炒白芍 20g，炙甘草 30g，生龙骨 30g，生牡蛎 30g，炒白术 50g，防风 15g，怀山药 90g，生姜丝 50g，大枣（去核）12 枚。每天 1 剂，连服 3 剂。

【446 辨证】"81 岁"，气血阴阳极虚。"心慌"，只要舌淡苔白，老年人心慌、久病多是气虚，严重者阳也虚。"胸闷"，阳气虚不运。"24 小时动态心电图示期前收缩一万多次"，阳气大虚，就好比人剧烈运动极累的时候，累的上气不接下气时，心脏怦怦跳得极快，此时人体就是极虚的状态。"医院诊断为频发室性期前收缩，24 小时总搏动数 11 892（注：24 小时内室性期前收缩总搏动数应在 720 次以下），房性期前收缩、部分二联律、窦性心律"，阳气虚养心脏之力不足，故心脏会时不时停一停。"舌胖粗老，色淡苔白，上有黄色，舌中间有裂痕"，舌胖而不红为阳气虚，粗老为阴血也虚，色淡阳气虚，苔白不是以阴虚和实火为主，上有黄色为浮热或郁热，切莫当成实火，因为整体是阳气虚，有裂痕阳气虚不布阴液。"糖尿病 30 多年"，气虚。"最近 1 个多月感觉活动后胸闷"，阳气虚。"夜尿多"，阳气虚不固摄。"汗出也多"，阳气虚不固摄。"最近尿比先前少了"，阳气虚不运化。"汗也少"，阳气虚不布汗液到皮肤，兼有阴液不足。

【综合辨证】阳气大虚，不固阴液，兼阴不足。

【确定治则】大补阳气，固摄阴液，兼滋阴液。

【确定性味】温热甘补，涩固酸收，甘佐微凉。

【确定方药】见上。

【疑点解惑】问：为何汗多与汗少，夜尿多与尿少，相反的病症，却都是阳气虚的病机？

答：阳气具有固摄与运布的功能，当阳气虚时，这两种功能都会下降，故而阳气虚不固摄，就会汗多、夜尿多；阳气虚不运布，就会尿少、汗少。因此，有很多中老年人阳气虚后，就会出现上厕所的次数多却又排尿不畅的矛盾现象，实质都是阳气虚。

医案 6：老年腹泻 1 年甚至拉裤子 1 剂药大效

2024 年 1 月 2 日，李云红老师发来求诊信息。

患者，男，李云红的父亲。腹泻一直治不好，走路无力，从去年冬天就开始腹泻。这一年几乎没有停止过腹泻，吃水果腹泻，吃肉也腹泻，中药吃了，西药也吃了，都没止住。今天一吃饭就要上厕所，平时血糖高。面容瘦骨嶙峋，舌淡湿润暗紫，苔白有裂痕。

【446 辨证】“李云红的父亲”，六七十岁，气血阴阳皆虚。“腹泻一直治不好”，阳气虚不固摄。“走路无力”，气虚。“从去年冬天就开始腹泻”，阳虚多易冬天寒冷时发作。“这一年几乎没有停止过腹泻”，久病气虚。“吃水果腹泻”，水果偏凉，阳虚不受。“吃肉也腹泻”，气虚难以消化，故腹泻。“今天一吃饭就要上厕所”，阳气虚，脾胃弱，难以消受饮食。“平时血糖高”，久病多气虚。“面容瘦骨嶙峋”，阴血也虚。“舌淡湿润暗紫，苔白有裂痕”，淡为阳气虚，湿润为阳气虚不运化水湿，暗为阳气虚，紫为阳虚不温血液则寒而凝为血瘀，裂痕为阳气虚不布阴液，阴液也不足。

【综合辨证】阳气大虚，不固阴液，脾胃虚弱，阴液不足。

【确定治则】大补阳气，固摄阴液，健脾养胃，略滋阴液。

【确定性味】温热甘补，涩固酸收，甘温养中，甘补微凉。

【确定方药】回阳救命汤原方。

制附子（有毒，须先煮 90 分钟）80g，生黄芪 180g，桂枝 20g，炙甘草 30g，干姜 30g，炒白术 50g，防风 15g，生姜丝 50g，大枣（去核）12 枚，生龙骨 30g，生牡蛎 30g，炒白芍 20g，怀山药 90g。水煮服用，每天 1 剂。

【效果反馈】2024 年 1 月 4 日，李云红老师发来反馈信息：昨晚患者喝了大概 100ml，今天早上空腹喝了大概 200ml，腹泻就好了。1 剂药熬的有点多，大概 1000ml。询问药是否可以连吃 5 剂，甚至 10 剂。

我回复：可以。

2024 年 1 月 7 日，李云红老师再次发来反馈信息：患者腹泻大概有 1 年了，吃了 1 剂回阳救命汤，就说好了很多，昨天吃了第二剂，用了蒸附子，好的更多。之前腹泻严重到控制不住，甚至拉到裤子里，现在吃了药后，已经好了 80%。

【知识补充】腹泻严重可能会导致脱水、电解质紊乱、肠黏膜损伤、贫血、营养不良等结果。如果出现严重的腹泻，建议及时就医。

脱水：可能会导致身体失去大量水分，如果不及时补充，可能会导致脱水，表现为口渴、口干、少尿、皮肤干燥、疲劳、头晕、甚至昏迷。

电解质紊乱：腹泻不仅会导致水分丢失，还会导致电解质的丢失，引起电解质紊乱，影响心脏和肌肉功能，严重时可能导致心律失常或肌肉痉挛。

肠黏膜损伤：频繁和剧烈的腹泻可能导致肠黏膜的损伤，导致炎症、溃疡、出血，甚至引起肠道狭窄或穿孔。

贫血：由于消化吸收障碍，可能会导致铁质和其他造血原料的吸收减少，从而引起贫血。

营养不良：长期的腹泻会导致营养吸收不良，从而引起体重下降、营养不良、免疫力下降等问题。

腹泻期间要及时补充水分和电解质，保持良好的个人卫生习惯，注意居住环境的清洁，避免交叉感染。

医案 7：83 岁腹泻 10 次 1 剂效

2023 年 3 月 23 日，重庆林博士替其母亲求诊。

患者，女，83 岁。不知道什么原因腹泻，今天吃了煎煮药（昨天也吃了药，晚上还吃了汤锅，无腹泻反应）。下午 5 点吃了粥（可能粥有点凉，粥中还有几片黄芪和党参），4 个野禽蛋，吃完饭，就开始腹泻，到现在有 3 次了。舌苔暗红色（是略紫），但有一点齿痕。脚有些水肿。晚上 10 点喝了黑糖固体饮料，晚上 11 点 30 分又腹泻 2 次。刚煮了姜汤，还准备让她喝点酒。

2023 年 3 月 24 日，林博士又发来信息：今天到现在已经腹泻 10 次了。没有其他不适，就是腹泻，胃周围有点痛，大便颜色像酱油。1 小时前喝了 20ml 藿香正气口服液，排便稍有喷射状。舌淡暗紫而湿润，苔白上有浮黄（因为喝了藿香正气液，所以有点黄）。

【446 辨证】“83 岁”，气血阴阳极虚。“今天吃了煎煮药（昨天也吃了药，晚上还吃了汤锅，无腹泻反应）。下午 5 点吃了粥（可能粥有点凉，粥中还有几片黄芪和党参），4 个野禽蛋，吃完饭，就开始腹泻，到现在有 3 次了”，起因难以明确，暂时不理。“舌苔暗红色（是略紫）”，暗为阳虚。“但有一点齿痕”，阳气虚。“脚有些水肿”，阳气虚不化水饮。“刚煮了姜汤”，杯水车薪。“还准备让她喝点酒”，更难以取效。“到现在已经腹泻 10 次了”，一天腹泻 10 次，如此高年，不管起因是什么，都要先固护阳气。“排便稍有喷射状”，阳气极虚固摄不住。“舌淡暗紫而湿润，苔白上有浮黄（因为喝了藿香正气液，所以有点黄）”，舌淡暗为阳气虚，紫为阳虚不温血而血瘀，湿润为阳气虚不化水饮。

【综合辨证】阳气大虚，不固阴液。

【确定治则】大补阳气，固摄阴液。

【确定性味】温热甘补，固涩止泻。

【确定方药】回阳救命汤、黄芪半莪汤、赤石脂禹余粮合方去生牡蛎。

制附子（有毒，须先煮 90 分钟）80g，生黄芪 240g，生莪术 100g，干姜 30g，桂枝 20g，炒白芍 20g，炙甘草 30g，生龙骨 30g，赤石脂 30g，禹余粮 30g，炒白术 50g，防风 15g，怀山药 90g，生姜丝 100g，大枣（去核）12 枚。每天 1 剂，连服 3 剂。

【效果反馈】2023 年 3 月 25 日，林博士发来反馈信息：患者昨天只上了 1 次厕所，今天在坚持吃药。现在几乎痊愈了，神奇！昨天上午药抓回来，就开始按您的方法熬制，喝了以后，直到晚上都没有再腹泻。晚上又熬了 1 次，准备今天早晨再喝 1 次，继续巩固一下。

嘱：年高，天冷下雨寒湿重，饮食不要贪凉。

【知识补充】同行关于此医案的交流如下。

孙忠明医师：周老师，您这治腹泻的方为什么要减掉牡蛎呢？

我：牡蛎性寒不适合受寒凉引起的腹泻。其实不去，可能也不影响全局，因为整个方剂中有大量的温热药。禹余粮也是凉的，但固涩力胜过牡蛎。

周克兵医师：如果是我开方，会在周老师开方的基础上再加大剂量车前子以利小便实小便，效果更快一些。

刘宗强医师：上海名医董汉良教授根据"利小便以实大便"的理论，用氢氯噻嗪，成人每次 2 片，小孩每次 1 片或 0.5 片，治疗各种急性腹泻，立竿见影。

此为紧急情况治标之方法，待止泻后再用附子理中丸（寒证）或对证的中药善后。我也在临床中验证过多例，的确如此。

周老师说："用中医学的医理及思维方式治病才是真正的中医！"要不然，即便是"使用纯中药"，最多也就是"西骨中皮"。

我记得 2010 年，在新疆遇到一个老头，70 多岁，爱打麻将，我也爱打麻将。那时候我们打麻将三缺一，刚好那老头来了，我拉着他，让他坐下打麻将。他说："哎呀，不行，我现在腹泻，一会儿跑一趟厕所，一会儿跑一趟厕所，跑得站不住了。"我笑了，说："腹泻好整。"其实那时候我还没有真正行医，只是当时看了董汉良的书，就非常感兴趣，家里刚好备有氢氯噻嗪，就给老头弄了 2 片吃一吃。

老头自从吃了那 2 片药以后，一直跟我们打麻将，打到最后就没有再跑厕所，这个方子真是特别神奇。

还有一年，山东的一位村医，他家小孩很小，可能不到 3 岁，腹泻，严重到马上要脱水。大医院、小诊所都去看了，他自己也是医生，实在没招了。

可怜天下父母心，当时我记得那位医生跟我说的时候就想哭，哀求的状态。他说："这孩子腹泻止不住怎么办？刘老师你给我想想办法，这孩子，马上就要脱水了，头都抬不起来了。"我就把这个方子给他了，并让他给孩子吃上半片氢氯噻嗪。

吃完孩子就不腹泻了，因孩子是寒性的腹泻，所以让他用附子理中丸，慢慢调养，孩子慢慢就好了。

这两件事儿我印象特别深。就昨天我看老师开那个方子，去掉生牡蛎的原因，我也是想不通。现在明白了，非常佩服周老师。他的很多经验都是慢慢在临床上积累而来的，这是非常重要的！

2剂中药2天治愈急性腹泻

母亲83岁。长期胃寒，经常隐痛，吃东西喜热怕冷。

3月23日清晨，大便1次，正常。下午5点左右吃了稀饭，是用在冰箱放了几天的白米饭和地瓜干加水烧煮而成的。吃稀饭的时候，又是放凉了一会儿再吃的，所以是比较冷的。菜肴吃的是腐乳和2个鸡蛋。过了1个小时，约6点开始大便，腹泻1次，完全失禁，无法控制。腹泻以后，因为全身很脏，立即洗澡，可能再次受寒。洗澡后，晚上6点30分，直到第二天（24日）凌晨4点多，共10小时，又断断续续腹泻了8次，前后共腹泻9次。大便不成形，稀溏。

深更半夜，我见母亲腹泻严重，无奈之下，让她喝了老酒，53度的酱香型白酒，企图杀菌，效果不大。后又吃了藿香正气丸，效果不大。

3月24日清晨4点多，在走投无路、焦头烂额的情况下，冒昧的硬着头皮发微信给周医生，周医生马上回复，并通过视频观察我母亲的舌苔，还要求她与周医生说一句话。周医生不仅要了解她的病情，还要精确地了解她的精神状态和身体状况。

交流后周医生立即开了3剂药方，我根据药方立即配药和煎药。

吃了第一剂药，当天腹泻1次，这一次仍然失禁，但从腹泻9次减为腹泻1次。

3月25日，吃了第二剂药，大便2次稀薄，量少能控制，没有失禁。

3月26日，早晨正常大便1次，恢复常态。

吃了2剂药后，恢复正常，没有再出现腹痛和腹泻了。

感谢周医生的大爱精神和精湛的中医医术。竟然用2剂中药，仅2天时间，就治愈了急性腹泻、急性肠胃炎，我们全家都特别感谢他。

（林　俊）

医案 8：全身无力喘膝盖肿卧床不起 5 天大效

我婆婆，82 岁。从上个月 25 日起，全身无力，喘，严重到喘不过气来，老远就能听到喘声，膝盖肿，一站还有咔咔声，卧床不敢起。老人不愿接受任何治疗，想要等死，我抓了 1 剂回阳救命汤，每次 5～10g，煲水给她喝，每次骗她说是开水才愿意喝下。

喝完 5 天就不怎么喘了，可以下床，正常上厕所。现在还在继续喝，也可以自已煮吃的，去外面散步了。感谢周老师！

【446 辨证】“82 岁”，气血阴阳极虚。“全身无力”，气虚。“喘，严重到喘不过气来，老远就能听到喘声”，到这种程度，就不仅气虚，阳也虚了。“膝盖肿，一站还有咔咔声，卧床不敢起”，阳气虚不运化水饮。

【综合辨证】阳气大虚，难以温运。

【确定治则】大补阳气，温以运化。

【确定性味】温热甘补，辛以温通。

【确定方药】回阳救命汤。

制附子（有毒，须先煮 90 分钟）80g，生黄芪 180g，桂枝 20g，炒白芍 20g，炙甘草 30g，生龙骨 30g，生牡蛎 30g，炒白术 30g，防风 15g，怀山药 90g，生姜丝 50g，大枣（去核）12 枚，葛根 80g。

周克兵医师让其加了茯苓 20g，泽泻 36g，赤小豆 150g，增加利水消肿的作用。

（农　平）

（二）验方医案提要总结与应用思路拓展

1. 医案提要

医案 1：患者 89 岁，脑梗死、心肌肥大压迫心脏，喘气、短气上不来，重度昏迷，喝了 2 次回阳救命汤原方，叫她能答应了，也能喝一点小米粥了。

患者女儿，劳累就两肾气胀痛，憋不住尿，躺下就浑身酸困酸痛，同喝其母亲的药，就没有尿频的现象了，腰痛也轻松一点了。

医案2：患者是老年人，感染新型冠状病毒“不可逆”后遗症，患病10个月，当时主治医生劝其回家“保养”，心肺和气管上已经堆满了钙化灶，是不可逆的，给家属下了几次病危通知书，让家属准备后事。朱如春老师用外治法先扶阳，予回阳救命汤原方3剂，服用后呼吸开始顺畅，后用青龙虎啸汤3剂，夜里无须吸氧睡觉。从双眼周围及锁骨处、双侧腹股沟、左侧大腿正上胃经上、双腿后面臀下发出大面积瘀紫，用周老师的消结方7包后，瘀紫渐消，每天下午活动后需要吸氧。1年后回访，患者在世，吃睡皆好。

医案3：患者73岁，腔隙性脑梗死病史多年，经常性受凉头痛，恶心、记忆力下降，有时会犯迷糊不认人，有时会尿床，不定时小便不利，昨天（15日）下午开始犯迷糊说胡话，现在有时会清醒认人。胃口不太好，不主动吃饭，喂的话可以吃点，一直往身上盖被子。先服用元阳升降汤原方2次，能认人了，但偶尔又有点犯迷糊不认人，服用回阳救命汤开始能认人了，头也不痛了，能正常交流。

医案4：患者46岁，医院诊断为阑尾炎，要求立刻住院准备手术，舌淡润色苔白而少，又怕冷又怕热，身体一阵热，一阵冷，不发热，嗜睡，眼圈嘴唇青黑，几天一病不起，又肚子痛，中医辨证属少见的“虚寒性”阑尾炎。于是用回阳救命汤，因没有怀山药，故用生麦芽70g替代，还加了柴胡25g，党参30g，黄芩9g，姜半夏15g，1天见效，2天后痊愈。

医案5：患者81岁，心慌，胸闷，24小时动态心电图显示期前收缩一万多次，医生建议做射频消融术治疗。用回阳救命汤3剂，感觉稍微轻些，连续服用29剂，期前收缩彻底没有了。

医案6：患者六七十岁，腹泻1年，总治不好，走路无力，吃水果腹泻，吃肉也腹泻。吃了1剂回阳救命汤，好了很多，吃第二剂好了更多。

医案7：患者83岁，1天内腹泻10次，胃周围有点痛，诸药无效。回阳救命汤加减，1天大效，2天痊愈。

医案8：患者82岁，全身无力，喘，严重到喘不过气来，老远听到喘声，膝盖肿，一站还有咔咔声，卧床不敢起。回阳救命汤加茯苓、泽泻、赤小豆打粉，每次 5～10g 煲水喝，服用 5 天就不怎么喘了，可以下床，上厕所。

2. 医案总结

本节皆是危重病患者，如果不及时得到救治，肯定会有生命危险。而这些医案中只有一位患者 46 岁，其余皆是老年人，其中 80—90 岁的就有 4 位。

所患病症：脑梗死、心肌肥大压迫心脏，喘气、短气上不来，重度昏迷，呼吸不畅，需吸氧睡觉，腔隙性脑梗死，受凉会头痛，恶心、记忆力下降，犯迷糊不认人，尿床，不定时小便不利，胃口不太好，不主动吃饭，一直往身上盖被子，又怕冷又怕热，身体自我感觉一阵热，一阵冷，但不发热，嗜睡，眼圈嘴唇青黑，肚子痛，属于虚寒性阑尾炎，心慌，胸闷，24 小时动态心电图显示期前收缩一万多次，1 天内腹泻 10 次，胃周围有点痛，全身无力，喘，严重到快要喘不过来气，老远听到喘声，膝盖肿，一站还有咔咔声，卧床不敢起。

以上病症看似繁多，其实患者都是：舌淡苔白，全身无力，怕冷，属“阳气大虚”，如此就可用回阳救命汤，治病救急甚至救命。

四、回阳救命汤在脑部疾病中的应用

（一）验方医案精选

医案 1：头晕严重难走路阵汗出怕冷半剂药大效

2024 年 3 月 19 日，李医师替患者求诊。

患者，女，40 岁。面容暗黄白色，感冒发热输液后，现在不发热，主要是头晕严重，阵汗出，晕得不敢走路，怕冷，舌苔偏黄，舌淡暗紫，苔白上有浮黄。

【446 辨证】“40 岁”，气血阴阳开始虚。“面容暗黄白色”，暗为阳虚，黄为血虚，脾胃弱，白为气虚。“感冒发热输液后，现在不发热”，热虽解，而病未除，且感冒严重者多耗气。“主要是头晕严重”，气虚不养头。“阵汗出”，气虚固摄汗液，严重者阳也虚。“晕得不敢走路”，阳气亏虚，不能上养于头。“怕冷”，阳虚。“舌淡暗紫，苔白上有浮黄”，淡为阳气

虚，暗为阳虚，紫为阳虚不温血而寒凝，苔白证明整体还是以阳气虚为主，同时排除阴虚和实火证，浮黄为郁火，切莫当成实火。

【综合辨证】阳气亏虚，血寒而瘀，郁火血虚。

【确定治则】大补阳气，温运化瘀，解郁补血。

【确定性味】温热甘补，辛活温通，辛解甘平。

【确定方药】回阳救命汤。

制附子（有毒，须先煮 90 分钟）80g，生黄芪 180g，桂枝 20g，炙甘草 30g，干姜 30g，炒白术 50g，防风 15g，生姜丝 50g，大枣（去核）12 枚，生龙骨 30g，生牡蛎 30g，炒白芍 20g，怀山药 90g。水煮服用，每天 1 剂。

【效果反馈】2024 年 3 月 20 日，李医师反馈：患者吃了半剂药，今天就敢走路了，能自己走路到诊所了。

【疑点解惑】问：患者舌紫是不是可以加活血化瘀的药？您为什么没加?

答：可以少加些活血化瘀的药，但不可以多加，因为主要病因是阳气亏虚，要以补阳气为主，阳气足自然可以温血而化瘀，少加可以促进活血化瘀之力，多加则耗气。李医师要加白芍，我没让其加白芍，就是为了让其体会阳气亏虚的重要性，所以让原方服用。如果此时再加活血化瘀药，怕其犯懵，且并不影响疗效，因为主因阳气亏虚解决了，血寒而瘀自然不解而解了。

医案 2：头晕耳鸣耳朵痒 3 剂效

2021 年 9 月 10 日，一位中医同行求诊。

患者，67 岁。头晕，有时耳鸣，耳朵痒，怕冷怕热，大便溏黏。早上起床后，眼睛模糊，有黏物，腰部有时疼痛，胸部以上多汗，右耳周边特别严重，自动流汗，眼袋大。现又患睾丸鞘膜积液，右睾丸有苹果那么大。血压不高。舌淡周边略红，苔白分布不均匀，周边和舌中间少苔，舌头整体湿润。

【446 辨证】“67 岁”，气血阴阳皆虚。“头晕”，阳气虚不养头，痰

饮水湿不化，也可合而为病。“有时耳鸣”，阳气虚不养耳则虚鸣。“耳朵痒”，气虚生风则痒，此风为内风，为虚风，与外感风邪之风不同，因为内风是气虚，无外感史。“怕冷怕热”，气虚不耐冷也不耐热。“大便溏黏”，阳气虚不化水湿。“早上起床后，眼睛模糊”，阳气虚上升养目不足。“有黏物”，气虚不化水饮。“腰部有时疼痛”，阳气虚不运血则疼痛。“胸部以上多汗，右耳周边特别严重，自动流汗”，阳气虚不固摄汗液。“眼袋大”，阳气虚不化水饮。“现又患睾丸鞘膜积液，右睾丸有苹果那么大”，阳气虚不化水饮。“血压不高”，血压未受影响。“舌淡周边略红，苔白分布不均匀，周边和舌中间少苔，舌头整体湿润”，舌淡为阳气虚，周边略红，不作病态，因为正常舌是淡红舌。苔白不均少苔证明阴液不足，舌头整体湿润为阳气虚不化水饮。

【综合辨证】阳气亏虚，不养头耳，不固汗液，不化水饮。

【确定治则】大补阳气，上养头耳，固摄汗液，温化水饮。

【确定性味】温热甘补，辛升甘温，涩固酸收，辛开温化。

【确定方药】回阳救命汤。

制附子（有毒，须先煮90分钟）80g，生黄芪180g，干姜30g，桂枝20g，炒白芍20g，炙甘草30g，生龙骨30g，生牡蛎30g，炒白术50g，防风15g，怀山药90g，生姜丝50g，大枣（去核）12枚。每天1剂，连服3剂。

【效果反馈】2021年9月17日，中医同行发来反馈信息：服药3剂，现在感觉耳朵没有那么痒了，人脑的眩晕感减轻了，大便不溏。舌周边不那么红了，舌苔分布均匀了，也没有之前那么湿润了。

【疑问解惑】问：患者舌周边和舌中间少苔证明阴液不足，可是为什么还会水饮不化，舌头整体湿润呢?

答：阴液和水饮是同形不同类的物质。阴液是人体所需要的，具有滋养和营养五脏六腑、四肢筋骨的作用；而水饮是人体所不需要的，又不能排出体外的致病物质。舌苔是阳气布输阴液而形成的，过少证明体内阴液不足。而舌头过于水湿是体内水饮过多又排不出体外，在舌头上的反映。故舌少苔证明阴液不足，舌头过于湿润是水饮不化。

医案3：脑梗死的速效

2021年11月15日，一东北的亲友替其父亲求诊。

患者，男。因脑梗死，住院治疗几天。目前人无法动弹，话也不太能说完，回来这两天说话还行，左半侧身子不太好使，右侧稍微好一点。

【446辨证】“替父亲求诊”，老年人，气血阴阳虚多。“因脑梗死，住院治疗几天”，只要舌不红、苔不黄、不发热，老年人脑梗死多是阳气大虚。“目前人无法动弹”，阳气大虚。“话也不太能说完”，阳气大虚不养脑，说话功能下降。“回来这两天说话还行”，阳气在恢复。“左半侧身子不太好使，右侧稍微好一点”，阳气大虚不布阴血，无法充养，故功能下降。

【综合辨证】阳气大虚，不布阴血，运化无力。

【确定治则】大补阳气，输布阴血，助推助运。

【确定性味】温热辛甘，辛温助运。

【确定方药】回阳救命汤加葛根、麻黄。

葛根90g，制附子（有毒，须先煮90分钟）80g，生黄芪240g，麻黄15g，干姜30g，桂枝30g，炒白芍20g，炙甘草30g，生龙骨30g，生牡蛎30g，炒白术50g，防风15g，怀山药90g，生姜丝50g，大枣（去核）12枚。每天1剂，连服3剂。

【效果反馈】2022年1月8日，朋友发来感谢信息：吃了中药后，现在可以柱棍或搀扶着行走，也能吃饭了。

医案4：头晕嘴歪小便不利6剂诸症消失

2023年3月2日，洛阳的张静老师发来反馈信息。

患者，76岁。时常发作头晕，不能说话，嘴歪，心里清楚，过后正常，住院检查正常。

喝了3剂回阳救命汤加葛根40g，麻黄10g后，头晕减轻，睡眠明显改善。不过又出现了小便不利的症状，用回阳救命汤加麻黄10g，葛根40g，赤小豆90g，3剂后，头晕头痛、小便不利等症状完全消失。

患者现在胃还有点撑胀，今天又开周老师的甘草生姜膏和保和丸。

具体药方：回阳救命汤加麻黄、葛根、赤小豆。

制附子（有毒，须先煮 90 分钟）80g，生黄芪 180g，干姜 30g，桂枝 20g，炒白芍 20g，炙甘草 30g，生龙骨 30g，生牡蛎 30g，炒白术 50g，怀山药 90g，防风 15g，麻黄 10g，葛根 40g，赤小豆（引子）90g，生姜丝 50g，大枣 12 枚。3 剂。

【446 辨证】“76 岁”，气血阴阳甚虚。“时常发作头晕”，年高体虚久病阳气虚不上升充养于头。“不能说话”，阳气虚不养脑则说话功能丧失。“嘴歪”，阳气虚运化阴血不养筋肉。“心里清楚”，尚未影响到神志。

【综合辨证】阳气大虚，不运阴血。

【确定治则】大补阳气，运化阴血。

【确定性味】温热甘补，辛通温运。

【确定方药】见上。

【知识补充】嘴歪相当于现代医学的面神经麻痹，俗称面神经炎、“歪嘴巴”、“吊线风”，是以面部表情肌群运动功能障碍为主要特征的一种疾病。它是一种常见病、多发病，不受年龄限制。一般症状是口眼歪斜，患者往往连最基本的抬眉、闭眼、鼓嘴等动作都无法完成。

临床多表现为病侧面部表情肌瘫痪，前额皱纹消失、眼裂扩大、鼻唇沟平坦、口角下垂。在微笑或露齿动作时，口角下坠及面部歪斜更为明显。病侧不能做皱额、蹙眉、闭目、鼓气和噘嘴等动作。鼓腮和吹口哨时，因患侧口唇不能闭合而漏气。进食时，食物残渣常滞留于病侧的齿颊间隙内，并常有口水自该侧流下。由于泪点随下睑外翻，使泪液不能按正常引流而外溢。

面神经麻痹引起的面瘫绝大多数为一侧性，且右侧多见，多数患者往往于清晨洗脸、漱口时突然发现一侧面颊动作不灵、口角歪斜。部分患者可有舌前 2/3 味觉障碍，听觉过敏等。

外伤引起的周围性面神经麻痹可分为早发性（损伤后立即出现面瘫）和迟发性（伤后 5～7 天出现面瘫）两种。依据伤后面瘫发生的迟早程度，电兴奋和肌电图检查，可评估面神经损伤的程度以判断预后。

（张　静）

医案5：身子麻半夜醒小腹就胀胃酸3剂基本愈

2023年2月8日，董帅老师发来反馈信息。

我朋友他父亲喝了3剂“回阳救命汤”后，左边身子麻已恢复正常，手脚也热了。小腹以前半夜醒来就胀，胃酸，口吐酸水到早上起床，现在这些症状基本都没了，能一觉睡到天亮。

现在求诊：小腹早上七八点还有些胀，起床活动下就好些，膝关节以前内侧痛，喝药后整个膝关节痛，白眼珠红。舌质淡，整个舌有裂痕，苔白。

具体药方：制附子（有毒，须先煮90分钟）60g，生黄芪120g，干姜30g，桂枝20g，炒白芍20g，炙甘草30g，生龙骨（另包）30g，生牡蛎（另包）30g，炒白术50g，防风15g，怀山药90g，生姜丝50g，大枣（去核）12枚。每天1剂，连服3剂。制附子煮1个小时后下龙骨、牡蛎煮半个小时，再下其他药（即回阳救命汤减量）。

于是我调整方子为：生莪术120g，制附子（有毒，须先煮90分钟）60g，生黄芪240g，干姜30g，桂枝20g，炒白芍20g，炙甘草30g，生龙骨（另包）30g，生牡蛎（另包）30g，炒白术50g，防风15g，怀山药90g，生姜丝50g，大枣（去核）12枚。每天1剂，连服3剂。

【446辨证】“左边身子麻”，阳气虚运阴血则麻木，半边身子证明阳气亏损严重，必须重用生黄芪。“手脚也热”，证明手脚之前是凉的，故为阳虚。“小腹以前半夜醒来就胀，胃酸，口吐酸水到早上起床”，阳气虚不运水饮则上逆。“能一觉睡到天亮”，反推之前睡眠不好，胃不和卧不安，阳气亏虚，心神飘浮，阴血不足，心神不宁也可导致，也可合而为病。“现在小腹早上七八点还有些胀，起床活动下就好些”，阳气还未运化彻底。“膝关节以前内侧痛，喝药后整个膝关节痛”，阳气运化的药效反应，属正常现象。“白眼珠红”，药偏热有点上火。“舌质淡，整个舌有裂痕，苔白”，淡为阳气虚，裂痕如非先天，就是阳气虚不布阴液上达于舌，苔白为阳气虚，为寒，同时排除以阴虚和实火证为主。

【综合辨证】阳气大虚，不布阴血，水饮不化。

【确定治则】补阳益气，输布阴血，温化水饮。

【确定性味】温热甘补，辛布甘平，辛开温化。

【确定方药】见上。

（二）验方医案提要总结与应用思路拓展

1. 医案提要

医案 1：患者 40 多岁，面容暗黄白色，头晕严重，阵汗出，晕得不敢走路，怕冷，舌淡暗紫，苔白上有浮黄。回阳救命汤原方 1 剂药只吃了一半，就敢走路了，能自己走到诊所。

医案 2：患者 67 岁，头晕，有时耳鸣，耳朵痒，怕冷怕热，大便溏黏。早上起床后，眼睛模糊，有黏物，腰部有时疼痛，胸部以上多汗，右耳周边特别严重，自动流汗，眼袋大。现又患睾丸鞘膜积液，右睾丸有苹果那么大。血压不高，舌淡周边略红，苔白分布不均匀，周边和舌中间少苔，舌头整体湿润。服回阳救命汤 3 剂，感觉耳朵没那么痒，大脑眩晕感减轻了，大便不溏了。

医案 3：患者老年人，因脑梗死，住院治疗后，无法动弹，话也不太能说完，左侧半个身子不太好使，右侧还行。服用回阳救命汤加葛根、麻黄后，患者可以拄着棍，或搀扶着能走了，也能吃饭了。

医案 4：患者 76 岁，时常发作头晕，不能说话，嘴歪，心里清楚，过后正常。喝了 3 剂回阳救命汤加葛根 40g，麻黄 10g 后，头晕、睡眠明显改善。不过又出现了小便不利现象，再加赤小豆 90g，3 剂后，头晕头痛、小便不利等症状完全消失。

医案 5：患者老年人，喝了 3 剂回阳救命汤后反馈，左边身子麻已恢复正常，手脚也热了。小腹以前半夜醒来就胀，胃酸，口吐酸水到早上起床，这些症状基本没了，能一觉睡到天亮。

2. 医案总结

本节医案的患者仅有一位是中年人，其余皆是老年人。病症以头晕、晕得不敢走路，怕冷，出虚汗，有时耳鸣，身体表现为大便溏黏，早上起床后，眼睛模糊，有黏物，腰部有时疼痛，胸部以上多汗，右耳周边特别严重，自动流汗，半边身子不太好使，不会说话，嘴歪，心里清楚，胃酸、口吐酸水等为主。

舌苔皆是舌淡胖大湿润，苔白湿厚者，没有 1 例是舌红苔黄者。

以上皆属“阳气大虚，温运不力”为主，兼有“痰饮不化，阴血亏虚”，皆可以服用回阳救命汤，半身无力、肢体麻木者可以加葛根疏经通络，加麻黄宣升阳气，如果小便不利，可以加赤小豆。

五、回阳救命汤在心脏病中的应用

（一）验方医案精选

医案 1：心跳加快 3 剂效

2022 年 11 月 13 日，蒋梦瑶老师替患者求诊。

患者，男，45 岁。脑瘤术后 2 年，现在睡不着，心跳很快，自己能听到。戒酒期间大便带血，腹胀，口苦。每晚睡不着，睡 1 个小时就醒。现在饮温水，遇寒舒服，每晚满头大汗，饮酒腹泻，戒酒腹胀，放屁多。舌淡红而湿润，苔略厚而均匀。

【446 辨证】“45 岁”，气血阴阳见虚。“脑瘤术后 2 年”，手术伤阳气耗阴血。“现在睡不着”，阳气虚，心神飘浮，阴血虚，心神不宁，皆可导致。“心跳很快，自己能听到”，阳气虚不布阴血到心脏。“戒酒期间大便带血”，阳气虚不固摄，湿热动血皆可导致，结合全身的病症来看，当属阳气虚。“腹胀”，阳气虚不运化。“口苦”，郁热。“现在饮温水，遇寒舒服”，胃中有郁热、实火。“每晚满头大汗”，阳气虚不固摄汗液。“饮酒腹泻”，结合患者提供，饮的是白酒为湿热，阳气虚不胜湿则泻。“戒酒腹胀”，白酒虽湿但属热性，故以补阳，患者本阳虚，饮白酒可助运化，戒酒后无法助运化故腹胀。“放屁多”，气虚气机不畅，故屁多。“舌淡红而湿润，苔略厚而均匀”，舌淡红为正常，湿润、苔略厚为痰饮水湿不化。

【综合辨证】阳气亏虚，不布阴血，痰饮不化。

【确定治则】补阳益气，输布阴血，化痰消饮。

【确定性味】温热甘补，辛输甘平，辛开苦燥。

【确定方药】回阳救命汤加麦芽糖以补气益血，促进睡眠。

制附子（有毒，须先煮 90 分钟）80g，生黄芪 180g，干姜 30g，桂

枝 20g，炒白芍 20g，炙甘草 30g，生龙骨 30g，生牡蛎 30g，炒白术 50g，防风 15g，怀山药 90g，生姜丝 50g，大枣（去核）12 枚。每天 1 剂，连服 3 剂。汤药煮好后，兑入麦芽糖 100g，每剂药分 3 次服用。

【效果反馈】2022 年 11 月 16 日，蒋梦瑶老师发来反馈信息：患者现在正常了。舌苔比之前略红，湿润减轻，苔少而浮黄。舌头两边瘀，如果不喝白酒就会大便出血，询问是否需要调整方子。

嘱：接着服用药方就可以。顽固病，多坚持服用，即使彻底好了，也要隔三岔五服用。

医案 2：胸满闷心下跳动感 1 剂效

2022 年 11 月 1 日，陈继珍老师替患者求诊。

患者，中老年人。胸满闷，心下按之有跳动感，呃逆，爱发火，手极寒，冰冻，夏天也没温度，脚也冰凉，但脚没手严重，舒张压高，头晕，腰怕冷，头冷。曾用苓桂术甘汤加龙骨、牡蛎、泽泻、佩兰，服 3 剂有效，但不是很满意。患者之前脐周都是硬的，按之跳动，断断续续服 1 年苓桂术甘汤，现只有脐上跳动。春天发作中风 1 次，扎针放血后没有任何不适，行如常人。舌胖大湿润淡红，苔白。

【446 辨证】“患者，中老年人”，气血阴阳见虚。“胸满闷”，阳气亏虚，痰饮水湿，皆可导致。“心下按之有跳动感”，阳气虚不养心。“呃逆”，气虚不运则气机不畅而呃逆。“爱发火”，气郁化火。“手极其寒、冰冻，夏天也没温度，脚也冰凉，但脚没手严重”，阳虚。“舒张压高”，中老年慢性血压高多为气虚。“头晕”，阳气虚不养头。“腰怕冷、头冷”，阳虚。“曾用方：苓桂术甘汤加龙骨、牡蛎、泽泻、佩兰，服 3 剂有效，但不是很满意”，方虽为温化水饮祛湿的药，但补阳气药不足。“患者之前脐周都是硬的，按之跳动”，阳气亏虚不温运。“断断续续服 1 年苓桂术甘汤，现只有脐上跳动”，虽温化水饮，但力度不够。“春天发作中风 1 次”，中老年人中风，只要舌淡苔白就是阳气大虚不养脑所致。“舌胖大湿润淡红，苔白”，胖大为阳气虚，湿润为不化水饮，淡红为正常，苔白为阳气虚，为有寒，同时排除以阴虚和实火证为主。

【综合辨证】阳气亏虚，水饮不化，郁而有热。

【确定治则】补阳益气，温化水饮，运化解热。

【确定性味】温热甘补，辛温助化，辛散郁热。

【确定方药】回阳救命汤。

制附子（有毒，须先煮 90 分钟）80g，生黄芪 180g，干姜 30g，桂枝 20g，炒白芍 20g，炙甘草 30g，生龙骨 30g，生牡蛎 30g，炒白术 50g，防风 15g，怀山药 90g，生姜丝 50g，大枣（去核）12 枚。每天 1 剂，连服 3 剂。

【效果反馈】2023 年 1 月 6 日，陈继珍老师高兴地发来反馈信息：患者只吃了 1 剂，效果很好，气紧次数少了。

医案 3：高龄冠心病感冒后浑身乏力吃饭睡觉难中药速效

2023 年 10 月 13 日，觉群师兄发来反馈信息。

患者，女，82 岁。先是感冒发热咳嗽，后来感冒咳嗽好了，但没有彻底好，浑身乏力，不想吃饭，睡不着觉，冠状动脉性心脏病（简称冠心病）病史。开回阳救命汤，吃完以后很快就彻底痊愈，国庆节期间还专门到我家来走了一圈儿。

制附子（有毒，须先煮 90 分钟）80g，生黄芪 180g，干姜 30g，桂枝 20g，炒白芍 20g，炙甘草 30g，生龙骨 30g，生牡蛎 30g，炒白术 50g，防风 15g，怀山药 90g，生姜丝 50g，大枣（去核）12 枚。每天 1 剂。

【446 辨证】“82 岁”，气血阴阳极虚。“感冒发热咳嗽”，感冒严重者多耗气。“浑身乏力”，阳气虚。“不想吃饭”，脾胃虚弱。“睡不着觉”，阳气亏虚，阴血不足，皆可导致。“冠心病”，老年慢性冠心病肯定会阳气虚。

【综合辨证】阳气极虚，脾胃虚弱。

【确定治则】大补阳气，健脾养胃。

【确定性味】温热甘补，甘温补中。

【确定方药】见上。

医案 4：心悸心烦口干大便秘结中药速效

2022 年 5 月 1 日，一位微信名叫“大唐女刺客”的朋友替一老年患者求诊。

患者，眼周发白，夜里汗出，有心烦、心悸、心肌缺血的症状。夜口干、口苦严重，配了药方，服用后口苦没有了，现在还有口干症状。舌淡暗红而湿润。夜里心跳加速，腹部有包块，大便秘结，排了一些出来，始终排不净。

【446 辨证】“老年患者”，气血阴阳皆虚。“眼周发白”，气虚。“夜里汗出”，如果舌红苔少干燥为阴虚，如果舌淡湿润为阳气虚，结合后面病症，当为阳气虚。“心烦”，阳气虚浮会烦，阴虚火旺也会烦，也可合而为病。“心悸”，阳气虚，阴血虚，皆会导致。“心肌缺血”，阳气虚不布阴血。“夜口干”，阳虚。“口苦严重”，有郁热或实火。“配了药方，服用后口苦没有了”，郁热或实火已解。“现在还有口干症状”，火虽去，但阳气虚不布阴液到口而干。“舌淡暗红而湿润”，淡为阳气虚，暗为阳虚，湿润为水湿不化。“夜里心跳加速”，阳气虚，阴血虚，皆可导致。“腹部有包块”，阳气虚不温运，气滞血瘀，痰饮不化，皆可导致。“大便秘结，排了一些出来，始终排不净”，阳气亏虚不运化，阴液不足不滋润，皆可导致。

【综合辨证】阳气亏虚，温运不足，气滞血瘀，痰饮不化，阴虚有热。

【确定治则】大补阳气，助运温通，理气化瘀，化痰消饮，滋阴清热。

【确定性味】温热甘补，辛通助运，辛咸化瘀，咸温化饮，甘凉滋阴。

【确定方药】回阳救命汤加莪术活血化瘀，加生地黄滋阴清热，加山萸肉补益止汗。

生莪术 100g，生地黄 120g，制附子（有毒，须先煮 90 分钟）80g，生黄芪 240g，干姜 30g，桂枝 20g，炒白芍 20g，炙甘草 30g，生龙骨 30g，生牡蛎 30g，炒白术 50g，防风 15g，山萸肉 90g，生姜丝 50g，大枣（去核）12 枚。每天 1 剂，连服 3 剂。

【效果反馈】2022 年 5 月 11 日，“大唐女刺客”发来反馈信息：患者服药后症状好多了，放屁多、大便秘结已经好转，口干也缓解了。

【疑点解惑】问：辨证有“气滞、痰饮不化”，可是方中为何没加理气和化痰的药呢？

答：第一，阳气亏虚是主因，阳气一足，自然温运，进而理气化痰饮。第二，理气药不一定能活血，活血药多能理气，方中重用生莪术，不理气而理气，方中还有生牡蛎可以化痰散结。

医案5：遗精后心跳快尿道口痒3剂大效

2023年11月11日，栾老师发来反馈信息。

患者，男，17岁。有时晚上入睡困难。有时尿道口痒，有时疼痛。肚脐上下范围腹胀，往上返气。白天有时会犯困。放屁多，在学校有时会3天大便1次，在家里就每天1次。早上起床有时视物模糊，平时眼睛干涩。有时耳鸣。喉咙里有时有黏液。手臂外侧有疙瘩，后背两侧也有疙瘩。考试容易紧张，一紧张就大脑一片空白。每次遗精后没精神，心跳加快，自测心率每分钟120～130次。小便时会痛1～2天。舌淡苔白而湿。

【446辨证】“17岁”，气血阴阳旺而未足。“有时晚上入睡困难”，阳气虚，阴血亏，皆会导致。“有时尿道口痒”，阳气虚不化水饮则湿而痒。“有时疼痛”，阳气虚不布阴血则虚痛。“肚脐上下范围腹胀，往上返气”，阳气虚不运化。“白天有时会犯困”，气虚。“放屁多”，气虚不运则气机不畅而放屁多。“在学校有时会3天大便1次”，在学校读书劳累耗气，气虚则运化不足。“早上起床有时视物模糊”，气虚。“平时眼睛干涩”，气虚不布阴液，阴血不足，皆会导致。“有时耳鸣”，阳气虚不上升于耳。“喉咙里有时有黏液”，阳气虚不化水饮。“手臂外侧有疙瘩，后背两侧也有疙瘩”，阳气虚不温运，或痰饮或血寒，郁而为疙瘩。“考试容易紧张，一紧张大脑就一片空白”，气虚则不耐压力。“每次遗精后没精神”，阳气虚不养脑。“心跳加快，自测心率每分钟120～130次”，阳气虚不养心。“小便时会痛1～2天”，阳气虚不温运则郁而痛。“舌淡苔白而湿”，阳气虚不化水湿。

【综合辨证】阳气亏虚，阴血不足，水湿不化。

【确定治则】补阳益气，滋阴补血，化水利湿。

【确定性味】温热甘补，甘平略凉，辛温化水。

【确定方药】回阳救命汤。

制附子（有毒，须先煮 90 分钟）80g，生黄芪 180g，干姜 30g，桂枝 20g，炒白芍 20g，炙甘草 30g，生龙骨 30g，生牡蛎 30g，炒白术 50g，防风 15g，怀山药 90g，生姜丝 50g，大枣（去核）12 枚。每天 1 剂，连服 3 剂。

【效果反馈】患者喝了回阳救命汤后，症状有很大改善，上次在家里喝了 3 剂，心跳没那么快了，这期间遗精 1 次，小便疼痛的情况就一上午，很快就好了，精神状态也不错。痒的问题也有了很大改善。

嘱：甘草生姜膏加枸杞八角膏以善后。

【疑点解惑】问：17 岁男孩需要用这么大的药量吗？

答：一克人参可害人，百克石膏救危急，若问其中缘何故，辨证准确第一关，莫道少年惧重剂，只见年龄不见因。

医案 6：回阳救命汤，中医强心剂

下面，我浅谈下自己对心功能不全，心力衰竭的一点感悟，不足之处请老师和师友们指正。

我坐诊已 7 年有余，刚开始接诊这类患者，不看或立即介绍进医院治疗。随着时间的推移，不断看书学习，临症思考总结。虽能接诊一些患者，但心中总寝食难安，夜半醒来还想着患者也不知道药后情况。

2022 年底，随着疫情放开，在群内学习医案及网上学习，治疗了一些感染新型冠状病毒合并心力衰竭的患者，慢慢有了一点感悟。今天我想写出来，让老师和师友们指正一下，也是对传播中医贡献一分力量吧。

第一，回阳救命汤为基础。

第二，胸闷痛严重可加瓜蒌薤白剂。

第三，心悸重合桂枝甘草汤。

第四，气滞血瘀明显合丹参饮。

第五，伴气阴两虚合生脉饮或百合地黄汤。

第六，伴咳、咽部不利、白痰，合小青龙汤。

第七，兼失眠、惊悸，合桂枝加龙骨牡蛎汤。

第八，水肿明显合茯苓、泽泻、白术。

再次感谢周忠海老师建立“四虚四实六外感”体系，让我走进中医，服务乡亲。

（邓　硕）

（二）验方医案提要总结与应用思路拓展

1. 医案提要

医案 1：患者 45 岁，脑瘤术后 2 年，心跳很快，自己能听到，舌淡红而湿润，苔略厚而均匀。服用回阳救命汤加麦芽糖 3 天后，心率恢复正常。

医案 2：中老年患者，胸满闷，心下按之有跳动感，呃逆，爱发火，手极其寒、冰冻，夏天也没温度，脚也冰凉，但脚没手严重，舒张压高，头晕，腰怕冷，头冷。只吃 1 剂回阳救命汤，效果显著，气紧次数减少。

医案 3：患者 82 岁，感冒后浑身乏力，不想吃饭，睡不着觉，冠心病病史。吃完回阳救命汤原方，很快就彻底痊愈。

医案 4：老年患者，眼周发白，夜里汗出，有心烦、心悸、心肌缺血的症状，夜口干，舌淡暗红而湿润，夜里心跳加速，腹部有包块，大便秘结，排了一些出来，始终排不净。服用回阳救命汤加莪术、生地黄、山萸肉，后告知好多了，放屁多、大便秘结已经好转，口干也缓解了。

医案 5：患者 17 岁，遗精后心跳快、尿道口痒、小便疼痛。服用回阳救命汤原方 3 剂后，心跳没那么快了，遗精 1 次，小便疼痛，很快就好了，精神状态也不错，痒的问题也有了很大改善。

医案 6：邓硕医师对心功能不全、心力衰竭的一些加味经验总结。

2. 医案总结

本节医案的患者多是老年人、中年人术后、年轻人遗精后，感冒后出现的心脏病症状。

主要病症表现：心跳很快，自己能听到，胸满闷，心下按之有跳动感，冠心病病史，心烦，心悸，心肌缺血，夜里心跳加速，遗精后心跳快。伴随浑身乏力，不想吃饭，睡不着觉，手极其寒、冰冻，夏天也没温度，脚也冰凉，舒张压高，头晕，腰怕冷，头冷等阳气亏虚的病症。

患者多是舌淡红而湿润，苔略厚而均匀，舌淡暗红而湿润，反正不会出现舌红苔黄，口腔干燥的阴虚和实火舌苔。

绝大多数中老年人，只要是“舌淡苔白”的急慢性心脏病都可以服用回阳救命汤。

六、回阳救命汤在肺病中的应用

（一）验方医案精选

医案 1：4 年久咳和间歇脉的治疗

孙某，女，60 岁，2023 年 9 月 12 日就诊。

大约 4 年前吃了一次凉东西后出现咳嗽，久治不愈。感染新型冠状病毒后病情加重，经朋友介绍来我处就诊。间歇脉，与《伤寒论》描述的“脉按之来缓，时一止复来者，名曰结”基本一致。第一次给患者开炙甘草汤原方，按一两折合 5g 的比例。

患者吃药 1 周后，间歇脉象好转，但咳嗽基本没有改善。我还是坚持守方继续治疗。患者复诊反馈，咳嗽频率比原来少点，但还是咳，遂更方小青龙汤加味调治 3 周。患者病情仍然没有彻底解决，说没效又有点效，说有效又感觉并不满意。

我也在反思：为何效果不佳？后来想到患者曾提到“话说多了，咳嗽就会加重”，加上病因是之前吃凉引起，迁延不愈又因感染病毒加重。于是想起周忠海老师的回阳救命汤，遂更方回阳救命汤原方。患者代煎药，我嘱药房每剂煎 4 袋，让患者每天喝 2 袋，7 天的药实际用 14 天喝完。患者三诊时反馈，这次的药服完后效果好，咳嗽明显减轻，频率也少多了，还有偶尔咳嗽。

这次我看方向是正确的，量变才有质变，遂调整了处方剂量：黑顺片（有毒，须先煮 90 分钟）60g，炒白芍 30g，炒白术 30g，炙甘草 60g，生姜 30g，大枣 60g，防风 15g，干姜 60g，怀山药 90g，桂枝 30g，黄芪 240g，龙骨（先煎）30g，牡蛎（先煎）30g。水煎服，每天 1 剂。

患者服用 1 周后，11 月 7 日反馈：一点也不咳了，间歇脉也没有了，脉搏节律正常，续方 7 剂。

11 月 14 日反馈：一切稳定良好，继续巩固 7 剂。

11 月 21 日反馈：咳嗽、间歇脉都没有了，效果稳定。

近期因家里 80 多岁的老人住院，自己要负责照顾，挺累。按以前的情况病情会加重，可喝了回阳救命汤后，虽然累，但咳嗽和间歇脉都没有出现，患者对效果很满意。

【446 辨证】“60 岁”，气血阴阳皆虚。“吃了一次凉东西后出现咳嗽”，外寒入肺伤阳。“久治不愈”，久病耗气。“感染新型冠状病毒后加重”，新型冠状病毒属寒湿邪，最伤阳气，故病情加剧。“间歇脉，与《伤寒论》描述的‘脉按之来缓，时一止复来者，名曰结’基本一致”，阳气虚不输布阴血。“按炙甘草汤原方一两折合 5g 的比例，患者吃药 1 周后，间歇脉象好转，但咳嗽基本没有改善”，炙甘草汤益气滋阴，通阳复脉对心脏的间歇脉效果好，但补阳气力不足，温养胸肺不够。“小青龙汤加味调治 3 周，病情仍没彻底解决”，小青龙汤是外感寒邪，内化痰饮，治疗实证的，由此反推患者不是实证为主。“话说多了，咳嗽就会加重”，一语中的，乃气虚。“加上病因是之前吃凉的引起”，阳虚不耐寒。

【综合辨证】阳气大虚，不温胸肺，肺气不敛。

【确定治则】大补阳气，温运胸肺，固摄止咳。

【确定性味】温热甘补，辛运温养，酸涩收敛。

【确定方药】见上。

【疑点解惑】问：酸涩收敛的作用在方中的哪些药中能体现出来？

答：生龙骨、生牡蛎具有收敛固涩的作用，白芍味酸收敛，可以达到敛气止咳的辅助作用。

（袁海洸）

医案 2：哮喘用青龙虎啸汤无效改回阳救命汤见效

2022 年 10 月 14 日，韩丽影老师在微信上替儿子求诊。

患者，男，31 岁。支气管哮喘病史，每年一到 9 月入秋就咳嗽，咽痒。一咳嗽就好几个月。平时能汗出，比正常人汗出多。黑眼圈严重，平时爱熬夜，不运动，12 点前睡觉的时候特别少。平时尿黄，大便不成形。闻着刺激味咳嗽，遇凉也咳嗽。早晨起来感觉嗓子有痰，吐不出来；平时咳嗽就是干咳，没痰。胸不闷也不喘，嗓子一刺挠就咳嗽。咳完之后，就跟正常人一样。白天咳嗽，晚上不咳嗽。咳嗽就喝川贝母粉。平时不怕冷，怕热，一热就汗出。

【确定方药】青龙虎啸汤，其中生黄芪加量。

生黄芪 180g，制附子（有毒，须先煮 90 分钟）30g，麻黄 20g，桂枝 20g，炒白芍 20g，干姜 20g，细辛 20g，炒乌梅 20g，炙甘草 20g，姜半夏 20g，杏仁 20g，葶苈子（布包）15g，生石膏 80g，泽泻 36g，枳实 15g，炒白术 20g，茯苓 20g，生龙骨 30g，生牡蛎 30g，厚朴 10g，生姜丝 60g，大枣（去核）12 枚。每天 1 剂，连服 3 剂，每剂分 2～3 次服用，发作时可以加服 1～2 次。

【效果反馈】2022 年 10 月 19 日，韩丽影老师发来反馈：患者服用 3 剂药后还是咳嗽，但症状稍微轻点，询问是否继续服用。

嘱：继续服用 3 剂，咳嗽时加服。

2022 年 10 月 24 日，韩丽影老师发来反馈：患者的症状没有得到太大的改善。现在还是嗓子痒，一痒就咳嗽。白天咳嗽重，晚上睡觉不咳。舌下脉络比正常人粗。舌体薄淡嫩而湿滑，苔白。

改方：回阳救命汤。

制附子（有毒，须先煮 90 分钟）80g，生黄芪 180g，干姜 30g，桂枝 20g，炒白芍 20g，炙甘草 30g，生龙骨 30g，生牡蛎 30g，炒白术 50g，防风 15g，怀山药 90g，生姜丝 50g，大枣（去核）12 枚。每天 1 剂，连服 3 剂。

2022 年 11 月 1 日，韩丽影老师发来反馈：服用第二次开的方吃着效果很好，现在咳嗽少太多了，配合针灸 5 天，现在每天就咳嗽几声。患者体质可能是先天不足，平时特别容易汗出，一动就汗出，体重 92.5kg，身高 175cm，常年黑眼圈。支气管哮喘病史，每年 9 月就开始发作，咳嗽 3 个月。之前也吃了中药，但效果不好。现在服用第二次开的方，效果真是太好了，吃半个月就痊愈了。

于是让其加山萸肉善后：山萸肉 90g，制附子（有毒，须先煮 90 分钟）80g，生黄芪 180g，干姜 30g，桂枝 20g，炒白芍 20g，炙甘草 30g，生龙骨 30g，生牡蛎 30g，炒白术 50g，防风 15g，怀山药 90g，生姜丝 50g，大枣（去核）12 枚。每天 1 剂，连服 3 剂。

【医案总结】其实很惭愧，本来我是当成“外有寒邪，痰饮水湿不化，阳气亏虚”，判断用青龙虎啸汤，结果效不佳。看其舌苔舌体薄淡嫩，是阳气亏虚之证，方才起用回阳救命汤而取效。

医案 3：顽固咳嗽 1 剂愈

患者，男，49 岁。2023 年 8 月 22 日就诊。反复咳嗽 1 个月，各种检查都做了，没有问题，在本地诊所吃药不见效，故求助于我。刻诊见舌淡嫩湿润，脉沉弱，口不苦，有点干，大小便正常，尤其晚上咳嗽时身大汗出，全身乏力。

辨证：“反复咳嗽 1 个月”，病久耗气。“舌淡嫩”，阳气虚。“湿润”，有水饮。“晚上咳嗽时身出大汗，全身乏力”，阳气虚，阴虚甚。

治则：大补阳气，温肺化饮，止咳平喘。

方药：回阳救命汤与小青龙汤合方加减。

生黄芪 80g，蒸附片（有毒，须先煮 90 分钟）40g，干姜 30g，炙甘草 30g，桂枝 20g，炒白芍 20g，生龙骨 30g，牡蛎 30g，防风 15g，炒白术 30g，茯苓 20g，五味子 15g，姜半夏 20g，细辛 10g，杏仁 20g，厚朴 20g，蜜紫菀 30g，款冬花 15g，生姜 50g，大枣 12 枚。1 剂，每 2 小时服 1 杯。

反馈：2023 年 8 月 23 日早上，患者发来语音，诉昨天下午吃了 1 包药，晚上回去又吃了 1 包药，中药熬好后又喝了 1 杯，药效好得很，昨天晚上一点儿都没咳嗽，人感觉轻松多了。

现将我记忆犹新的三个用回阳救命汤与小青龙汤合方的病案记载于下。

去年曾治一女性，从怀孕开始就咳嗽，畏惧吃中药害怕伤到胎儿。生完孩子后，到各大医院检查，中西药吃了个遍，都止不住咳嗽。来我处抱着试试看的态度，用周老师的回阳救命汤与小青龙汤合方 3 剂，3 天后咳嗽除去 80%，后又服用 5 剂而痊愈。

我老家的一位患者，在外地打工，感染新型冠状病毒后咳嗽不止。回老家专程看咳嗽，且还找到了我年轻时学医的师父，也只能减轻，不能彻底治愈。患者只好又回去打工。到工厂后，听一工友说我能治疗此病，且 3 剂就好，遂找到了我。我通过辨证，用回阳救命汤与小青龙汤合方 3 剂，好了 80%，随后又吃了 5 剂而痊愈。

今年 5 月，用周老师青龙虎啸汤与回阳救命汤合方，成功救治了感染新型冠状病毒后的“白肺”，挽救了患者的生命。

感谢恩师的“四虚四实八外感”全新中医知识体系，让我成长迅速。更好地服务于患者。

作为一名医生，只有疗效，才能得到患者的认可，只有珍惜每次开方机会，理法清，方药明，箭无虚发，才能一击必中。

【446 辨证】“49 岁”，气血阴阳见虚。“反复咳嗽 1 个月”，久咳耗气。“舌淡嫩湿润”，淡嫩为阳气虚，湿润为水湿不化。“脉沉弱”，沉为阳虚，弱为气虚。“口不苦”，无实火和郁热。“有点干”，阳气虚不布阴液。“尤其晚上咳嗽时身大汗出”，阳气虚不养肺，阳气虚不固摄汗液。“全身乏力”，气虚。

【综合辨证】阳气大虚，痰饮不化。

【确定治则】大补阳气，化痰消饮。

【确定性味】温热甘补，辛开苦降。

【确定方药】回阳救命汤加小青龙汤合方。

（杨晓辉）

医案 4：儿子咳嗽母胸闷痛同吃一方 3 剂愈

2023 年 2 月，师兄电话求诊。

妻子自从春节去云南感冒后，一直非常怕冷，白天出太阳都吹不了风，每天都有好几次背部发凉的感觉。胸闷气短，胸口微痛，特别是吃过饭后胸闷和痛更明显。头部间歇性阵痛，轻微鼻塞，有清痰。

同时，小儿子也生病了，咳嗽有清痰，鼻塞流清涕，打喷嚏，晚上睡觉蹬被子，两只脚前半夜都不温，咳嗽晚上比白天严重，晚上只要蹬开被子就咳嗽。

【446 辨证】“妻子自从春节去云南感冒后”，外感。“一直非常怕冷”，阳虚。“白天出太阳都吹不了风”，阳气虚。“每天都有好几次背部发凉的感觉”，阳气虚。“胸闷气短，胸口微痛”，外感寒湿入内，出现经络阻塞。“特别是吃过饭后胸闷和痛更明显”，内寒湿邪与精谷之热相搏。“头部间歇性阵痛”，外感寒邪。“轻微鼻塞，有清痰”，外寒入肺脾，宣肃运化水湿失职。

“小儿子咳嗽有清痰，鼻塞流清涕，打喷嚏，晚上睡觉蹬被子，两只脚前半夜都不温，咳嗽晚上比白天严重，晚上只要蹬开被子就咳嗽”，一切皆外寒邪所致。

【确定治则】补阳散寒，健脾燥湿，利水止咳。

【确定方药】回阳救命汤加减。

附子（有毒，须先煮 90 分钟）60g，生黄芪 180g，干姜 30g，桂枝 30g，炒白芍 20g，炙甘草 30g，生龙骨 30g，生牡蛎 30g，炒白术 50g，防风 15g，怀山药 90g，生姜丝 100g，大枣（去核）12 枚，杏仁 20g，茯苓 30g，炒枳实 20g，厚朴 20g，葛根 40g。1 剂，母子同药，孩子微量。

【效果反馈】第一剂药吃了 4 次，目前情况已经好转。感觉消化能力好些，头痛和胸痛症状减轻。目前身体感觉很重，乏力，吃东西的时候有胸闷气短的感觉。身上有些部位如大椎、肩胛骨等有痛感，还是不喜欢吹风，太阳底下还是觉得风是冷的，头晕。

小儿子还是咳嗽，有清痰，流鼻涕症状减轻，偶尔流一点，没有之前频繁。目前药还可以服 2～3 次。

嘱：续服 3 剂。

3 剂服完，母子完全康复。

“回阳救命汤”在 COVID-19 大流行期间，立下汗马功劳，救人无数，感谢恩师赐方于世，无量功德。

【知识补充】方中所加药功效如下。

杏仁：苦，温；有小毒。祛痰止咳，平喘润肠，下气开痹。用于外感咳嗽，喘满，伤燥咳嗽，寒气奔豚，惊痫，胸痹，食滞脘痛，血崩，耳聋，疳肿胀，湿热淋证，疥疮，喉痹，肠燥便秘。

茯苓：甘、淡，平。利水渗湿，健脾宁心。用于水肿尿少，痰饮眩悸，脾虚食少，便溏泄泻，心神不安，惊悸失眠。

枳实：苦、辛、酸，温。破气消积，化痰散痞。用于积滞内停，痞满胀痛，泻痢后重，大便不通，痰滞气阻胸痹，结胸；胃下垂，脱肛，子宫脱垂。

厚朴：苦、辛，温。燥湿消痰，下气除满。用于湿滞伤中，脘痞吐泻，食积气滞，腹胀便秘，痰饮喘咳。

葛根：甘、辛，凉。解肌退热，生津，透疹，升阳止泻。用于外感发热头痛、项背强痛，口渴，消渴，麻疹不透，热痢，泄泻；高血压颈项强痛。

（杜亚鸿）

医案 5：感染新型冠状病毒后咳嗽吃药月余不及对证药 2 剂大效

2023 年 3 月 14 日，蒋思老师替其婆婆求诊。

患者，女，55 岁。去年感染新型冠状病毒，康复后（没吃药，没去医院）就一直咳嗽。无痰，没有腹痛，也没有胸闷，这 3 个月来，每天咳嗽。上周因孩子发热，有 3 个晚上没有睡觉，咳嗽频率变高，这两天要好一点，但还是咳。年前没有去医院，元宵节后开始吃中药，断断续续吃了 1 个多月，没有一点效果。舌淡红，苔白湿润。

【446 辨证】“55 岁”，气血阴阳见虚。“感染新型冠状病毒”，伤阳气。“一直咳嗽”，阳气虚不养肺。“无痰”，无痰饮实邪。“这 3 个月，每天都咳嗽”，久咳耗气。“有 3 个晚上没有睡觉，咳嗽频率变高”，气虚劳累加

剧。“舌淡红，苔白湿润”，舌淡红为正常，苔白湿润为阳气虚不化水饮，同时排除阴虚和实火证。

【综合辨证】阳气大虚，难以养肺，水饮不化。

【确定治则】大补阳气，养肺止咳，温化水饮。

【确定性味】温热甘补，甘温酸涩，辛开温化。

【确定方药】回阳救命汤加味方。

附子（有毒，须先煮 90 分钟）60g，生黄芪 180g，干姜 30g，桂枝 30g，炒白芍 20g，炙甘草 30g，生龙骨 30g，生牡蛎 30g，炒白术 50g，防风 15g，怀山药 90g，生姜丝 100g，大枣（去核）12 枚，杏仁 20g，茯苓 30g，炒枳实 20g，厚朴 20g，葛根 40g。

蒋思老师补充患者有遗传性高血压，在吃降压药。询问治咳嗽的方子与降压药是否可以同时吃。

嘱：相隔 4 个小时。

【效果反馈】2023 年 3 月 15 日，蒋思老师反馈：患者服药后，今天早上有点腹泻。中午没有吃药，下午有点腹痛。昨天晚上喝了 1 次药，今天早上喝了 1 次药，一共喝了 1 剂药的 1/3。

嘱：今天先暂停服药，明天接着服用。

2023 年 3 月 16 日，蒋思老师反馈：患者昨晚咳嗽次数少，今天早上咳得较多，咳嗽力度减轻，整体有好转，但不太明显。今天继续吃药。

嘱：咳嗽时加服，可以接着服用。

2023 年 3 月 18 日，蒋思老师反馈：患者好了很多，还有一点咳嗽，今天喝第三剂药。

医案 6：难以正常呼吸，3 剂回阳救命汤起效

2022 年 1 月 10 日，一位香港的微信名叫冰的中医师替患者发来求诊信息。

患者，男，40 岁以上。一只鼻孔塞得不能呼吸，晚上需用口呼吸，服用冰所开的方，12 剂后觉口不干，可以不用口呼吸，但鼻孔仍塞。人

干瘦，舌淡暗略紫，苔白润。

【446 辨证】“40 岁以上”，血阴阳见虚。“一只鼻孔塞得不能呼吸，晚上需用口呼吸”，外寒袭鼻，阳气亏虚不温运，皆可以导致。“人干瘦”，阴血也虚。“舌淡暗略紫，苔白润”，淡为阳气虚，暗为阳虚，略紫阳气虚不温血，血寒而瘀，苔白润为阳气虚不化水湿。

【综合辨证】阳气亏虚，外寒袭鼻。

【确定治则】补阳益气，发散外寒。

【确定性味】温热甘补，辛温发散。

【确定方药】回阳救命汤加麻黄以发汗散寒，加细辛以散寒化饮。

麻黄 10g，细辛 5g，制附子（有毒，须先煮 90 分钟）30g，生黄芪 180g，干姜 30g，桂枝 20g，炒白芍 20g，炙甘草 30g，生龙骨 30g，生牡蛎 30g，炒白术 50g，防风 15g，怀山药 90g，生姜丝 50g，大枣（去核）12 枚。每天 1 剂，连服 3 剂。

【效果反馈】2022 年 1 月 15 日，冰高兴地发来反馈信息：患者已可以正常呼吸，不用口呼吸，鼻塞的情况有所改善。

（二）验方医案提要总结与应用思路拓展

1. 医案提要

医案 1：患者 60 岁，4 年前吃了一次凉东西后出现咳嗽，久治不愈，感染新型冠状病毒后病情加重，用小青龙汤无效。根据“话说多了，咳嗽会加重”，病因是吃凉引起，迁延不愈，又因病毒感染加重，于是袁医师改用回阳救命汤而愈。

医案 2：患者 31 岁，支气管哮喘，每年一到 9 月就咳嗽，咽痒，一咳就好几个月，在其他医院中药治疗无效，比正常人汗出多。先用青龙虎啸汤效不佳，根据舌体薄淡嫩严重，判断以阳气亏虚为主，改用回阳救命汤而愈。

医案 3：患者 49 岁，反复咳嗽 1 个月，舌淡嫩湿润，脉沉弱，尤其晚上咳嗽时身大汗出，全身乏力。杨医生用回阳救命汤与小青龙汤合方，

1 剂愈。

医案 4：妻子为女性中老年人，感冒后一直非常怕冷，大白天出太阳都吹不了风，每天都有好几次背部发凉的感觉，胸闷气短，胸口微痛，特别是吃过饭后胸闷和痛更明显，头部间歇性阵痛，轻微鼻塞，有清痰。小儿子也生病了，咳嗽有清痰，鼻塞流清涕，打喷嚏，晚上睡觉蹬被子，两只脚前半夜都不温，咳嗽晚上比白天严重，晚上只要蹬开被子就咳嗽。两人同服回阳救命汤加味，3 剂而愈。

医案 5：患者 55 岁，感染新型冠状病毒后就一直咳嗽，有 3 个晚上没有睡觉，咳嗽频率变高，舌淡红，苔白湿润。用杜老师的回阳救命汤加味方，2 剂大效。

医案 6：患者 40 岁以上，人干瘦，一只鼻孔塞得不能呼吸，晚上需用口呼吸，舌淡暗略紫，苔白润。用回阳救命汤加麻黄、细辛，未到 3 剂，鼻塞改善，不用口呼吸。

2. 医案总结

患者多是中老年人，主要病症是咳嗽。回阳救命汤治疗的咳嗽相对来说，痰不是特别多，不是特别浓，且使用回阳救命汤的患者阳气相对于青龙虎啸汤的患者来说更虚。患者多是久治不愈，感染新型冠状病毒后加重，一到入秋就咳嗽。患者一咳就好几个月，尤其晚上咳嗽时身大汗出，全身乏力，感冒后一直非常怕冷，大白天出太阳都吹不了风，每天都有好几次背部发凉的感觉，胸闷气短，胸口微痛，特别是吃过饭后胸闷和痛更明显，说话多了，咳嗽加重，服用青龙虎啸汤、小青龙汤效果不佳者，就要考虑是不是阳气纯虚证了。

回阳救命汤的患者舌更“薄、淡、嫩”，不如青龙虎啸汤的患者舌苔那么润滑，舌苔也不会那么白厚，因为痰饮水湿之邪，没有那么盛，而是以阳气亏虚为主，这是二者之间的区别。

二者的共同点是都有阳气亏虚，但亏虚的程度不同，青龙虎啸汤夹杂外感寒邪、内有痰饮水湿，而回阳救命汤就没有这些实邪夹杂的症状。

七、回阳救命汤在痛症中的应用

（一）验方医案精选

医案 1：肚腹疼痛肛门坠胀难受半剂药好转 80%

2022 年 12 月 1 日，一位南阳的中医同行替患者求诊。

患者，女，48 岁。右侧小腹疼痛十几年，两三个月发作 1 次，每次持续 1 周左右才会好。用过许多药，在医院肠镜、B 超、血尿常规查遍，均无异常，中西药用过无数次也无效。我试用黄芪建中汤与五苓散合方，吃 1/3，痛了一天一夜。

发作多在月经后，发作时腰困、腹痛，特别是肛门坠胀难受，好像被塞了个石头堵着。小便不利，有一点小便小肚子就不舒服，跑厕所一会才能尿出来，小便时不痛。小腹部不痛时，肛门不坠，小便也不明显。平素大便易溏，易感冒，四肢从深秋开始就凉。腹痛绵绵，喜温喜按。1 周来只吃清水面汤但还是痛不除。舌胖大淡嫩齿痕严重，苔白湿润。

【446 辨证】“48 岁”，气血阴阳见虚。“右侧小腹疼痛十几年”，久病多有气虚。“我试用黄芪建中汤与五苓散合方，吃 1/3，痛了一天一夜”，黄芪建中汤为气血阴阳皆补，但力度不够；五苓散是化水饮的，治疗实证，证明不是水饮证。“发作多在月经后”，月经后体内气血阴阳皆虚，故虚证更虚而发作。“发作时腰困”，阳气虚不运阴血而困。“腹痛”，阳气虚不运则郁而痛。“特别是肛门坠胀难受，好像被塞了个石头堵着”，气虚则坠胀，严重者阳也虚，阳气大虚不温运痰饮水湿，血液凝聚而堵。“小便不利”，阳气虚运化弱则不畅。“有一点小便小肚子就不舒服”，阳气虚固摄力不足则不舒服。“跑厕所一会才能尿出来，小便时不痛”，阳气虚运化不力，则排尿困难，不痛证明无血瘀、湿热等实邪。“小腹部不痛时，肛门不坠，小便也不明显”，患病部位以小腹为主。“平素大便易溏”，阳气虚。“易感冒”，阳气虚。“四肢从深秋开始就凉”，阳虚。“腹痛绵绵”，兼有阴虚。“喜温”，阳虚。“喜按”，气血虚。“舌胖大淡嫩齿痕严重”，阳气大虚。“苔白湿润”，阳气不化水饮。

【综合辨证】阳气大虚，温运不足，血寒而瘀，阴血略虚。

【确定治则】大补阳气，助运温养，散寒化瘀，略滋阴血。

【确定性味】温热甘补，辛温助运，辛温散寒，略甘平凉。

【确定方药】回阳救命汤。

制附子（有毒，须先煮 90 分钟）80g，生黄芪 180g，干姜 30g，桂枝 20g，炒白芍 20g，炙甘草 30g，生龙骨 30g，生牡蛎 30g，炒白术 50g，防风 15g，怀山药 90g，生姜丝 50g，大枣（去核）12 枚。每天 1 剂，连服 3 剂。

【效果反馈】第二天，中医同行发来反馈信息：患者昨天晚上 9 点 40 分到 11 点，服药 1/2，今天好了 80%。昨晚附子是去毒处理的，所以改方剂量，用了 120g，桂枝 50g，黑白芍 40g，大枣 24 枚（其余不变）。

【知识补充】黑白芍就是用小火把白芍炒黑了。

医案 2：头皮痛腰痛全身虚 3 剂愈

2021 年 9 月 13 日，一位患者家属替其女儿求诊。

患者，女，高三学生。学习很紧张，没时间活动，每天坐的时间长，感觉很累，全身感觉虚。头皮痛，腰痛，冬天手脚凉，有时吃东西不对会胃痛，大便不是太好。

【446 辨证】“高三学生”，气血阴阳正旺的年龄。“学习很紧张”，学习压力大，费脑耗神伤气。“没时间活动”，体欲健，需小劳，气血畅，脾胃开，反之则气血郁，脾胃弱，生化少源。“每天坐的时间长”，久坐气不运。“感觉很累，全身感觉虚”，气虚。“头皮痛，腰痛”，气虚不运血则痛。“冬天手脚凉”，阳虚。“有时吃东西不对会胃痛，大便不是太好”，脾胃虚弱。

【综合辨证】阳气亏虚，阴血不足，脾胃虚弱。

【确定治则】补阳益气，滋阴补血，健脾养胃。

【确定性味】温热甘补，甘平佐凉，甘养温补。

【确定方药】回阳救命汤加山萸肉补益肝肾。

山萸肉 60g，制附子（有毒，须先煮 90 分钟）50g，生黄芪 180g，干姜 30g，桂枝 20g，炒白芍 20g，炙甘草 30g，生龙骨 30g，生牡蛎 30g，炒白术 50g，防风 15g，怀山药 90g，生姜丝 50g，大枣(去核)12 枚。每天 1 剂。

【效果反馈】2021 年 9 月 23 日，患者家属发来反馈信息：效果很好，喝了 3 剂药后，头皮不痛了，感觉不到虚和累了，睡眠也深了，以前每天感觉全身都是痛的，现在就偶尔腰有点痛。

医案 3：头痛 5 年服药 1 次效

张某，女，53 岁。2022 年 11 月 24 日，经姐姐介绍过来找我治头痛，我同她姐姐是邻居，非常相信我。

头痛 5 年多，痛无定处，阵发性发作，每天发病 10 多次，疼痛难受，颈椎左右摆动不灵活。在福州某医院治过，无效，仪器检查费就花了 2 万～3 万元，没检查出什么问题。也通过中医师开中药治疗过，没好转。当时我信心满满，扎了 3 天针灸，只是颈椎摆动灵活了些，头痛一点没减轻。

当时想到向周老师求助，张某听说找我师父开药方，就把全部问题都说出来了：头胀痛，转头时会晕，后枕骨胀痛，失眠多年（只要半夜一醒，后面就睡不着），多梦。小便黄，晚上小便 3～7 次，早上起床口苦、口干。腰酸痛，不能久坐，下肢怕冷。吃点辣椒易上火，干活无力气，性子比较急躁。8 年前行子宫切除手术。

【446 辨证】“53 岁”，气血阴阳已虚。“头痛 5 年多”，久病多气虚。“痛无定处，阵发性发作，每天发病 10 多次，疼痛难受”，血瘀痛有定处，痛无定处多是气滞或气虚，但气滞多生气时加剧，该患者无此伴随症，故排除气滞。“反复发作，颈椎左右摆动不灵活”，气血虚不充养。“在福州某医院治过，无效，仪器检查费就花了 2 万～3 万元，没检查出什么问题”，西医不擅长此病。“也通过中医师开中药治疗过，没好转”，说明不对证。“扎了 3 天针灸，只是颈椎摆动灵活了些，头痛一点没减轻”，针灸对经络不通效果好，如果是气血阴阳虚的病症则效果差。“头胀痛”，气虚不充养头则虚胀而痛。“转头时会晕”，气虚运血力不足，一转头，气

运血不及时故晕。“后枕骨胀痛”，气虚不充养则胀痛。“失眠多年”，阳气虚，阴血虚皆会导致失眠。“多梦”，阳气虚，心神飘浮，阴血虚，心神不宁，皆会导致。“小便黄”，阴虚之火或有郁热。“晚上小便 3～7 次”，阳气虚不固摄。“早上起床口苦”，郁热。“口干”，阴液不足。“腰酸痛”，阴血虚则酸，阳气虚不运化则痛。“不能久坐”，气虚。“下肢怕冷”，阳虚。“吃点辣椒易上火”，气虚不耐辣或体内有郁热。“干活无力气”，气虚。“性子比较急躁”，气虚则心浮躁。“8 年前行子宫切除手术”，手术耗气伤血。

【综合辨证】阳气亏虚，阴血不足，郁热不解。

【确定治则】补阳益气，滋阴补血，解郁清热。

【确定性味】温热甘补，甘平佐凉，增加寒凉。

【确定方药】回阳救命汤减怀山药，加寒凉药和麻黄、葛根。

葛根 40g，麻黄 10g，生石膏 80g，栀子 15g，淡豆豉 30g，制附子（有毒，须先煮 90 分钟）80g，生黄芪 180g，干姜 30g，桂枝 30g，炒白芍 20g，炙甘草 30g，炒白术 50g，防风 15g，生姜丝 50g，大枣（去核）12 枚。每天 1 剂，连服 3 剂。

患者去抓药时说量太大，改方如下。

葛根 30g，麻黄 10g，生石膏 30g，栀子 15g，淡豆豉 30g，制附子（有毒，须先煮 90 分钟）30g，生黄芪 100g，干姜 15g，桂枝 30g，炒白芍 20g，炙甘草 30g，炒白术 50g，防风 15g，生姜丝 50g，大枣（去核）12 枚。

【效果反馈】患者吃完 1 剂后症状有好转，腰酸胀、口苦口干、小便次数都好些了，舌头偏红。

周老师指导：量不减，加麦芽糖 100g（甘温润益气滋阴）。

患者又抓了 2 剂药。

12 月 14 日反馈：5 年多的头痛快画句号了，其他症状全部消失，只是头还有些许痛。

（孙忠明）

医案 4：头痛 30 年服药 2 天效

2022 年 11 月 28 日，一位叫萍的线上学员求诊。

患者，女，45 岁。头痛 30 余年，孩童时期一吹风就头痛，晚上加重，有时痛一整晚，天亮好转。因怕风常在屋里关窗，白天晒太阳也头痛，喜温、遇热舒服，经期必偏头痛、前额痛。舌白厚短有齿痕，大小便正常，偶起夜，喜热饮。感觉一直体弱多病，小时候就有胃病、咽炎、头痛。现在咽炎好了，胃偶尔痛，头痛一直存在。舌体淡白胖大湿润而有齿痕，苔白。

【446 辨证】“45 岁”，气血阴阳见虚。“头痛 30 余年”，久病多有气虚。“孩童时期一吹风就头痛”，气虚不耐风。“晚上加重，有时痛一整晚，天亮好转”，晚上阴气重，故阳气虚的病症会加剧。“因怕风常在屋里关窗”，气虚怕风。“白天晒太阳也头痛”，气虚不耐热。“喜温、遇热舒服”，阳虚。“经期必偏头痛、前额痛”，经期消耗气血阴阳，故虚证加剧。“舌白厚短有齿痕”，舌白厚痰不化，短为阳气虚，有齿痕为阳气虚不运化则舌大，齿压有印痕。“大小便正常”，未受影响。“喜热饮”，阳气虚。“舌体淡白胖大湿润而有齿痕，苔白”，阳气虚不化水饮，苔白排除阴虚和实火。

【综合辨证】阳气亏虚，阴血不足，不化水饮。

【确定治则】补阳益气，滋阴补血，温化水饮。

【确定性味】温热甘补，甘平佐凉，辛宣温化。

【确定方药】回阳救命汤去怀山药，加葛根、麻黄。

葛根 40g，麻黄 12g，制附子（有毒，须先煮 90 分钟）80g，生黄芪 180g，干姜 30g，桂枝 20g，炒白芍 20g，炙甘草 30g，生龙骨 30g，生牡蛎 30g，炒白术 50g，防风 15g，生姜丝 50g，大枣（去核）12 枚。每天 1 剂，连服 3 剂。

【效果反馈】2022 年 12 月 2 日，萍高兴地发来反馈信息：按方喝了 2 天，今天头清爽了很多，没像平常一样，总觉得屋里关不严窗，总有一丝风吹入脑，引起头昏胀的感觉。可惜这剂药中的附子、葛根、麻黄在抓药时，药师帮我放在一起了。煲药时来了一个客人按摩，等我做完才发现药煲焦了。麻黄已不能要了，随即又抓了一把家里的柴葛，一把已煮好的附子一起煲。喝了 2 天感觉头清爽了。现在天气很冷，要是以前的话，很怕这种天气，头会又沉又痛，今天感觉蛮好，所以，想继续喝下去。

医案 5：经前头痛 2 剂愈

患者，女，经前头痛。怕冷，喜热饮，月经少而暗，头发掉很多，晚上喉咙干痛，眼睛感觉冷。舌胖大有齿痕边略红，苔白。

【446 辨证】“怕冷”，阳虚。“喜热饮”，胃阳虚。“月经少而暗”，阴血不足，暗为阳虚。“头发掉很多”，气血阴阳虚皆可导致。“晚上喉咙干痛”，晚上为阴气盛，故阳虚者病加剧，属于阳气虚不布阴液。“眼睛感觉冷”，阳虚。“舌胖大有齿痕边略红，苔白”，胖大有齿痕为阳气虚，正常舌为淡红，患者只是边略红，其余没有淡红，为阳气不布血液而淡。苔白排除阴虚和实火证。

【综合辨证】阳气亏虚，阴血不足。

【确定治则】大补阳气，滋阴养血。

【确定性味】温热甘补，甘平略凉。

【确定方药】回阳救命汤去怀山药，加葛根升津，加麻黄宣发阳气。

葛根 60g，麻黄 15g，制附子（有毒，须先煮 90 分钟）50g，干姜 50g，炒白芍 50g，炙甘草 50g，茯苓 50g，桂枝 50g，炒白术 20g，生黄芪 180g，防风 15g，生姜丝 100g，大枣（去核）12 枚。水煮服用，每天 1 剂，早晚各服 1 次，吃完后要静卧 2 小时，出微汗效果佳，但不可以出大汗。

【效果反馈】2023 年 8 月 25 日，蒋腾瑶老师发来反馈信息：吃了 2 剂药后，经前头痛没有了。

医案 6：4 年的三叉神经痛 2 剂效

2022 年 1 月 16 日，一位中医同行求诊。

患者，男，79 岁。2018 年患三叉神经痛，试过中药、针灸治疗，效果均不理想，患者儿子开始自学针灸。2019 年 9 月底，患者儿子帮患者进行针灸，至 2021 年 8 月三叉神经痛复发，2021 年 9 月底再次针灸后，12 月中旬再次复发。12 月底又开始针灸，刚开始 3 天不发作，但 10 天后又复发，且针灸效果已不明显。芍药（酒炒）甘草汤有治疗三叉神经效果，但考虑患者年事已高，气血亏虚，配方：白芍（酒炒）30g，炙甘草 12g，葛根 10g，桂枝 6g，熟地黄 15g，当归 15g。3 剂后未见效果，咨询我是否应单用芍药甘草汤，效果会更好？现右寸关脉洪大（针灸时有泄肠、胃热），舌胖淡润舌两边红，苔白而厚。

【446 辨证】“79 岁”，气血阴阳皆虚。“2018 年患三叉神经痛”，到 2022 年病史 4 年，久病多虚。“试过中药、针灸治疗，效果均不理想”，中药要对证，针灸对经络不通效果好，但对虚证严重者效果就不理想了。“芍药（酒炒）甘草汤有治疗三叉神经效果，但考虑患者年事已高，气血亏虚，配方：白芍（酒炒）30g，炙甘草 12g，葛根 10g，桂枝 6g，熟地黄 15g，当归 15g。3 剂后未见效果”，此方以滋阴补血为主，补阳气少，故反推应加大补阳气的药。“是否应单用芍药甘草汤，效果会更好”，此病为阳气虚为主，不是阴血不足为主。“现右寸关脉洪大（针灸时有泄肠、胃热）”，此洪大脉非是实火之脉象，而是阳气虚浮之洪大脉。“舌胖淡润舌两边红，苔白而厚”，舌胖淡为阳气虚，润为水饮不化，两边红为郁热，苔白而厚为阳气虚不化痰。

【综合辨证】阳气亏虚，痰饮不化，阴血不足。

【确定治则】大补阳气，化痰消饮，滋阴补血。

【确定性味】温热甘补，辛化温消，甘平佐凉。

【确定方药】回阳救命汤加葛根疏经解热，加麻黄散寒宣化水饮，加细辛通经络消饮。

葛根 40g，麻黄 10g，细辛 5g，制附子（有毒，须先煮 90 分钟）30g，生黄芪 180g，干姜 30g，桂枝 20g，炒白芍 20g，炙甘草 30g，生龙骨 30g，生牡蛎 30g，炒白术 50g，防风 15g，怀山药 90g，生姜丝 50g，大枣（去核）12 枚。每天 1 剂，连服 3 剂。

【效果反馈】2022 年 1 月 18 日，中医同行高兴地发来反馈信息：患者已服完 2 剂药，三叉神经痛已没有发作，今天继续服用第三剂，询问服完 3 剂后是否需要转方，舌仍红，但苔白厚减少。

嘱：继续服用。

正是：四年三叉神经痛，为疗父疾学针灸，孝心感得缘相遇，回阳救命汤加味。

【疑点解惑】问：患者舌两边红，按理说应该有热，为何还要用大量的温热药呢？

答：患者舌两边红有热，但整体舌是胖淡润，苔白而厚，代表阳气虚不化痰为主。这个舌两边红的原因可能是，阳气虚浮的浮热；阳气虚不运化的郁热；或只是夹杂的小部分实火。阳气充足加上方中有收敛的药，浮热自然会回归体内；阳气充足一运化，郁热自然会散掉；至于局部的实火，方中有寒凉的生牡蛎、葛根，也可以清掉。

医案 7：顽固三叉神经痛半年 5 剂效

2023 年 7 月 16 日，陈金凤老师在群里发来求诊信息。

患者，女，84 岁，为陈金凤老师。去年确诊三叉神经痛，吃药痊愈。今年春节后再次发作，吃药不良反应太大，且效果不佳。说话、吃饭、喝水都痛，痛点在上牙床，吸口气都痛。上牙齿已全部脱落，装上了义齿。半年来，尝试吃过各种药物，但症状时轻时重，始终没有治愈。舌淡润两边红略紫，苔白。

【确定方药】回阳救命汤去怀山药，加生石膏、生白芍、葛根。

生石膏 60g，生白芍 60g，制附子（有毒，须先煮 90 分钟）80g，生黄芪 180g，干姜 30g，桂枝 20g，炒白芍 20g，炙甘草 30g，生龙骨 30g，生牡蛎 30g，炒白术 50g，防风 15g，生姜丝 50g，大枣（去核）12 枚，葛根 60g。每天 1 剂，连服 3 剂。

【效果反馈】7 月 20 日，陈金凤老师发来反馈信息：3 剂药吃完，疼痛未减。吃药 1 天腹泻，后面 2 天正常排便，胃口比原来好，头闷症状缓解，但疼痛未缓解，依然是动不得、碰不得，左侧上牙床动动就痛，不敢张口、说话、吃喝。迎香穴按着痛。主要是断断续续痛了半年，5 月中旬感染新型冠状病毒后耳聋、头闷，吃了您开的 3 剂药后，头闷症状竟意外减轻了。

嘱：接着服用和观察。

7 月 23 日，陈金凤老师反馈：疼痛缓解了，痛的频次、程度都降低了。今天吃的是第五剂。

正是：莫道牙痛皆是火，阳气虚痛非实火，西医牙周病仿此，舌红苔黄本方禁。

医案 8：老年颈椎腰胀痛盗汗流口水 1 剂效

2023 年 1 月 1 日，孙忠明老师替患者求诊。

患者，女，70 岁。年纪大了，颈椎腰椎胀痛，屁股两边也痛。容易上火，眼屎多，口苦，小便偏黄，有肠炎（吃药就好，停药后大便先干后稀），颈椎、腰胀痛，不能久站。晚上盗汗（颈椎、头最明显），有时晚上还流口水。

发来两张同时不同光线的舌苔照片，照片的共同特点是舌胖大苔特白而湿润，因为光线的原因，一张偏白亮，一张不是特别白亮。这两个色有光差，我看在这两个色中间，偏紫一些。

【446 辨证】“70 岁”，气血阴阳很虚。“颈椎腰椎胀痛，屁股两边也痛”，阳气虚推动阴血力不足，则郁而胀痛。“容易上火”，郁而生热。“眼屎多”，阳气虚不化水饮。“口苦，小便偏黄”，阳气虚不运化则郁，郁而生热。“有肠炎（吃药就好，停药后大便先干后稀）”，阴气虚则大便干，阳气虚则大便稀。“不能久站”，气虚。“晚上盗汗（颈椎、头最明显）”，此处盗汗结合没有出现舌红苔少的伴随症，故是阳气虚不固摄之盗汗。“有时晚上还流口水”，阳气虚不运化水饮和阳气虚不固摄精微。“照片共同特点是舌胖大苔特白而湿润”，阳气虚不化水饮。“因为光线的原因，一张偏白亮，一张不是特别白亮”，不影响阳气虚的判断，只是白亮些的阳气虚程度严重些。“偏紫一些”，阳气虚不温血则寒而凝。

【综合辨证】阳气大虚，温运不足，阴血略虚。

【确定治则】大补阳气，助温宣运，略滋阴血。

【确定性味】温热甘补，辛宣温运，甘平佐凉。

【确定方药】回阳救命汤加葛根疏经通络，加麻黄宣发阳气。

葛根 40g，麻黄 10g，制附子（有毒，须先煮 90 分钟）80g，生黄芪 180g，干姜 30g，桂枝 30g，炒白芍 30g，炙甘草 30g，生龙骨 50g，生牡蛎 50g，炒白术 50g，防风 15g，怀山药 90g，生姜丝 100g，大枣（去核）12 枚。每天 1 剂。

【效果反馈】2023 年 1 月 5 日，孙忠明老师发来反馈信息：患者吃完 1 剂中药，症状明显减轻，眼屎没了，不流口水，也不盗汗了，颈腰也好些。

我们每剂药都要吃两三天，效果太好了。

【疑点解惑】问：患者并没有外感寒邪，为何还要用麻黄？

答：麻黄不仅有发汗散寒、止咳平喘、利水消肿的功效，配合大量补阳气的药后，还有宣发阳气、行气活血、通经活络的作用。

医案 9：腰椎双肩酸痛服 3 天药后见大效

2023 年 5 月 25 日，一位广西的老师发来求诊信息。

患者，47 岁。脾胃一直不好，大便一直都不成形，晚上小便基本上要 2 次，如果晚上和别人喝了茶，就要五六次。现在弯腰久了腰椎酸痛，双肩也酸痛，特别是站久了，或者走远路，左腿屁股也酸胀。舌略红湿润，苔薄白而少。

【446 辨证】“47 岁”，气血阴阳见虚。“脾胃一直不好，大便一直都不成形”，阳气虚。“晚上小便基本上要 2 次”，阳气略虚。“如果晚上和别人喝了茶，就要五六次”，阳气甚虚。“现在弯腰久了腰椎酸痛，双肩也酸痛”，阳气虚，阴血也虚。“特别是站久了，或者走远路，左腿屁股也酸胀”，阳气虚不运阴血，阴血也虚。“舌略红湿润”，舌略红尚属正常，湿润为阳气虚不化水饮。“苔薄白而少”，白排除阴虚和实火，少为阳气虚不布阴液。

【综合辨证】阳气甚虚，不运气血，阴血也虚。

【确定治则】补阳益气，助运气血，滋阴补血。

【确定性味】温热甘补，辛温助运，甘平佐凉。

【确定方药】回阳救命汤加葛根、麻黄。

葛根 40g，麻黄 10g，制附子（有毒，须先煮 90 分钟）80g，生黄芪 180g，干姜 30g，桂枝 20g，炒白芍 20g，炙甘草 30g，生龙骨 30g，生牡蛎 30g，炒白术 50g，防风 15g，怀山药 90g，生姜丝 50g，大枣（去核）12 枚。每天 1 剂，连服 3 剂。

【效果反馈】2023 年 6 月 1 日，广西的老师发来反馈信息：患者服药 3 天，感觉全身舒服多了，身体有劲了，以前浑身按着感觉到处胀痛，现在好像都通了，精神好多了，舌白苔见多。

嘱：继续服用以巩固。

【疑点解惑】问：为什么患者晚上小便 2 次是阳气略虚，而喝了茶去五六次就是阳气甚虚？这两者的判断不矛盾吗？

答：人体阳气充足，晚上一两次小便也是常态，但如果是阳气充足的人，晚上喝了茶也能够固摄住尿液，不用去五六次的，反之就证明阳气甚虚。这就好比两个力气大小相差很大的人，不搬重物看不出差距，一搬重物，力气强弱，自然显露出来了。而阳气的强弱也是如此。至于逐条分析一个是略虚，一个是甚虚，看似矛盾，但综合判断，当然是甚虚为主了，实质上与逐条分析并不矛盾。

医案 10：腰痛腿痛手术效差中药 7 剂效佳

我婆婆 72 岁了，10 年前脑出血后，左侧胳膊和腿活动不自如，靠右侧身体拖动行走。年前因腰腿痛行椎间盘突出手术，术后疼痛未减轻，夜晚疼痛加重，主要是尾椎骨及左侧胯骨大腿疼痛。7 天前给她寄了 7 剂桂枝去芍加麻黄附子细辛汤，目前已服用 6 剂，疼痛减轻了。

目前的症状：坐着屁股痛得厉害，起来走动后减轻，左侧胯骨腿痛比以前轻些。晚上入睡困难，一晚上起夜小便 2 次，晚上炕热的话会稍微汗出，天冷疼痛症状加重。

我觉得老人是阳虚、气虚、血虚。

我公公今年 72 岁，右手抖动几年，右手右腿都有麻木的现象，走路多了右腿膝盖痛，右脚痛，怕冷。舌淡苔白，肢体麻木，我想给他用“黄芪桂枝五物汤”，可以吗？

周老师回复：两人都可以用回阳救命汤加麻黄 15g，葛根 40g。

麻黄 15g，葛根 40g，制附子（有毒，须先煮 90 分钟）80g，生黄芪 180g，干姜 30g，桂枝 30g，炒白芍 30g，炙甘草 30g，生龙骨 50g，生牡蛎 50g，炒白术 50g，防风 15g，怀山药 90g，生姜丝 100g，大枣 12 枚。水煮服用，每天 1 剂。

喝完 7 剂后，两位老人反馈：效果很好！婆婆身体没那么痛了，公公感觉身体轻快了，腰也舒服了。喝完 11 剂后，婆婆可以自己躺下起来了（之前需要别人帮忙），公公说胳膊腿麻改善很多了，就是觉得胃里有点灼热。

我一共给他们配了 14 剂药，想着喝完之后，再继续让他们喝一段时间。婆婆没有胃灼热的感觉了。

【446 辨证】“婆婆 72 岁了”，气血阴阳甚虚。“10 年前脑出血后”，老年人的脑出血多是阳气大虚不固血导致，只有个别患者才会是肝阳上亢。“左侧胳膊和腿活动不自如，靠右侧身体拖动行走”，阳气大虚无法运血到左侧肢体，故其功能颓废。“年前因腰痛腿痛行椎间盘突出手术，术后疼痛未减轻，夜晚疼痛加重”，阳气虚不温运则痛。“7 天前给她寄了 7 剂桂枝去芍加麻黄附子细辛汤，目前已服用 6 剂，疼痛减轻了”，药证相符。“坐着屁股痛得厉害”，阳气不运阴血，郁阻而痛，一坐更不利运行故加剧。“起来走动后减轻”，走动有利气血运行故轻。“晚上入睡困难”，阳气虚，心神飘浮，阴血虚，心神不宁，皆可以导致入睡困难。“一晚上起夜小便 2 次”，阳气略虚。“天冷疼痛症状加重”，阳虚。“我觉得老人是阳虚、气虚、血虚”，判断正确。“公公今年 72 岁”，气血阴阳甚虚。“右手抖动几年”，阳气大虚不运阴血养筋肉而抖动，即古人所言：虚极生风而动。“右手右腿都有麻木的现象”，气血虚运行不到哪里则哪里麻木。如同人的胳膊被长期挤压，气血不到则麻木是一个道理。只不过一个是外部挤压导致气血不到而麻木，一个是内部气血不足，导致不能到而麻木。“走路多了右腿膝盖痛，右脚痛”，气虚劳则加剧。“怕冷”，阳虚。“我想给他

用‘黄芪桂枝五物汤’可以吗”，判断正确，但药方力度偏弱，虽有效，难速效，难大效。

【综合辨证】阳气大虚，阴血不足，运化不力（两位老人都是）。

【确定治则】大补阳气，滋阴补血，助运宣通。

【确定性味】甘温热补，甘平佐凉，辛温宣通。

【确定方药】见上。

正是：人不相同症不同，中西病名亦不同，纷纷扰扰相不同，中医慧眼见因同。

（栾春梅）

医案 11：前庭神经炎头痛晕 2 剂重剂大效

2023 年 9 月 20 日，赵老师求诊。

患者，前庭神经炎。出院 1 周了还是晕。走路多了头晕，经常前额、眼眶胀痛，头重脚轻。遇冷不严重，还有鼻炎。目前服用甲磺酸倍他司汀片，医院说至少 1 个月才能好。舌淡嫩略红，苔白而湿润。

【446 辨证】“赵老师求诊”，年龄四五十岁，故气血阴阳见虚。“前庭神经炎”，不要一见现代医学的炎症，就认为是火，这在中医学来说是大错特错，属阳气亏虚，寒痰水饮的比比皆是。“出院 1 周了还是晕”，阳气亏虚，阴血不足，痰饮水湿，气滞，六外感等，皆可以导致。“走路多了头晕”，气虚怕劳累。“经常前额、眼眶胀痛”，经常为久病多气虚，严重者阳也虚，为阳气不运化阴血则胀痛。“头重脚轻”，阳气虚不上升于头。“遇冷不严重”，遇冷严重多是阳虚，但也有阳虚遇冷不严重的，因为阳虚有不同表现形式。“还有鼻炎”，气虚多病。“舌淡嫩略红，苔白而湿润”，淡嫩为阳气虚，略红为郁热，苔白为虚证，为寒证，排除阴虚和实火证，湿润为阳气虚不化水饮。

【综合辨证】阳气亏虚，温运不足，略有郁热，水饮不化。

【确定治则】补阳益气，助运温通，略清郁热，宣化水饮。

【确定性味】温热甘补，辛运温助，略加寒凉，辛宣温化。

【确定方药】回阳救命汤加量加味。

麻黄 15g，葛根 60g，柴胡 40g，黄芩 15g，姜半夏 30g，党参 30g，制附子（有毒，须先煮 90 分钟）120g，生黄芪 180g，桂枝 50g，炙甘草 30g，干姜 30g，炒白术 50g，防风 15g，生姜丝 100g，大枣（去核）12 枚，生龙骨30g，生牡蛎30g，炒白芍20g，怀山药90g。水煮服用，每天1剂。

【效果反馈】患者反馈：吃了 2 剂，感觉效果明显，头基本不痛了，就是还有点晕。打算再吃 4 剂。

正是：任你病名千万变，难逃病因四四六，阳气大虚兼郁热，回阳救命汤加味，悟透一方打天下，胜却千方徒背诵。

医案 12：身体左侧多部位疼痛 3 剂效

2023 年 8 月 22 日，何嘉韵老师发来求诊信息。

患者，女。胆囊息肉病史，早上口苦，左侧头痛，左后肩下胀痛，左胸胀痛，有结节，左腿外侧胀痛。自己曾经吃过一段时间小柴胡汤，有所好转，口不苦了，各种疼痛也有好转。但自从 5 月感染新型冠状病毒后，各种不适就日渐加重。尤其是在每次月经前后，各个部位疼痛加重。经期结束后，出现梦多，心烦，早上起来咽喉处有痰，左边头部胆经，经过的地方痛，左腿胆经经过的地方有僵滞感。走路都感觉不能与右腿协调，左侧后腰、侧腰、前小腹都胀痛，且气血日益不足。尤其是月经期间出现忘事、反应慢等症状，饮食也受影响，消化不好。舌胖大嫩红，苔白。

【446 辨证】“何嘉韵老师”，年龄 40 多岁，气血阴阳见虚。“胆囊息肉病史”，阳气亏虚，气滞血瘀，痰饮水湿，都会导致。“早上口苦”，有实火或郁热。“左侧头痛，左后肩下胀痛，左胸胀痛，有结节，左腿外侧胀痛”，阳气大虚运阴血不足。“自己曾经吃过一段时间小柴胡汤，有所好转，口不苦了，各种疼痛也有好转”，小柴胡汤具有疏肝气，解郁热，化痰饮的作用，治疗虚实夹杂之证，患者有以上病因故见效。但阳气大虚无法用此方解除。“但自从 5 月感染新型冠状病毒后，各种不适就日渐加重。尤其是在每次月经前后，各个部位疼痛加重”，新型冠状病毒最伤阳气。“经期结束后，出现梦多，心烦”，阳气虚浮。“早上起来咽喉处有

痰”，阳气虚不化痰。“左边头部胆经，经过的地方痛，左腿胆经经过的地方有僵滞感。走路都感觉不能与右腿协调，左侧后腰、侧腰、前小腹都胀痛”，阳气虚不运阴血。“尤其是月经期间出现忘事、反应慢”，阳气虚不布阴血到头。“饮食也受影响，消化不好”，脾胃虚弱。“舌胖大嫩红，苔白”，胖大为阳气虚，正常人为淡红舌，有水湿则舌嫩，红为阳气虚浮之火或阳气不运化郁而化热，苔白为阳气虚，为寒证，排除以阴虚和实火证为主。

【综合辨证】阳气大虚，痰饮不化，郁而生热，阴血不足。

【确定治则】大补阳气，化痰消饮，解郁清热，滋阴补血。

【确定性味】温热甘补，辛开苦燥，辛解凉清，甘平佐凉。

【确定方药】回阳救命汤、黄芪半莪汤、栀子豆豉汤、四逆散、小柴胡汤合方加赤芍、葛根。

生莪术 100g，赤芍 30g，葛根 40g，柴胡 30g，黄芩 15g，姜半夏 30g，党参 30g，炒枳实 30g，栀子 15g，淡豆豉 30g，附子（有毒，须先煮 90 分钟）80g，生黄芪 240g，桂枝 20g，炙甘草 30g，干姜 30g，炒白术 50g，防风 15g，生姜丝 50g，大枣（去核）12 枚，生龙骨 30g，生牡蛎 30g，炒白芍 20g，怀山药 90g。水煮服用，每天 1 剂。

【效果反馈】第二天患者反馈：昨天吃完 1 剂药后，每顿吃饭后就会排大便。今天觉得头晕乎乎的，好像是以百会穴为原点向整个头顶扩散。第二剂药已经熬好了，但是一闻到味就想吐，所以我今天没喝，能否暂停一两天再喝。另外，之前右脚脚心处常有过电的灼热感，但是摸着又不热，是否是血虚导致的呢？

我答：可以的。有可能。

2023 年 9 月 7 日，何嘉韵老师发来反馈信息：前面 3 剂药已经吃完，之前的症状都有所缓解，胆经的相关部分，现在只有左侧头前额部分有点不适，左侧前后腰部分微有胀痛，环跳部分有微胀感，左侧小腿冷冷的胀感，右脚心还是偶有灼热电流感，胃口消化力还是不太好，今天水饮有点多。舌没之前那么红了，但水滑如镜面。

嘱：接着服用和观察。

医案13：筋膜炎全身多处酸痛3剂效

2023年2月8日，一位叫叶子的读者求诊。

患者，43岁，3月在上海某医院诊断出支气管扩张，真菌感染，吃了3个月的伏立康唑，从5月15日开始出现右腿小腿肚、大腿内侧肌肉酸痛，右侧臀部、后背和腰部肌肉酸痛。6月15日后右侧颈部肌肉、肩膀、肩胛骨、右侧胳膊多处肌肉酸痛，疼痛部位像一条线。手臂提重物酸痛，后背和腰部肌肉坐久了僵痛，臀部坐久了麻麻的刺痛，腿部走路的时候小腿腹胀痛，大腿外侧、内侧按压刺痛。走多一点路，活动开了反而疼痛减轻。怕凉，不能吹空调、电风扇，受凉后疼痛加重。骑电动车，肩膀胳膊吹风会痛，晚上睡觉的时候不受凉，保暖好，全身酸痛减轻。早晨起来几乎感觉不到痛，腿和胳膊总手按压感觉像一条线一样的从上往下痛。拍了腰椎MRI，骨科医生诊断为筋膜炎。晚上冲热水澡后感觉舒服，几乎不痛。血压低，有点贫血，肺部烟曲霉感染。

看了中医，服用中药、针灸、贴敷膏药等，现在症状减轻大半，但是没有痊愈。舌淡胖大湿润，舌边有齿痕，苔略厚。

【确定方药】回阳救命汤加葛根、麻黄。

制附子（有毒，须先煮90分钟）50g，生黄芪180g，干姜30g，桂枝20g，炒白芍20g，炙甘草30g，生龙骨30g，生牡蛎30g，炒白术50g，防风15g，怀山药90g，生姜丝50g，大枣（去核）12枚，葛根50g，麻黄10g。3剂。

【效果反馈】2月17日，读者发来反馈信息：1剂药吃2天。现在感觉身体不那么怕冷了，比以前好一些，也不那么虚了，有气力一些。舌苔下面筋是紫色的。

于是，在原方基础上又增加莪术30g。

莪术30g，制附子（有毒，须先煮90分钟）50g，生黄芪180g，干姜30g，桂枝20g，炒白芍20g，炙甘草30g，生龙骨30g，生牡蛎30g，炒白术50g，防风15g，怀山药90g，生姜丝50g，大枣（去核）12枚，葛根50g，麻黄10g。3剂。

2023 年 2 月 21 日，读者又发来反馈信息：药还在喝，这两天感觉后背不像以前那么怕冷了，好些了。双手也不像以前那样温热了，现在偏温凉。双腿双脚有一点怕冷，尤其是小腿肚以下和双脚，凉凉的，甚至坐久一点就感觉冰凉。

嘱：接着服用和观察。

医案 14：阴天下雨腰酸腿痛 3 剂大效

2023 年 10 月 7 日，一位师兄求诊。

患者，女，23 岁。感觉身体很困重，经常睡不醒，尤其是吃完饭困意很明显。早年喜欢下雨不打伞，然后摔倒在水里泡了膝盖，落下风湿性关节炎，寒腿之症。每到阴天、下雨之前直到结束，就腰酸腿痛，比天气预报还准。最近食欲不好，吃不下饭，吃了容易呕吐，吐的食管口腔都发酸。感觉虚弱无力，并伴随怕冷严重。夏天都要穿袜子睡觉。手还可以，脚冰凉，捂不热。不穿袜子就汗出，汗也是凉的，不黏，像水一样。舌体胖大齿痕重少红色，舌苔稍厚腻水滑白沫多，舌上瘀刺多。因为在线上没办法把脉，看她舌苔之时询问平时是否容易生气。回答因为在修行，很多小事基本上不会生气，只有很大的事才会发脾气。但是一动气就会胸口发堵，也不怎么敢生气了。

【446 辨证】“感觉身体很困重”，体内有湿容易困重。“经常睡不醒”，阳气虚不充养，或体内有湿。“尤其是吃完饭困意很明显”，阳气虚，可理解为仅有的阳气去运化食物了，没办法充养。“早年喜欢下雨不打伞，然后摔倒在水里泡了膝盖，落下风湿性关节炎，寒腿之症”，久病成虚伴有寒湿。“每到阴天、下雨之前直到结束，就腰酸腿痛，比天气预报还准”，阳气虚不充养兼不运化寒湿，兼阳气虚难输布阴血濡养腰部则酸。“最近食欲不好，吃不下饭”，阳气虚不运化。“吃了容易呕吐，吐的食管口腔都发酸”，胃有痰饮，阳气虚不运化痰饮水湿。“感觉虚弱无力，并伴随怕冷严重”，阳气虚不充养兼不推动阴血濡养全身。“夏天都要穿袜子睡觉。手还可以，脚冰凉，捂不热。不穿袜子就汗出，汗也是凉的，不黏，像水一样”，阳气虚不固摄阴液则自汗而汗凉稀。“舌体胖大齿痕重少红色”，

阳气虚。“舌苔稍厚腻水滑白沫多”，痰饮水湿重，阳气虚不运化。“舌上瘀刺多”，痰饮水湿瘀堵，寒凝血瘀瘀堵，气滞瘀堵，皆可导致。“因为在线上没办法把脉，看她舌苔之时询问平时是否容易生气。回答因为在修行，很多小事基本上不会生气，只有很大的事才会发脾气。但是一动气就会胸口发堵，也不怎么敢生气了”，气滞瘀阻，阳气虚不运化导致气机停滞。

【综合辨证】阳气亏虚，痰饮水湿不运化，体内寒凝血瘀。

【确定方药】回阳救命汤加减。

制附子（有毒，须先煮 90 分钟）80g，生黄芪 180g，干姜 30g，桂枝 20g，炒白芍 20g，炙甘草 30g，生龙骨 30g，生牡蛎 30g，炒白术 50g，防风 15g，怀山药 90g，生姜丝 50g，大枣（去核）15 枚，葛根 40g，莪术 15g，赤芍 30g，厚朴 10g，枳实 15g。先喝 3 剂。

【效果反馈】患者喝了第一剂的第一顿反馈信息：头有点麻，想睡觉。

我说：先睡，醒来之后再观察一下。

第二天患者反馈：昨天睡醒后感觉很舒服。虽然麻但是感觉又暖和又舒服，赶紧又喝了 1 次。直到今天，头部颈椎感觉都是暖和舒服的。

嘱：3 剂喝完反馈。

患者喝完 3 剂后反馈：胃口变好了，不呕吐了。虽然脚还是有点凉，但不汗出了。晚上尝试脱袜子睡觉也不冷了。初中的时候检查出颈椎病，喝完 3 剂药后，感觉颈椎也没那么僵硬难受了。睡醒之后不会像以前那样睡不醒，有精神了。心气也顺了很多。诵经的时候一口气把一整部经书诵完也不觉得很累。舌质略红，厚腻苔消失。

嘱：续服 2 剂，巩固一下。

正是：病症繁多千般苦，阳气虚夹寒痰瘀，有缘相逢四四六，中医入门难变易。

（二）验方医案提要总结与应用思路拓展

1. 医案提要

医案 1：患者 48 岁，右侧小腹疼痛十几年了，两三个月发作 1 次，发作多在月经后，发作时腰困、腹痛，特别是肛门坠胀难受，好像被塞了个石头堵着，小便不利，有一点小便，小肚子就不舒服，小腹部不痛时，肛门也不坠，小便也不明显，平素大便易溏，易感冒，四肢从深秋开始就凉。腹痛绵绵，喜温喜按，舌胖大淡嫩齿痕严重，苔白湿润。服回阳救命汤，其中附子用了 120g，桂枝 50g，黑白芍 40g，大枣 24 枚，其余不变。半剂药好 80%。

医案 2：患者高三学生，没时间活动，每天坐的时间长，感觉很累，全身感觉虚，头皮痛，腰痛，冬天手脚凉，有时吃东西不对会胃痛，大便不是太好，服用回阳救命汤加山萸肉，3 剂后，头皮不痛了，感觉不到虚和累了，睡眠也深了，以前每天感觉全身都是痛的，现在就偶尔有一点腰痛。

医案 3：患者 53 岁，头痛 5 年多，痛无定处，阵发性发作，每天发病 10 多次，疼痛难受，头胀痛，转头时会晕，后枕骨胀痛，失眠多年（只要半夜一醒，后面就睡不着），多梦，小便黄，晚上小便 3～7 次，早上起床口苦、口干。腰酸痛，不能久坐，下肢怕冷，吃点辣椒易上火，干活无力气，性子比较急躁，服用回阳救命汤 3 剂，5 年多的头痛快画句号了，其他症状全部消失，只是头还有些许痛。

医案 4：患者 45 岁，头痛 30 余年。孩童时期一吹风就头痛，晚上加重，有时痛一晚，天亮好转，因怕风常在屋里关窗，白天晒太阳也头痛，喜温、遇热舒服，经期必偏头痛、前额痛。舌白厚短有齿痕，大小便正常，偶起夜，喜热饮，舌体淡白胖大湿润而有齿痕，苔白，回阳救命汤去怀山药，加葛根、麻黄，喝了 2 天感觉头清爽。现在天气很冷，要是以前的话，很怕这种天气，头会又沉又痛，现在感觉蛮好。

医案 5：患者经前头痛，怕冷，喜热饮，月经少而暗，头发掉很多，晚上喉咙干痛，眼睛感觉冷。舌胖大有齿痕边略红，苔白。回阳救命汤加葛根升津，加麻黄宣发阳气，去怀山药，服用 2 剂后，经前头痛没有了。

医案 6：患者 79 岁，患三叉神经痛，回阳救命汤加葛根、麻黄、细辛，服完 2 剂后，三叉神经痛没有再发作。

医案 7：患者 84 岁，三叉神经痛，说话、吃饭、喝水都痛，痛点在上牙床，吸口气都痛。上牙齿已全部脱落，装上了义齿。半年来，尝试过各种药物，但时轻时重，始终没有治愈，舌淡润两边红略紫苔白。于是将回阳救命汤去怀山药，加生石膏、生白芍、葛根，吃了 5 剂药，疼痛缓解了，频次、程度都降低了。

医案 8：患者 70 岁，颈椎、腰椎胀痛，屁股两边也痛，不能久站，晚上盗汗，有时还流口水。吃回阳救命汤加葛根、麻黄，1 剂，症状就明显减轻，眼屎没了，不流口水，不盗汗了，颈腰也好些了。

医案 9：患者 47 岁，脾胃一直不好，大便一直都不成形，如果晚上和别人喝了茶，基本上要起夜五六次。现在弯腰久了腰椎酸痛，双肩也酸痛，特别站久了，或者路走远了左腿屁股酸胀。回阳救命汤加葛根、麻黄，服用 3 天，感觉全身舒服多了，身体感觉有劲，以前浑身按着到处感觉胀痛，现在好像都通了，精神好多了，舌白苔见多。

医案 10：患者，女，72 岁，10 年前脑出血后，左侧胳膊和腿活动不自如，靠右侧身体拖动行走。年前因腰腿痛行椎间盘突出手术，术后疼痛未减轻，夜晚疼痛加重，主要在尾椎骨及左侧胯骨大腿疼痛，坐着屁股痛得厉害，起来走动后减轻，左侧胯骨腿痛比以前轻些。晚上入睡困难，一晚上起夜小便 2 次，晚上炕热的话会稍微汗出，天冷疼痛症状加重。

患者，男，72 岁，右手抖动几年，右手右腿都有麻木的现象，走路多了右腿膝盖痛，右脚痛，怕冷，舌淡苔白，肢体麻木。二人同服回阳救命汤加麻黄、葛根，7 剂后，两位老人反馈效果很好。婆婆身体没那么痛了，公公感觉身体轻快了，腰也舒服了。喝完 11 剂后，婆婆可以自己躺下起来了（之前需要别人帮忙），公公说胳膊腿麻改善了很多。

医案 11：患者四五十岁，患前庭神经炎，出院 1 周了还是晕。走路多了头晕，经常前额、眼眶胀痛，头重脚轻，回阳救命汤加味加量吃了 2 剂，感觉效果明显，头基本不痛，就是还有点晕。

医案 12：患者 40 多岁，胆囊息肉，早上口苦，左侧头痛，左后肩下胀痛，左胸胀痛，有结节，左腿外侧胀痛，自从感染新型冠状病毒后，各种不适就日渐加重。尤其是在每次月经前后，各个部位疼痛加重。经期结束后，出现梦多，心烦，早上起来咽喉处有痰，左边头部胆经，经过的地方痛，左腿胆经经过的地方有僵滞感。走路都感觉不能与右腿协调，左侧后腰、侧腰、前小腹都胀痛，且气血日益不足。尤其是月经期间出现忘事、反应慢等症状，饮食也受影响，消化不好。舌胖大嫩红，苔白。用回阳救命汤与其他方剂合方，3 剂药吃完，之前的症状都有所缓解，大便还有些不适，让其接着服用和观察。

医案 13：患者 43 岁，右腿小腿肚、大腿内侧肌肉酸痛，右侧臀部、后背和腰部肌肉酸痛。右侧颈部肌肉、肩膀、肩胛骨、右侧胳膊多处肌肉酸痛，疼痛部位像一条线。手臂提重物酸痛，后背和腰部肌肉坐久了僵痛，臀部坐久了麻麻的刺痛，腿部走路的时候小腿腹胀痛，大腿外侧、内侧按压刺痛，怕凉，不能吹空调、电风扇，受凉后疼痛加重。骑电动车，肩膀胳膊吹风会痛。晚上睡觉的时候不受凉，保暖好，全身酸痛减轻。骨科医生诊断为筋膜炎。晚上冲热水澡之后感觉很舒服，几乎不痛。血压低，有点贫血，肺部烟曲霉感染，舌淡胖大湿润，舌边有齿痕，苔略厚。回阳救命汤加葛根、麻黄，1 剂药吃 2 天，感觉好像身体不那么怕冷了，比以前好一些，也不那么虚了，有气力一些。

医案 14：患者 23 岁，身体很困重，经常睡不醒，尤其是吃完饭困意很明显，风湿性关节炎，寒腿之症，阴天下雨就腰酸腿痛，食欲不好，吃不下饭，吃了容易呕吐，吐的食管、口腔都发酸，感觉虚弱无力，怕冷严重，夏天都要穿袜子睡觉。手还可以，脚冰凉捂不热。不穿袜子就汗出，汗也是凉的，不黏，像水一样，舌体胖大齿痕重少红色，舌苔稍厚腻水滑白沫多，舌上瘀刺多。用回阳救命汤加减，喝完 3 剂后，胃口变好，不呕吐了。虽然脚还是有点凉，但是不汗出了。晚上尝试脱袜子睡觉也不冷了。初中的时候检查出颈椎病，喝完 3 剂药后感觉颈椎也没那么僵硬难受了。睡醒之后不会像以前那样睡不醒，有精神了。心气也顺了很多。诵经的时候，一口气把一整部经书诵完不觉得很累。舌质略红，厚腻苔消失。

2. 医案总结

本节是回阳救命汤治疗痛症的 14 个医案，共 15 位患者。患者皆属“阳气亏虚为主，温运不足，兼有阴血不足”的类型。这些人以中老年人居多，但年轻人先天阳气虚、过度劳累、用脑过度也会出现，特别是女性产后、经期更容易出现。

疼痛的部位：小腹疼痛，肛门坠胀难受，好像被塞个石头堵着，头皮痛，腰痛，有时吃东西不对会胃痛，头痛，头胀痛，转头时会晕，后枕骨胀痛，腰酸痛，经前头痛，晚上喉咙干痛，经期必偏头痛、前额痛，三叉神经痛、顽固三叉神经痛、颈椎或腰椎胀痛，屁股两边痛，不能久站，年前因腰痛腿痛行椎间盘突出手术，术后疼痛未减轻，主要在尾椎骨及左侧胯骨大腿疼痛，坐着屁股痛得厉害，起来走动后减轻，右腿小腿肚、大腿内侧肌肉酸痛，右侧臀部、后背和腰部肌肉酸痛，右侧颈部肌肉、肩膀、肩胛骨、胳膊多处肌肉酸痛，疼痛部位像一条线，手臂提重物酸痛，后背和腰部肌肉坐久了僵痛，臀部坐久了麻麻的刺痛，腿部走路的时候小腿腹胀痛，大腿外侧内侧按压刺痛。

当然不限以上部位，可以说全身任何部位都可以发生。

疼痛的特点：胀痛、酸痛、遇冷加剧，怕冷，夜晚疼痛加重，怕凉，不能吹空调、电风扇，从小一吹风就头痛，受凉后疼痛加重，天冷疼痛症状加重，因怕风常在屋里关窗，白天晒太阳也头痛，

伴随症：喜温、遇热舒服，喜热饮，夜晚疼痛加重，怕凉，不能吹空调、电风扇，受凉后疼痛加重，天亮好转。虚弱无力、疲劳、晚上有时还流口水，痛无定处或有定处，阵发性，每天发病 10 多次，疼痛难受，晚上入睡困难，一晚上起夜小便 2 次，天冷疼痛症状加重，从小一吹风就头痛，晚上加重，有时痛一晚，脑出血后，左侧胳膊和腿活动不自如，靠右侧身体拖动行走，脑出血后，左侧胳膊和腿活动不自如，靠右侧身体拖动行，怕冷严重，夏天都要穿袜子睡觉，肢体麻木。

痛症的加减变化：疼痛在颈项、头部可以加引经药葛根，疏经通络。遇冷严重者可以加麻黄、细辛，散寒通经络。夹杂实火或郁热，可以加栀子、淡豆豉、柴胡、黄芩。有血瘀，可以加生莪术、赤芍等活血化瘀

药。气滞，可以加枳实、厚朴等理气导滞药。

八、回阳救命汤在失眠中的应用

（一）验方医案精选

医案 1：严重失眠回阳救命汤 2 碗效

2021 年 9 月 16 日，唐老师替患者求诊。

患者，老年人，不感觉困，入睡困难，夜里 2 点多易醒，解 1 次小便后又难入睡。现在吃着 2 种降压药，血压基本正常，就是头有时还是发胀（头后、头顶）。心脏有时不舒服（闷，心率每分钟 80～90 次）。大便正常，早 1 次，成形。爱汗出（吃饭、活动、睡觉时微出），吃饭少，泡山楂水喝，上午、下午都要吃点东西。在家周围走走就容易累。口渴，原来很少口渴。口不苦，容易感冒，吹点风就嗓子痒，咳嗽，痰不多。随时怕凉，晚上睡觉肚子怕凉。

如果吃肉了，晚上睡觉痰就多。前一段看中医补阳治疗后血压就高，降火治疗后就全身怕冷。有点爱着急。前些年切了双侧副乳。前段时间看中医时，诊断为上焦太燥，现在是下焦寒。舌胖大前半部和两边略红，苔白但前半部和两边少苔而不湿润。

【446 辨证】“患者，老年人”，气血阴阳见虚。“不感觉困，入睡困难”，阳气虚，心神飘浮，阴血虚，心神不宁，皆可以导致不困，入睡难。“夜里 2 点多易醒，解 1 次小便后又难入睡”，阳气虚，阳血亏，阴阳不调和，半夜阴阳交替时则易醒难入睡。“现在吃着 2 种降压药，血压基本正常，就是头有时还是发胀（头后、头顶）”，老年人慢性高血压多是气虚引起，不解决气虚这个根本问题，硬吃降压药，即使数值正常，气虚不养头的发胀问题也会在的。“心脏有时不舒服（闷，心率每分钟 80～90 次）”，阳气虚不充养心脏。“爱汗出（吃饭、活动、睡觉时微出）”，常人同样状态下不汗出，患者出就是阳气虚不固摄汗液。“吃饭少”，脾胃虚弱。“容易累”，气虚。“口渴”，阴虚。“口不苦”，无实火。“容易感冒，吹点风就嗓子痒，咳嗽，痰不多”，气虚。“随时怕凉”，阳也虚。“晚上睡觉肚子怕凉”，肠胃阳虚。“如果吃肉了，晚上睡觉痰就多”，气虚不化痰。

“前一段时间看中医，补阳治疗后血压就高，降火治疗后就全身怕冷”，配方很重要。“舌胖大前半部和两边略红”，胖大为阳气虚，略红为郁热或浮火。“苔白但前半部和两边少苔而不湿润”，气虚不布阴液。

【综合辨证】阳气亏虚，阴血不足，心神浮火。

【确定治则】补阳益气，滋阴补血，安神宁心。

【确定性味】温热甘补，甘凉平补，甘凉清热。

【确定方药】回阳救命汤加生地黄。

生地黄 60g，制附子（有毒，须先煮 90 分钟）50g，生黄芪 180g，干姜 30g，桂枝 20g，炒白芍 20g，炙甘草 30g，生龙骨 30g，生牡蛎 30g，炒白术 50g，防风 15g，怀山药 90g，生姜丝 50g，大枣（去核）12 枚。每天 1 剂，连服 3 剂。

【效果反馈】以前需要服安眠药才能入睡的患者，喝了 2 碗汤药后，晚上 9 点多就感到困意，很想睡觉。

医案 2：更年期失眠汗出口腔溃疡 3 剂几愈

2023 年 9 月 19 日，温州的王老师发来反馈信息。

感谢周医生 18 日开的药，我才喝了一剂半，就有如此好的效果。这两晚睡眠好，汗出也少多了，真是太神奇了。

当时开的药方如下。

制附子（有毒，须先煮 90 分钟）60g，生黄芪 180g，干姜 30g，桂枝 50g，炒白芍 20g，炙甘草 30g，生龙骨 30g，生牡蛎 30g，炒白术 50g，防风 15g，怀山药 90g，生姜丝 50g，大枣（去核）12 枚。

2023 年 9 月 21 日，王老师又反馈：周医生，3 剂药喝完，还要继续喝吗？

我问：好了几成？

王老师：几乎不怎么汗出了，睡眠也好了许多。

我回复：再吃 3 剂巩固一下。

【知识补充】围绝经期综合征又称更年期综合征，指女性绝经前后出现性激素波动或减少所致的一系列以自主神经系统功能紊乱为主，伴有神经心理症状的一组症候群。

绝经可分为自然绝经和人工绝经两种。自然绝经指卵巢内卵泡用尽，或剩余的卵泡对促性腺激素丧失了反应，卵泡不再发育和分泌雌激素，不能刺激子宫内膜生长，导致绝经。人工绝经是指手术切除双侧卵巢或用其他方法停止卵巢功能，如放射治疗和化疗。单独切除子宫而保留一侧或双侧卵巢者，不作为人工绝经。

围绝经期综合征中最典型的症状是潮热、潮红。多发生于 45—55 岁女性，大多数女性可出现轻重不等的症状，有人在绝经过渡期症状已开始出现，持续到绝经后 2～3 年，少数人可持续到绝经后 5～10 年，症状才有所减轻或消失。

医案 3：长期失眠 1 剂效

2021 年 10 月 8 日，一位中医同行替患者求诊。

吴某，女，56 岁。早上睡醒不口苦，但晚上睡前口干，需要喝水。大便有时正常，有时不正常；没有规律。高血压病史 10 年，检测（右）颈动脉有粥样硬化；目前每天 1 片通血管药；降压药每 2 天吃 1 次。胃口还可以，睡眠不好，一般要晚上 2 点左右才能入睡，这种情况持续时间比较长，大概有 10 年以上；入睡后容易被惊醒；有时呼吸不畅，用嘴巴吐气，被惊醒。平时不口渴，有保持经常喝水的习惯，习惯喝热饮。怕冷，也怕热，自汗严重；夏天整天流汗，汗很黏稠；一天换几套衣服；身体（含手脚）冷，中焦、下焦、肩部特别冷，晚上睡觉整体怕冷，持续多年。干咳无痰，脸色黄，子宫已切除(约 20 年)，整体肌肉流失厉害，皮肤松弛。

【446 辨证】“56 岁”，气血阴阳见虚。“身体（含手脚）冷，中焦、下焦、肩部特别冷，晚上睡觉整体怕冷，持续多年”，阳虚。“脸色黄”，血虚或气虚不运血到面。“整体肌肉流失厉害，皮肤松弛”，气虚。

【综合辨证】阳气亏虚。

【确定用药】回阳救命汤。

制附子（有毒，须先煮 90 分钟）80g，生黄芪 180g，干姜 30g，桂

枝 20g，炒白芍 20g，炙甘草 30g，生龙骨 30g，生牡蛎 30g，炒白术 50g，防风 15g，怀山药 90g，生姜丝 50g，大枣（去核）12 枚。每天 1 剂，连服 3 剂。

【效果反馈】服药第一天腹泻 3 次，睡眠好转；之后也有腹泻，但没有第一天严重，腹泻的时候，肚子是不痛的，只是胃部有一点痛；吃药后开始口干。汗出问题没有特别留意。

【医案总结】中医同行提供的问诊单是仿现代医学的，即所谓的现代中医问诊单。这种问诊单从表格上看好像很清晰，面面俱到，实际上很难切入主题，容易对患者最重要的病情造成遮掩和混乱。

我观察在现实中：患者按照这种现代医学式问诊单，填来填去，最后感觉自己哪哪都有病，医生往往按这个问诊单，问东问西，会问得自己都找不着北。

中医学讲究“疏可跑马、密不容针”，就是把“危害患者生命的致病因素查找排在第一位，患者最痛苦或最想解决的病症排在其次，其他病症要从重到轻往后排”，按这个“主次分明”顺序来查找病因，就会省时、省事，也最清晰、最快速、最容易找到病因。

此处附 446 主次分明问诊单，以补当今毫无主次“漫天问病”的问诊单之不足。

“四虚四实六外感”问诊辨证分析表

<table>
<tr><td colspan="6">医案或病症：</td></tr>
<tr><td>主症</td><td></td><td></td><td>兼症</td><td></td><td></td></tr>
<tr><td>舌苔</td><td></td><td></td><td>脉象</td><td></td><td></td></tr>
<tr><td colspan="2">辨证分析（含比例）
四虚</td><td>气虚：</td><td>阳虚：</td><td>血虚：</td><td>阴虚：</td></tr>
</table>

四实	气滞：	内火证：	瘀血证：	痰饮水湿：
六外感 风：　　　　湿： 寒：　　　　暑： 火：　　　　燥：				
主治				
次治				
所适方性比例				
所适方味比例				
所适方剂功能作用				
开方用药				

医案 4：彻夜难眠黄芪误用 300g 奇效

2023 年 10 月 19 日，一位学佛的如兰师兄发来求诊信息。

患者，男，73 岁。自从 1999 年行胆结石手术后，身体一直不好，彻夜难眠，大脑清晰，不迷糊，体重从 70kg 降到 52.5kg，看遍医院，睡眠问题一点也没得到改善，现在体重 60kg，腰、颈椎都不太好，吃红薯后胃有点不舒服。舌淡苔白而干。

【确定方药】炒白芍 18g，桂枝 9g，生姜 9g，大枣 12g，炙甘草 10g，生黄芪 120g，麦芽糖（兑入煮好的药汁中）40g。水煮服用，每大 1 剂。

【效果反馈】2023 年 10 月 28 日，如兰师兄发来反馈信息：麦芽糖还没到，这 3 天的药已吃完，还是睡不着。白天发困想睡，晚上到床上睡不着，大脑清晰，不迷糊，心里也不胡思乱想，就是睡不着。咨询药是继续吃还是改方。

丁是，改用回阳救命汤加麦芽糖。

制附子（有毒，须先煮 90 分钟）80g，生黄芪 180g，干姜 30g，桂枝 20g，炒白芍 20g，炙甘草 30g，生龙骨 30g，生牡蛎 30g，炒白术 50g，防风 15g，怀山药 90g，生姜丝 50g，大枣（去核）12 枚，葛根

80g。每天 1 剂，连服 3 剂。

2023 年 11 月 5 日，如兰师兄发来反馈信息：因外出了几天，昨天才把药抓回家煎了，黄芪的量算错了，1 剂药里面放了 300g，昨晚喝了 1 大碗，没有不舒服的感觉，就是肚子咕咕响，排气，咨询剩下的药是继续喝还是停了。

嘱：接着服用和观察。

2023 年 11 月 7 日，如兰师兄发来反馈信息：吃了一剂半药，昨晚睡眠很好，中间有一次起夜，在这 4 年里是从来没有过的，身体也很轻松。

2023 年 11 月 8 日，如兰师兄发来反馈信息：昨晚和前晚一样，睡得很好。再次感谢您。

【知识补充】麦芽糖：味甘，性微温，具有健脾益胃，润肺止咳之功效。麦芽糖与水溶解后会化作葡萄糖，作为医学上的营养料，不但可以用来养颜、补脾益气、润肺止咳，还具有缓急止痛、滋润内脏、开胃除烦、通便等作用，能够治疗或辅助治疗脾胃虚弱、气短乏力、纳食减少、虚寒腹痛、肺燥咳嗽、干咳少痰、咽痛等顽固疾病。

麦芽糖除有食用价值，亦有食疗功效。麦芽糖主要是用麦芽制作而成，也叫淀粉糖，营养价值极其丰富。这种麦芽糖摄入人体后，可以为人体的新陈代谢提供能量，还可以起到一定稳定肠道菌群的作用，促进双歧杆菌的增殖，从而减少体内有毒性的代谢产物对身体的影响。

麦芽糖具有保护肝脏作用，因此适当吃一些麦芽糖，对人体来说是有益处的，但是不能吃得过多，食用过多可能会对牙齿造成一定的损害。

医案 5：回阳救命汤加味与生姜泻心汤治疗睡眠的区别

患者，男，49 岁。近 10 年来睡眠不好，入睡困难，有时候躺床上两三个小时睡不着，一直有喝白酒助眠的习惯，最近即使喝酒也难以入睡，好不容易睡着后还容易醒，精神状态也差。舌淡苔白。

【确定方药】回阳救命汤加葛根。

制附子（有毒，须先煮 90 分钟）80g，生黄芪 180g，干姜 30g，桂枝 20g，炒白芍 20g，炙甘草 30g，生龙骨 30g，生牡蛎 30g，炒白术

50g，防风 15g，怀山药 90g，生姜丝 50g，大枣（去核）12 枚，葛根 80g。每天 1 剂。麦芽糖 100g，兑入煮好的药汁中。

【效果反馈】上方服用 4 剂后，入睡还是困难，但睡着后能连续睡六七个小时，睡眠质量提升。患者暂时不想喝中药了，遂停药。

2024 年 1 月 22 日，患者又想喝中药调理，中间停药的这段时间还是喝酒助眠，但没效果。跟患者沟通的时候能闻到患者口中有一股异味。

改方生姜泻心汤：生姜 20g，炙甘草 20g，半夏 12g，干姜 10g，黄连 5g，黄芩 10g，党参 20g，大枣 10 枚。

先喝了 3 剂，入睡明显有很大改善，然后又连着喝了 6 剂，一共喝了 9 剂，患者基本在半小时内入睡，快的时候几分钟就睡着了，睡眠质量很好，精神状态也不错。

目前已经 1 个多月了，随访依然不错。

【医案总结】回阳救命汤治疗阳气虚浮，心神不宁，兼阴虚不敛心神的虚证失眠。

生姜泻心汤治疗脾胃阳气虚，痰饮不化，湿热混杂的失眠和入睡困难。

患者长期饮白酒，口中有一股异味，白酒为热为湿，在胃郁结上逆则有异味，影响到睡眠，故有“胃不和卧不安”的说法。

综上所述：栾春梅老师选择的生姜泻心汤更加吻合病机，效果更加突出。

（栾春梅）

（二）验方医案提要总结与应用思路拓展

1. 医案提要

医案 1：患者，老年人，不感觉困，入睡难，夜里 2 点多易醒，解 1 次小便后又难入睡，头有时还发胀，心脏闷，心率每分钟 80～90 次，爱汗出，容易累，爱感冒，吹点风就嗓子痒，咳嗽，痰不多。随时怕凉，晚上睡觉肚子怕凉，舌胖大前半部和两边略红，苔白但前半部和两边少苔而不湿润，原先需要服安眠药才能入睡的，2 碗回阳救命汤后，晚上 9 点多就很困，想睡觉了。

医案 2：患者是中年人，更年期失眠、汗出，伴口腔溃疡，喝了一剂半回阳救命汤，睡眠好些，汗出也少多了。

医案 3：患者 56 岁，身体（含手脚）冷，中焦、下焦、肩部特别冷，晚上睡觉整体怕冷，持续多年，脸色黄，子宫已切除约 20 年，整体肌肉流失严重，皮肤松弛，用回阳救命汤 1 剂，睡眠就好多了。

医案 4：患者 73 岁，胆结石手术后，身体一直不好，彻夜难眠，大脑清晰，不迷糊，体重从 70kg 降到 52.5kg，看遍医生，睡眠一点也没得到改善，现在体重 60kg，舌淡苔白而干，用回阳救命汤加麦芽糖，但黄芪的量算错了，1 剂药放了 300g，吃了一剂半的药，昨晚睡眠很好，中间有 1 次起夜，在这 4 年里是从来没有过的，身体也很轻松。

医案 5：患者 49 岁，近 10 年来睡眠不好，入睡困难，有时候躺床上两三个小时睡不着，有喝白酒助眠的习惯，最近即使喝酒也难以入睡，好不容易睡着后还容易醒，精神状态差，舌淡苔白。服用 4 剂回阳救命汤加葛根、麦芽糖后，还是入睡困难，但睡着后能连续睡六七个小时，睡眠质量提升。因患者有湿热夹杂，改方生姜泻心汤，效果更好。

2. 医案总结

阳气亏虚也可导致失眠。

本节的失眠患者皆为中老年人，多有阳气亏虚的伴随症：心脏闷，心率每分钟 80～90 次，爱汗出，容易累，容易感冒，吹点风就嗓子痒，随时怕凉，晚上睡觉肚子怕凉。

有记录的舌苔：舌胖大前半部和两边略红，苔白但前半部和两边少苔而不湿润，舌淡苔白而干。没有一例表现出舌红、鲜红、干红，苔少、黄、干的阴虚和实火为主的舌苔。

由此可知，失眠并不都是因为“火”，有“寒”，阳气亏虚为主时，也会失眠。

事实上，阳气亏虚失眠在现实中所占的比例是很高的，可惜没有得到大家的重视。患者来就诊时，一听说是失眠，不管患者有没有出现“舌红苔少”阴虚舌苔的事实，医者也会无视患者阳气亏虚的大量伴随症，如浑身无力，怕冷，舌淡胖大苔白。反而用镇心安神，清热养血的朱砂安神丸；或用滋阴清热，养血安神的天王补心丹；或用养血安神，清热除烦的酸枣汤。这要是疗效能好，那真是怪事了。

所以，在现实中，失眠的人选择以上三方者众多，而效果不好者也众多。

非以上三方不好，实乃不知“阳气亏虚，心神虚浮”也可致失眠也。

医理要贯通全面，辨证要精准无误，方药要确切符合，是为学医三道关矣。

九、回阳救命汤在出血症中的应用

（一）验方医案精选

医案 1：大便出血 3 剂血止

2022 年 12 月 29 日，一位想考中医药大学的女孩子王某替朋友求诊。

患者，女，18 岁。平常手脚冰凉，痛经，近几天脖子上长了好几个筋结，大便出血。

【446 辨证】“18 岁”，气血阴阳处于人生正旺盛阶段，但不代表不会出现虚证。“平常手脚冰凉”，阳气虚。“痛经”，阳气虚不温运。“近几天脖子上长了好几个筋结”，阳气虚不温运则寒凝而成筋结。“大便出血”，阳气虚不固摄血液。

【综合辨证】阳气亏虚，不固血液，难以温运。

【确定治则】大补阳气，固摄血液，温运血脉。

【确定性味】甘温热补，涩固酸收，辛温助运。

【确定方药】回阳救命汤。

制附子（有毒，须先煮 90 分钟）80g，生黄芪 180g，干姜 30g，桂枝 20g，炒白芍 20g，炙甘草 30g，生龙骨 30g，生牡蛎 30g，炒白术 50g，防风 15g，怀山药 90g，生姜丝 50g，大枣（去核）12 枚。每天 1 剂，连服 3 剂。

【效果反馈】2023 年 1 月 9 日，王某发来反馈信息：喝了 2 剂以后，大便不出血了，手脚冰凉的时候少了，筋结也变小了。

医案 2：尿道口出血

2022 年 11 月 15 日，一位中医朋友发来其夫人的问诊记录。

患者，女。小便或大便时尿道口出血，之前出血量大，最近几天卧床休息出血不多。无疼痛感，偶尔感觉脐下至尿道口有一根筋在拉扯。左边小腹偶有轻微疼痛，有疼痛时，出血会增加。食欲不佳，之前情绪可以，今天情绪较烦躁。8 月中旬，回山东吃了不干净食物，腹痛，吃了附子理中丸，腹泻 2 天，痊愈。回四川后只要吃了水果或不易消化的肉食，就会痛，主要是左侧小腹痛。有一次半夜痛得严重，便艾灸了肚脐周围，腹痛减轻后，整个腹部和左前后腰部就会气胀，且感觉有气在窜，窜到哪里，哪里就会痛。后来吃小建中汤和补脾益肠丸，左腹不再疼痛，只是偶尔受凉，或吃冷，或不易消化的食物会痛一两下，放几个屁就不痛了。

在这中间，大约 9 月 25 日来了月经，之后下身一直出血。我以为是月经淋漓不止，便按这个方向去治，但一直无效。直到 10 月底，才发现患者不大小便，就不怎么出血，大小便时才出血，走路和体力劳动增强也会出血，情绪过大也会出血。这应该是旧疾，尿道出血。我以前做流产手术后，便秘很严重，使劲挣时，尿道口就出血。去医院检查，开了口服药和坐浴的消炎药就好了。后来只要我身体抵抗力弱时，又恰逢便秘，便会出现这个现象，自行购买氧氟沙星吃几次就好了。也买了一堆治尿道炎的中成药，吃了快 10 天，无效。又买了氧氟沙星来吃，吃 2 天了还未见效。既往子宫肌瘤、子宫息肉病史。2 年前做过手术，住院 5 天。今年被蛇咬，住院 5 天，出院时查出有胆囊息肉，长期便秘，长期脾胃不好。平时怕冷，尤其是左边，变天的时候，会从左脚腕冷痛，慢慢到左足三里，到左大腿根，一路冷痛。左边头遇风也会痛，左脸偶尔会有麻木的感觉。手不冷，怕风，之前睡觉不汗出，昨晚睡着后出了很多汗，脖子、头发都湿了。早上起来有点口干，左鼻子不通，有浓涕，喉咙有轻微痰。大便不成形，排便不太顺畅。精神还好。胸口有轻微压迫感，脾气急躁易怒。偶尔痛经，常延迟一两天。舌淡略胖而暗紫湿润，苔白而少，上面有浮黄（中医朋友说是刚刚喝中药导致的黄）。

【确定方药】回阳救命汤。

制附子（有毒，须先煮 90 分钟）80g，生黄芪 180g，干姜 30g，桂枝 20g，炒白芍 60g，炙甘草 30g，生龙骨 30g，生牡蛎 30g，炒白术 50g，防风 15g，怀山药 90g，生姜丝 50g，大枣（去核）12 枚。每天 1 剂，连服 3 剂。

【效果反馈】头顶前面和前额有点晕，尤其是第一剂吃完较强烈，后面晕的感觉轻些。出血量增多，色深，两侧腰后胀痛，有血块、血条排出后，胀痛消失，排血块时小腹疼痛，休息一会就好了。左腰前两天胀痛，昨天和今天没有痛了；心里不烦躁了，晚上入睡正常。但是不喜欢人吵，小孩吵和狗叫会觉得心烦，耐心还是不够好，易恼怒。左腿从脚腕到足三里的这条直线常常酸胀，有时左侧环跳穴周围也酸胀。感觉胃口比之前好些。吃药后，每日晨起时有口苦，之前没有，情绪比之前积极些，胆子也大了点。之前容易惊恐紧张，常做噩梦，现在不做噩梦了。

于是改方，黄芪半莪汤、回阳救命汤、柴胡桂枝汤加芪苓膏合方。

生黄芪 240g，莪术 120g，制附子（有毒，须先煮 90 分钟）80g，干姜 30g，生龙骨 30g，生牡蛎 30g，炒白术 50g，防风 15g，怀山药 90g，茯苓 60g，柴胡 40g，黄芩 15g，姜半夏 30g，党参 30g，生姜丝 30g，大枣（去核）12 枚，炙甘草 30g，桂枝 20g，炒白芍 20g，生石膏 30g。水煮服用，每天 1 剂。

后 3 剂药吃后，出血量少了，每天都有一点点，是黑色的瘀血，小便时出一点血，大便时出血会稍多一点。小便时左边感觉有根筋偶尔扯着，胃口比之前好些。左脚中趾、食趾和脚掌骨，最近两天有点隐隐作痛，左边头顶隐痛。这几天有点头晕，有时候在梦里都感觉头晕；梦多，感觉眼睛闭着还没睡着就已经在做梦了。晨起口苦减轻，左腿酸胀感比之前减轻，左腰胀痛也减轻了，耐心还是不够好，但比之前好些了。

于是将方中莪术换成赤芍：生黄芪 240g，赤芍 30g，制附子（有毒，须先煮 90 分钟）80g，干姜 30g，生龙骨 30g，生牡蛎 30g，炒白术 50g，防风 15g，怀山药 90g，茯苓 60g，柴胡 40g，黄芩 15g，姜半夏 30g，党参 30g，生姜丝 30g，大枣（去核）12 枚，炙甘草 30g，桂枝 20g，炒白芍 60g，生石膏 30g。水煮服用，每天 1 剂。

又 3 剂后反馈：现在没有出血了，偶尔有点褐色血丝。这两天白带增多，伴随白带有褐色浓稠分泌物，不像是血。吃了东西不易消化，到了饭点又觉得饿，想吃。头上怕风，睡觉都需戴帽子。左脚中趾感觉有点痛，袜子紧或睡觉被子压后尤其明显。左脚踝外侧、足三里外侧、大腿根外侧，三个地方会因为天气变化从下到上逐渐疼痛。情绪正常，不烦躁了，左大牙牙龈痛，但没有出血了。

（二）验方医案提要总结与应用思路拓展

1. 医案提要

医案 1：患者 18 岁，平常手脚冰凉，痛经，近几天脖子上长了好几个筋结，大便出血。吃了 2 剂回阳救命汤原方，大便不出血，手脚冰凉的时候少了，筋结也变小了。

医案 2：患者是中年女性，小便或大便时尿道口出血，之前出血量大，最近几天卧床休息出血不多。无疼痛感，偶尔感觉脐下至尿道口有一根筋在拉扯。左边小腹偶有轻微疼痛，有疼痛时，出血会增加。食欲不佳，起因是吃了不干净食物，腹痛，吃了附子理中丸，腹泻 2 天，痊愈。回四川后只要吃了水果或不易消化的肉食，就会痛，主要是左侧小腹痛。有一次半夜痛得严重，便艾灸了肚脐周围，腹痛减轻后，整个腹部和左前后腰部便会气胀，且感觉有气在窜，窜到哪里，哪里就会痛。后来吃小建中汤和补脾益肠丸，左腹不再疼痛，只是偶尔受凉，或吃冷，或不易消化的食物会痛一两下，放几个屁就不痛了。吃了 1 剂回阳救命汤后，出血量增多，色深，两侧腰后胀痛，血块、血条排出后，胀痛消失，排血块时小腹疼痛，休息一会儿就好了，心里不烦躁了，晚上入睡正常。感觉胃口比之前好些，吃药后，每日晨起时有口苦，之前没有，情绪比之前积极些，胆子也大了点。之前容易惊恐紧张，常做噩梦，现在不做噩梦了。后将“黄芪半莪汤”“回阳救命汤”“柴胡桂枝汤加芪苓膏”合方，出血完全治愈，其他症状也有不同程度的好转。

2. 医案总结

这两个患者一个是 18 岁，一个是中年女性。一个是大便出血，一个是尿道口出血。都有“阳气亏虚，温运不足”的表现：平常手脚冰凉，痛经，近几天脖子上长了好几个筋结，卧床休息出血不多，偶尔感觉脐下至尿道口有一根筋在拉扯。左边小腹偶有轻微疼痛，有疼痛时，出血会增加。食欲不佳，整个腹部和左前后腰部便会气胀，且感觉有气在窜，窜到哪里，哪里就会痛。后来吃小建中汤和补脾益肠丸，左腹便不再疼痛，只是偶尔受凉，或吃冷，或不易消化的食物会痛一两下，放几个屁就不痛了。

由此判断，两位患者皆是因“阳气亏虚，不固血液”而造成的，使用回阳救命汤后，一位 2 剂速愈，一位 1 剂效，但因夹杂气滞血瘀，郁热而与“黄芪半莪汤”“柴胡桂枝汤加芪苓膏”，最终治愈。

通过案例对比，可以得出：同是阳气亏虚病症，越年轻，阳气越旺，病症越单一者，见效越快；越年长，阳气越虚，病症越夹杂者，疗程越长，甚至要用合方。

十、回阳救命汤在皮肤病中的应用

（一）验方医案精选

医案 1：日光性皮炎 5 年治愈的体悟

本人，女，48 岁。感冒后鼻腔内结黄色带血痂半年不愈。另患日光性皮炎 5 年余，双上臂外侧，每年夏天太阳轻微照射，就起红色痱子样疹子，奇痒难忍。几天后脱皮，日照后又反复，至天凉后痊愈。

自从服用周老师的处方后，两个病都好了，今年双上臂光滑无疹。

“回阳救命汤”加味：生黄芪 180g，附子（有毒，须先煮 90 分钟）80g，葛根 30g，麻黄 10g，党参 50g，桂枝 20g，炒白芍 20g，生姜 60g，大枣（去核）12 枚，炙甘草 30g，生龙骨 30g，生牡蛎 30g，生山药 90g，防风 15g，干姜 30g，炒白术 50g，熟地黄 60g。水煮服用，每天 1 剂。

体悟：我看到植物的枝条刚折下时水汪汪的皮易剥，在太阳下晒一两天就干瘪难剥，由此联想到人体津液气血不充足，不旺盛也和树枝是一样的。

细观舌淡胖苔薄水嫩，面黄易汗乏力，便溏纳差，脉沉细缓无力。不论何病，病机相符方可。本来没有治疗过此病，想着先治主病，没想到"日光性平炎，鼻腔内长期结黄色血痂不愈"也治好了。感谢恩师！

【446 辨证】"48 岁"，气血阴阳见虚。"感冒后鼻腔内结黄色带血痂半年不愈"，久不愈多虚，阴虚则热，阳虚则不固血。"另患日光性皮炎 5 年余，双上臂外侧，每年夏天太阳轻微照射，就起红色痱子样疹子，奇痒难忍。几天后脱皮，日照后又反复"，久病反复有气虚，阴虚有热，则怕太阳照射。"至天凉后痊愈"，阴虚之热，天凉则轻。"细观舌淡胖苔薄水嫩"，阳气亏虚。"面黄"，血虚。"易汗"，阳气虚不固摄汗液。"乏力"，气虚。"便溏"，阳气虚不固摄精微或不运水湿。"纳差"，脾胃虚弱。"脉沉细缓无力"，沉为阳虚，细为血虚，无力为气虚。

【综合辨证】阳气亏虚，阴虚有热。

【确定治则】大补阳气，滋阴清热。

【确定性味】温热甘补，甘平润凉。

【确定方药】回阳救命汤加熟地黄滋阴补血，加葛根清热，加麻黄宣发阳气。

【效果反馈】见上。

【知识补充】日光性皮炎又称急性日晒伤，晒斑，是皮肤接受强烈光线照射引起的一种急性损伤性皮肤反应。患处皮肤表现为红肿、灼热、疼痛，甚至出现水疱、灼痛、皮肤脱屑等症状，有的患者还会出现头痛、发热、恶心、呕吐等全身症状。

本病春末夏初多见，好发于儿童、女性、滑雪及水面作业者，其症状程度与光线强弱、照射时间、肤色、体质等有关。

（邓　硕）

医案 2：同人同病不同治的带状疱疹

我母亲 30 年前患带状疱疹，痛痒麻甚。未打针，自拟龙胆泻肝汤加味方 10 天治愈。

30 年来一直无事，1 个月前复发，右腰臀部大面积带状疱疹，处方：龙胆泻肝汤合瓜蒌红花甘草汤，初始似有效，过两天仍反复加重，求助周老师。

周老师处方：生大黄 6g，赤小豆 60g，全瓜蒌 45g，生甘草 30g，红花 5g，莪术 45g，制附子（有毒，须先煮 90 分钟）60g，麻黄 10g，苍术 20g，生黄芪 120g，茯苓 60g，柴胡 40g，黄芩 15g，姜半夏 30g，党参 30g，生姜丝 100g，大枣（去核）12 枚，炙甘草 30g，桂枝 20g，炒白芍 20g，生石膏 30g。水煮服用，每天 1 剂，服 3 天。

初服减轻，3 天后又恢复，仍有新疱疹出现，再次求助周老师。处方：全瓜蒌 45g，红花 5g，生甘草 30g，栀子 15g，淡豆豉 30g，茯苓 120g，土茯苓 60g，制附子（有毒，须先煮 90 分钟）80g，生黄芪 180g，干姜 30g，桂枝 20g，炒白芍 20g，炙甘草 30g，生龙骨 30g，生牡蛎 30g，炒白术 50g，防风 15g，怀山药 90g，生姜丝 50g，大枣（去核）12 枚。每天 1 剂，连服 3 剂。

服 1 周后改善明显，感谢周老师！

按：30 年前龙胆泻肝汤加味有效，今用反无效，而用回阳救命汤合祛湿大剂有效，应该是与年龄大，阳气虚有关。

【知识补充】龙胆泻肝汤组成：龙胆草（酒炒）6g，黄芩（酒炒）9g，山栀子（酒炒）9g，泽泻 12g，木通 9g，车前子 9g，当归（酒炒）8g，生地黄 20g，柴胡 10g，生甘草 6g。

现代用法：水煎服，亦可制成丸剂，每服 6～9g，每天 2 次，温开水送服。

功用：清泻肝胆实火，清利肝经湿热。

主治：①肝胆实火上炎证。头痛目赤，胁痛，口苦，耳聋，耳肿，舌红苔黄，脉弦细有力。②肝经湿热下注证。阴肿，阴痒，筋痿，阴汗，小便淋浊，或女性带下黄臭等，舌红苔黄腻，脉弦数有力。

瓜蒌甘草红花汤：首见于明代名医孙一奎《医旨绪余》，由瓜蒌实、甘草、红花三味药组成。瓜蒌性味甘寒，不但能清化热痰，通腑开结，还能舒肝郁，润肝燥，平肝逆，缓肝急，对肝经郁火很是有效。甘草甘缓和中，能够防止瓜蒌泄利太过而伤正。少量红花化瘀通络。虽然方中只有寥寥三味药，但是恰中病机，经过加减确实能收到很好的效果。现在中药一般将瓜蒌实分成瓜蒌壳和瓜蒌仁，瓜蒌实基本上用瓜蒌壳和瓜蒌仁合用代替。

（农富翔）

医案 3：嘴唇干裂起皮痛 3 剂效

2023 年 8 月 13 日，刘锐老师求诊。

患者，40 多岁。嘴唇干裂起皮痛半个月，一直发困，舌淡大老边略红，苔白厚而干。

【446 辨证】“40 多岁”，气血阴阳见虚。“嘴唇干裂起皮痛”，阴虚。“一直发困”，气虚。“舌淡大老边略红，苔白厚而干”，舌淡大为阳气虚，老为阴血虚，略红为正常，苔白厚为痰多不化，干为阴虚。

【综合辨证】阳气亏虚，阴血不足。

【确定治则】补阳益气，滋阴补血。

【确定性味】温热甘补，甘平佐凉。

【确定方药】回阳救命汤加熟地黄。

生黄芪 180g，附子（有毒，须先煮 90 分钟）80g，葛根 30g，麻黄 10g，党参 50g，桂枝 20g，炒白芍 20g，生姜 60g，大枣（去核）12 枚，炙甘草 30g，生龙骨 30g，生牡蛎 30g，生山药 90g，防风 15g，干姜 30g，炒白术 50g，熟地黄 60g。水煮服用，每天 1 剂。

【效果反馈】2023 年 8 月 22 日，刘锐老师发来反馈信息：吃了 3 剂药，不痛也不脱皮了，现在还是嘴皮干。舌苔比服药前湿润。

于是，增加补肾润肠的肉苁蓉和滋阴清热的天花粉。

肉苁蓉 50g，天花粉 30g，生黄芪 180g，附子（有毒，须先煮 90 分钟）80g，葛根 30g，麻黄 10g，党参 50g，桂枝 20g，炒白芍 20g，生姜 60g，大枣（去核）12 枚，炙甘草 30g，生龙骨 30g，生牡蛎 30g，生山药 90g，防风 15g，干姜 30g，炒白术 50g，熟地黄 60g。水煮服用，每天 1 剂。

（二）验方医案提要总结与应用思路拓展

1. 医案提要

医案 1：患者 48 岁，感冒后鼻腔内结黄色带血痂半年不愈，另患日光性皮炎 5 年余，双上臂外侧，每年夏天太阳轻微照射，就起红色痱子样疹子，奇痒难忍。几天后脱皮，日照后又反复，至天凉后痊愈，服用回阳救命汤加滋阴清热的药后，两病皆愈。

医案 2：患者为老年人，30 年前患带状疱疹用龙胆泻肝汤加味方治愈，此次复发，用龙胆泻肝汤与瓜蒌红花甘草汤合方，效不佳，最后用回阳救命汤加瓜蒌红花甘草汤、栀子豆豉汤，再加茯苓、土茯苓而获良效。

医案 3：患者 40 多岁，舌淡大老边略红，苔白厚而干，嘴唇干裂起皮痛半个月，一直发困，吃了 3 剂回阳救命汤加熟地黄，不痛也不脱皮了，舌苔比服药前湿润，因还有嘴皮干，于是在前方基础上增加肉苁蓉和天花粉。

2. 医案总结

患者皆是中老年人，症状分别为日光性皮炎 5 年余，带状疱疹用清热祛湿药无效，嘴唇干裂起皮痛。皆为阳气亏虚，兼有阴血不足，故用回阳救命汤加滋阴清热祛湿药而获良效。

十一、回阳救命汤在顽固病中的应用

（一）验方医案精选

医案 1：漏尿严重 2 年 6 剂药去掉尿不湿

2023 年 8 月 10 日，一位叫百合的朋友发来求诊信息。

患者，女，66 岁，百合的妹妹。既往高血压病史。漏尿严重 2 年多，每天穿着尿不湿，自己都很尴尬。百合根据她的症状舌象开了 7 剂中药，药方：枳实 10g，白芍 20g，炙甘草 10g，柴胡 12g，炒杜仲 30g，黄芪

30g，金樱子 30g，牛大力 30g。服用 7 剂药后，漏尿症状稍可控制，但服用此方后口干舌燥，舌淡粗老苔白。

【446 辨证】“66 岁”，气血阴阳皆虚。“既往高血压病史”，高血压中老年人多气虚。“漏尿严重 2 年多，每天穿着尿不湿”，年高久病气虚，严重者阳也虚。“枳实 10g，白芍 20g，炙甘草 10g，柴胡 12g，炒杜仲 30g，黄芪 30g，金樱子 30g，牛大力 30g。服用 7 剂药后，漏尿症状稍可控制”，补气药量最小，补阳药量少，还有寒凉药伤阳气，故效不佳。“但服用此方后口干舌燥”，寒凉药伤阳，下气药耗气，阳气虚不布阴液，则口干舌燥。“舌淡粗老苔白”，舌淡为阳气虚，粗老为阴血也虚，苔白排除阴虚和实火。

【综合辨证】阳气大虚，不固尿液，阴液不足。

【确定治则】大补阳气，固摄尿液，兼滋阴液。

【确定性味】温热甘补，涩固酸收，甘佐微凉。

【确定方药】回阳救命汤加生莪术、葛根、麻黄。

生莪术 90g，葛根 40g，麻黄 15g，制附子（有毒，须先煮 90 分钟）80g，生黄芪 180g，干姜 30g，桂枝 20g，炒白芍 20g，炙甘草 30g，生龙骨 30g，生牡蛎 30g，炒白术 50g，防风 15g，怀山药 90g，生姜丝 50g，大枣（去核）12 枚。每天 1 剂，连服 3 剂。

【效果反馈】2023 年 8 月 15 日，百合发来反馈信息：患者服了 3 剂药后，漏尿症状有很大改善。目前就感觉发热，汗出太多，舌苔开始湿润。询问是继续服用此方还是去掉麻黄。

嘱：原方去麻黄（麻黄辛热易发汗）。

2023 年 8 月 20 日，百合发来反馈信息：患者又服了 3 剂，目前症状基本消失。偶尔走路多了，有少量渗出，已经不穿尿不湿了。现在就是偶尔有一点渗出，仍然汗出很多，咽喉痰多，舌苔开始红润了。

嘱：接着服用。

医案 2：肌肉萎缩 4 年 6 剂药愈六成

2023 年 9 月 7 日，一位叫康全的患者求诊。

患者，50 多岁。抽筋肉跳，胳膊抬不起来，腿走路挨摔抬不动，手大鱼际肌肉萎缩，虎口肌肉萎缩。患病 4 年，去医院检查过，但没查出病因。舌淡粉白，苔白。

【446 辨证】“50 多岁”，气血阴阳见虚。“抽筋肉跳”，没有外感史，年高，此病多是阳气虚不运血养筋肉。“胳膊抬不起来”，阳气虚不运血。“腿走路挨摔抬不动”，阳气虚。“手大鱼际肌肉萎缩，虎口肌肉萎缩”，阳气虚不运血。“患病 4 年”，久病耗气。“舌淡粉白，苔白”，舌淡为阳气虚，粉白为阳气虚不化痰，同时排除阴虚和实火证。

【综合辨证】阳气亏虚，阴血不足，不养筋肉，经脉不通。

【确定治则】大补阳气，滋阴补血，温养筋肉，略通经脉。

【确定性味】甘温热补，甘平微凉，辛通温养，辛通经脉。

【确定方药】回阳救命汤加葛根、麻黄、生莪术。

葛根 40g，麻黄 15g，生莪术 90g，制附子（有毒，须先煮 90 分钟）80g，生黄芪 180g，干姜 30g，桂枝 20g，炒白芍 20g，炙甘草 30g，生龙骨 30g，生牡蛎 30g，炒白术 50g，防风 15g，怀山药 90g，生姜丝 50g，大枣（去核）12 枚。每天 1 剂，连服 3 剂。

【效果反馈】2023 年 11 月 18 日，患者发来反馈信息：吃了 3 剂药后，舌苔从舌淡粉白苔白变成略红而湿润。感觉好了四成。

于是，将前方中的炒白芍提高到 60g，并嘱：再吃 3 剂，药渣加酒外洗泡脚。

2023 年 11 月 21 日，患者发来反馈信息：又喝了 3 剂，舌淡润而紫，腿部有力量了，肉跳频率少了。睡觉起来缓一会儿右胳膊能抬高些，抽筋次数也少了，就是有时有的地方尤其是颈椎、右肩膀还是痛（活血化瘀的反应）。好了六成。

于是，在前方基础上加赤芍。

赤芍 30g，葛根 60g，麻黄 15g，生莪术 90g，制附子（有毒，须先煮 90 分钟）80g，生黄芪 240g，干姜 30g，桂枝 20g，炒白芍 60g，炙甘草 30g，生龙骨 30g，生牡蛎 30g，炒白术 50g，防风 15g，怀山药 90g，生姜丝 50g，大枣（去核）12 枚。每天 1 剂，连服 3 剂。

2023年12月3日，患者发来反馈信息：腿好了，肉跳抽筋基本没了，就是胳膊抬起来费劲。

嘱：接着服用。

医案3：3剂药解决终身困扰的强直性脊柱炎

燕某，女，20岁，2023年10月22日求诊。长期患有强直性脊柱炎。每月需要打靶向针压制，超过1天未打针就会痛得受不了。舌苔胖大微齿痕水滑，微暗紫。整日有气无力。身体很瘦弱。把脉时双手冰凉，平时比较怕冷。脉象沉迟无力。

【446辨证】“舌苔胖大微齿痕”，阳气虚。“舌苔水滑”，阳气虚不运化痰饮水湿。“舌苔微暗紫”，阳气虚导致的寒凝血瘀。“整日有气无力”，阳气虚不充养。“身体瘦弱”，阳气虚不运化水谷精微输送全身。“双手冰凉，平时比较怕冷”，阳气虚。“脉象沉迟无力”，阳气虚不充养。“长期患有强直性脊柱炎”，久病重病多半四虚，气血阴阳不充养濡养导致。气血阴阳长久不通会瘀积体内导致寒凝血瘀等证。

【确定方药】回阳救命汤加减。

制附子（有毒，须先煮90分钟）80g，生黄芪180g，干姜30g，桂枝20g，炒白芍20g，炙甘草30g，生龙骨30g，生牡蛎30g，炒白术50g，防风15g，怀山药90g，生姜丝50g，大枣（去核）15枚，葛根40g，莪术15g，赤芍30g。先喝3剂。

【效果反馈】患者半个月后反馈：已经不痛了。直至2023年12月27日，已经过了该打针有一个半月之久也没再犯。

【医案总结】身体疾病多是四虚、四实、六外感，而阳气不足者占了大多数。特别是久病者，补足气血阴阳，正气存则邪气退，人体就可以自我调节。

当然，辨证要准确，纯实邪又不可以单独补气血阴阳，否则就会助邪恋邪，不可不知矣。

虚虚实实，实实虚虚。虚则补，实则祛，阴阳和合，正气乃和。

愿诸位无疾病痛苦缠扰，顺遂安康。

【知识补充】强直性脊柱炎属于风湿病范畴，是血清阴性脊柱关节病中的一种。研究表明，该病原因尚不明确，以脊柱为主要病变的慢性疾病，病变主要累及骶髂关节，引起脊柱强直和纤维化，造成弯腰、行走活动受限，并可有不同程度的眼、肺、肌肉、骨骼的病变，也有自身免疫功能的紊乱，所以又属自身免疫性疾病。强直性脊柱炎实际是一种很古老的疾病，早在几千年前从古埃及人的骨骼里就发现有强直性脊柱炎的证据。距今2000年以前，希腊名医希波克拉底描述了一种疾病，患病者有骶骨、脊椎、颈椎部的疼痛。

（本　空）

医案4：割脉轻生的顽固重病8剂药脱胎换骨

李某，女，60多岁。糖尿病、脑梗死病史，从幼儿开始患有皮肤病，全身双腿背部，双手肘都有小白亮的皮肤，如鱼鳞状，多处因痒抓伤。近60年来，抓伤留下了许多的斑状伤痕，双手手掌无血色，脖子、双脚冰凉，经常冒冷汗。排便困难，大便如盘珠硬，常头昏眼花，左手端碗困难，上下楼梯非常艰难，用拐杖才能走几步路。每天入睡困难，没食欲，经常痛苦，近期常在绝望时，常用刀片割脉轻生。舌淡润而暗，苔白而少。

【446辨证】“60多岁”，气血阴阳虚。“糖尿病”，初期糖尿病或有实火、阴虚，一旦久病必有气虚。“脑梗死”，只要是老年人的脑梗死，舌淡苔白者必有阳气虚。“从幼儿开始患有皮肤病”，久病先大气虚。“全身双腿背部，双手肘都有小白亮的皮肤，如鱼鳞状，多处因痒抓伤”，白者为虚为寒为阳气虚不运血养皮肤，故如鱼鳞状。“近60年来，抓伤留下了许多的斑状伤痕，双手手掌无血色”，气虚。“脖子、双脚冰凉，经常冒冷汗”，阳也虚。“排便困难”，阳气虚，运化力不足。“大便如盘珠硬”，阴也虚，或阳气虚不布阴液。“常头昏眼花”，阳气虚不养头。“左手端碗困难，上下楼梯非常艰难，用拐杖才能走几步路”，气虚。“每天入睡困难”，阳气虚，心神浮。“没食欲”，脾胃虚弱。“舌淡润而暗，苔白而少”，舌淡阳气虚，润为阳气虚不化水饮，苔白排除阴虚和实火，少为阴液不足。

【综合辨证】阳气亏虚，不运阴血，心神不宁。

【确定治则】大补阳气，补血助运，宁心安神。

【确定性味】温热甘补，甘温略凉，重镇安神。

【确定方药】先试用四逆汤，后用回阳救命汤原方。

四逆汤：炙甘草 20g，干姜 15g，附子（有毒，须先煮 90 分钟）30g。6 剂。

回阳救命汤：生黄芪 180g，桂枝 20g，炒白芍 20g，干姜 30g，大枣（去核）12 枚，生姜 50g，生龙骨 30g，生牡蛎 30g，炒白术 50g，怀山药 90g，防风 15g，附子（有毒，须先煮 90 分钟）80g，炙甘草 30g。2 剂。

【效果反馈】患者服用第一剂四逆汤后，睡眠改善，从晚睡到早上 5 点起床。服用第二剂四逆汤就能睡到 6 点起床。服用第三剂至第六剂四逆汤后，整个身体不凉了，能发热了，头不晕了，眼睛也能看清人，手上也有力气，一步一步走路不用拐杖了。

接着服用 2 剂回阳救命汤后，两腿居然能交叉站起来，走路上下楼梯也可以了，大便正常了。更神奇的是，60 年的皮肤病居然痊愈了，简直像变了一个人似的。

【医案总结】患者久病阳气虚，不能运化，不能濡养全身。据近两天反馈信息，患者现在情况都比较好，身体好了，看见希望了，很是感恩。

如此复杂的身体状况，居然就这样轻松调整转化过来。四四六新中医系统思维模式，简直太伟大了，太不可说，不可说。

正是：与师见齐，损师半德，超师之见，方堪承受，胜师之徒，杜亚鸿也。

（杜亚鸿）

医案 5：术后肠粘连 20 年腹痛 1 剂效 9 剂病症消

2024 年 3 月 19 日，李云红医师替一位患者求诊。

患者，女，六七十岁。2 月因肠粘连腹痛而住院输液，3 月又发生了 1 次，住院 10 天，昨天又犯病了，针灸、艾灸效果不好，平时大便不通，靠吃通便药排便。行阑尾炎手术后发生肠粘连，经常发作痉挛性腹痛，右下腹刀口位置瘢痕严重。从手术后输液有 20 年，几乎年年发作痉挛性腹痛，今年更严重。面色黄白而暗，舌淡暗紫，苔白厚湿润。

【446 辨证】“六七十岁”，气血阴阳皆虚。“2 月因肠粘连”，如果患者是舌红苔黄腻，多属中医的湿热之实证，如果舌淡苔白则多为阳气虚不运化的虚寒证，结合后面舌苔和病症看当属后者。“腹痛而住院输液，3 月又发生了 1 次，住院 10 天，昨天又犯病了”，反复发作多属阳气虚不运化之虚证。“针灸、艾灸效果不好”，针灸善通经络；艾灸善散寒邪，补阳气，滋阴血非其所长。“平时大便不通，靠吃通便药排便”，阳气虚不运化。“行阑尾炎手术后发生肠粘连”，术后气虚。“经常发作痉挛性腹痛”，阳气虚不运阴血养筋，则筋抽搐而痉挛。“右下腹刀口位置瘢痕严重”，刀口处的经络受损。“从手术后输液有 20 年，几乎年年发作痉挛性腹痛，今年更严重”，久病气虚。“面色黄白而暗”，黄为血虚，白为气虚，暗为阳虚。“舌淡暗紫苔白厚湿润”，舌淡为阳气虚，暗为阳虚，紫为阳气虚不温血，因寒而瘀。苔白厚为阳气虚不化痰，湿润为阳气虚不化水饮。

【综合辨证】阳气亏虚，血瘀不运，痰饮不化。

【确定治则】补阳益气，活血化瘀，化痰消饮。

【确定性味】温热甘补，辛活温化，辛开苦燥。

【确定方药】回阳救命汤加活血化瘀的生莪术和赤芍。

生莪术 60g，赤芍 30g，制附子（有毒，须先煮 90 分钟）80g，生黄芪 180g，干姜 30g，桂枝 20g，炒白芍 40g，炙甘草 30g，生龙骨 30g，生牡蛎 30g，炒白术 50g，防风 15g，怀山药 90g，生姜丝 50g，大枣（去核）12 枚。每天 1 剂，连服 3 剂。

【效果反馈】2024 年 3 月 20 日，李医师反馈：患者吃了 1 剂药后，感觉腹痛程度减轻，但一直担心方药里没有消炎药，害怕炎症更严重，想去医院输液，就一直在做患者的思想工作。

嘱：见效了，就应该乘胜追击。中药也可以达到消炎的作用，只不过没有消炎这个词而已。

【知识补充】肠粘连指各种原因引起的肠管与肠管之间、肠管与腹膜之间、肠管与腹腔内脏器之间发生的不正常黏附。单纯性肠梗阻、不完全性梗阻，特别是广泛性粘连者，一般选用非手术治疗。怀疑为较窄性肠梗阻，特别是闭袢性肠梗阻，须及早进行手术，以免发生肠坏死。对反复频繁发作的粘连性肠梗阻也应考虑手术治疗。

【后记】李云红医师后极力劝导患者坚持服药，2024 年 3 月 29 日，李医师发来反馈信息：患者吃完 9 剂药，不舒服的感觉都没有了。20 年前阑尾炎手术后就一直肠粘连，轻的时候只有手术部位胀痛、不舒服；严重的时候，肚子痛得需要半夜送医院急诊。平均每年都要住院两三次，今年更严重，2 月住院，3 月 1 日晚又住院。

去年有个中医让她吃 3 个月中药，服用后半年没犯病，那个中医告诉她 10 月开始要再吃 3 个月中药，她不想吃，结果刚过完年就又痛得住院了。服用回阳救命汤 3 剂她还痛，5 剂药后就不痛了，排便很粗。这些年她每天都吃通便药，就是害怕肠梗阻，从吃中药开始，我就让她把通便药停了。服第八剂药发生了小插曲，那天降温 10℃左右，又下雨，患者骑电动车去买菜，回来恶心难受，以为是附子多了，因为附子有毒。我嘱继续吃，后来腹痛彻底没感觉了。

医案 6：顽固复杂病 3 剂效

2023 年 3 月 29 日，练老师求诊。

练老师本人，37 岁，多年乙型肝炎病史，并有轻度痔疮。多年来，腰臀部酸痛乏力，不能久坐久立。脸上油腻长痘，头皮屑严重，口中甜腻湿滑，咽喉常年有异物堵塞感，时有胸部闷痛，怕冷怕热，爱汗出，汗出沾衣。常感倦怠乏力，喜欢睡觉，性情冷漠对事物提不起兴趣。平素常觉心烦气躁，爱喝冷饮，喜食生冷、油腻香辣，但现在觉得喝热的东西舒服，不爱喝水，很少口渴，但口渴喝水喝很多都不觉得解渴。大便次数偏多黏溏，紧张时就需要上厕所。小便少、黄多年。舌淡胖大灰白暗，苔白厚，舌中间有裂痕。全身多发性脂肪瘤。

【446 辨证】“37 岁”，气血阴阳尚可。“多年乙型肝炎病史”，久病多

气虚，乙型肝炎往往饮食下降，脾胃虚弱。“并有轻度痔疮”，慢性者多为阳气虚不运化水饮和血液则肿。“多年来，腰臀部酸痛乏力，不能久坐久立”，气虚不耐劳，阴血虚则酸痛。“脸上油腻”，阳气虚不化水饮则油腻。“长痘”，阳气虚不化水饮则凝为痘。“头皮屑严重”，阳气虚不布阴血到头则干燥多头皮屑。“口中甜腻湿滑”，阳气虚不化水饮。“咽喉常年有异物堵塞感”，阳气虚不运化。“时有胸部闷痛”，阳气虚不充养。“怕冷怕热”，气虚。“爱汗出”，气虚不固汗液。“汗出沾衣”，汗多之故。“常感倦怠乏力”，气虚。“喜欢睡觉”，气虚多困乏。“性情冷漠对事物提不起兴趣”，阳气虚。“平素常觉心烦气躁”，阳气虚，心神浮躁。“爱喝冷饮，喜食生冷”，胃中有郁热。“油腻香辣”，个人口味，不作病考虑。“但现在觉得喝热的东西舒服”，胃中阳气虚。“不爱喝水”，体内有水饮。“很少口渴，但口渴喝水喝很多都不觉得解渴”，体内有水饮，阻碍阴液的滋生。“大便次数偏多黏溏”，次数多为阳气虚不固摄，黏溏为有水湿。“紧张时候就需要上厕所”，阳气虚不耐刺激而临厕。“小便少”，阴液少。“小便黄多年”，体内有郁热。“舌淡胖大灰白暗”，舌淡胖大为阳气虚，灰暗为阳虚，白为阳虚有寒，排除阴虚和实火，“舌苔白厚舌中间有裂痕”，苔白厚为痰不化，裂痕为阴液不足。“全身多发性脂肪瘤”，阳气虚不化痰饮水湿，气滞血瘀，皆可导致。

【综合辨证】阳气亏虚为主，兼有阴虚郁热。

【确定治则】大补阳气，滋阴清热。

【确定性味】温热甘补，略佐微凉。

【确定方药】回阳救命汤原方。

制附子（有毒，须先煮 90 分钟）80g，生黄芪 180g，干姜 30g，桂枝 20g，炒白芍 20g，炙甘草 30g，生龙骨 30g，生牡蛎 30g，炒白术 50g，防风 15g，怀山药 90g，生姜丝 50g，大枣（去核）12 枚。每天 1 剂，连服 3 剂。

【效果反馈】2023 年 4 月 1 日，练老师发来反馈信息：吃了 3 剂回阳救命汤，现在感觉精神状态明显好些，胸闷痛也感觉舒畅了一点，腰感觉没有那么累，双膝关节走路轻松了。现在还是觉得口腔湿滑，喉咙有一口痰堵住，吃了药后感觉湿滑稍轻一些，小便还是有点偏黄，有气泡，有痛风病史和脂肪瘤病史。

改方：杏仁 20g，厚朴 20g，姜半夏 30g，生莪术 90g，制附子（有毒，须先煮 90 分钟）80g，生黄芪 180g，干姜 30g，桂枝 20g，炒白芍 20g，炙甘草 30g，生龙骨 30g，生牡蛎 30g，炒白术 50g，防风 15g，怀山药 90g，生姜丝 50g，大枣（去核）12 枚。每天 1 剂，连服 3 剂。

医案 7：乳腺增生 13 年如鸡蛋块吃药后块消

2022 年 11 月 21 日，陈继珍老师发来反馈信息。

患者，女，乳腺增生 13 年。月子里遗留的病，左乳腺有一鸡蛋大肿块，乳腺管粗不通，还痛。

【确定方药】回阳救命汤加莪术、赤芍。

莪术 90g，赤芍 30g，制附子（有毒，须先煮 90 分钟）80g，生黄芪 180g，干姜 30g，桂枝 20g，炒白芍 20g，炙甘草 30g，生龙骨 30g，生牡蛎 30g，炒白术 50g，防风 15g，怀山药 90g，生姜丝 50g，大枣（去核）12 枚。每天 1 剂，连服 3 剂。

【效果反馈】当时吃完药没觉得有多大改变，天冷时突然发现自己不怕冷了，身体也不易困乏，皮肤好，记忆力也很好。乳腺里面的肿块也消失了。

【知识补充】乳腺增生症，既不是肿瘤，也不是炎症，是乳腺组织增生及退行性变，与内分泌功能紊乱密切相关。本病好发于中年女性，青少年和绝经后女性也有发生，当今大城市职业女性中 50%～70% 都有不同程度的乳腺增生。

乳腺增生症常表现为乳房疼痛和乳腺摸到结节，其危害并不在于疾病本身，而是心理压力，担心自己会不会患乳腺癌，或以后会不会变成癌。乳腺增生症有多种病理类型，如单纯性小叶增生（占乳腺增生症的大部分），只要注意调整心态，缓解压力，就可以逐渐缓解。若乳腺小叶增生伴导管上皮增生，且呈现重度异形，则为癌前期病变（占极少部分），需积极治疗，定期检查，防患于未然。

乳腺增生主要症状为乳腺胀痛，可同时累及双侧，但多以一侧偏重。月经前乳腺胀痛明显，月经过后即见减轻，并逐渐停止，下次月经来前疼痛再度出现，整个乳房有弥漫性结节感，并伴有触痛。35 岁以后女性主要症状是乳腺肿块，乳痛和触痛较轻，且与月经周期无关。用手触摸乳房可摸到大小不等、扁圆形或不规则形、质地柔韧的结节，边界不清楚，与皮肤及深部组织无粘连，可被推动。45 岁以后女性常表现为单个或多个散在的囊性肿物，边界清楚，多伴有钝痛、胀痛或烧灼感。绝经后女性乳房腺体萎缩，囊性病变更为突出。乳房疼痛的严重程度与结节的有无及范围无相关性，疼痛可向腋下、肩背部放散。少数患者可伴发乳头溢液。由于病因来自身体内分泌功能紊乱，故除乳房方面的症状外，同时还可出现月经不规律，脾气不好，爱着急、爱生气、爱汗出等症状。

医案 8：颈部不舒服腰腿酸无力 6 剂药效

2023 年 3 月 2 日，微信名叫“健康是福”的老师求诊。

患者，男，70 多岁。吃饭少，没胃口，消瘦，颈部特别不舒服，头有些晕痛不太严重，睡眠可以，不汗出，早晨起床前口干，舌头有点涩，怕风、怕冷、手脚冷凉，遇热舒服，喜欢喝热水，眼睛看不清，大便有时头干后湿，小便频，最重要的是腰酸无力不能久站，双腿酸无力不能走远，有时活动后心慌，但不经常也不严重。舌淡胖大湿润，苔白。

【446 辨证】“70 多岁”，气血阴阳甚虚。“吃饭少，没胃口”，脾胃虚弱。“消瘦”，阴血不足。“颈部特别不舒服”，无外感史，年高内伤多为阳气虚运化阴血到颈部不足。“头有些晕痛不太严重”，阳气虚不升于头。“不汗出”，阳气虚不布阴液，到体表不足。“早晨起床前口干”，阳气虚运升阴液不足。“舌头有点涩”，阳气虚不布阴液到舌。“怕风”，气虚。“怕冷、手脚冷凉，遇热舒服”，阳虚。“喜欢喝热水”，胃中阳虚。“眼睛看不清”，气虚。“大便有时头干后湿”，头干为阴虚，后湿为阳气虚不化水湿。“小便频”，阳气虚不固摄。“最重要的是腰酸无力不能久站，双腿酸无力

不能走远”，酸为阴血虚，无力不能久站、不能走远为阳气虚。“有时活动后心慌”，气虚。“舌淡胖大湿润，苔白”，舌淡胖大为阳气虚，湿润为不化水饮，苔白为阳气虚，有寒，同时排除阴虚和实火。

【综合辨证】阳气甚虚，升运不足，阴血亏虚，脾胃虚弱。

【确定治则】补阳益气，宣升气血，滋阴补血，健脾养胃。

【确定性味】温热甘补，辛温宣升，甘平佐凉，甘温润补。

【确定方药】回阳救命汤加葛根升清通经络，加麻黄宣发气血。

制附子（有毒，须先煮 90 分钟）80g，黄芪 180g，干姜 30g，桂枝 20g，炒白芍 20g，炙甘草 30g，生龙骨 30g，生牡蛎 30g，炒白术 50g，怀山药 90g，防风 15g，麻黄 10g，葛根 40g，生姜丝 50g，大枣 12 枚。

【效果反馈】3 月 14 日，“健康是福”老师发来反馈信息：6 剂药吃完，症状已经好转，吃完前 3 剂还好，吃完后 3 剂有点小便不利，停药后消失。现在颈部不舒服，腰腿还是酸软无力，但比吃药前好多了。吃饭不好消化，大小便还可以，晚上有点口干，不喜欢吃凉，头有点晕痛，晚上睡觉盖上被子，脚感觉热，马上心焦、心乱，手摸不热，平时手脚凉，身上怕冷。

嘱：在前方基础上加用滋阴补血，益气安神的麦芽糖 100g，加入过滤后的汤药汁里，微煮化服用。

服药后反馈：目前共吃了不到 30 剂，第一次吃药前，颈部特别不舒服，头有些晕痛不太严重，腰酸不能久站、双腿酸无力不能走远、怕冷、不能吃酸甜、胃灼热反酸，现在都好多了。上次开了麦芽糖，我怕吃甜胃灼热，结果并没有什么不舒服，就吃完了 10 剂。现在头不晕痛了，其他都有好转，但未彻底痊愈。

嘱：效不更方，接着服用。

（二）验方医案提要总结与应用思路拓展

1. 医案提要

医案 1：患者 66 岁，漏尿严重 2 年多，每天穿着尿不湿，用回阳救命汤加生莪术、葛根、麻黄，3 剂药后，漏尿症状有很大改善，原方去麻黄后又服了 3 剂，目前症状基本消失。偶尔走路多了，有少量渗出，已经不穿尿不湿了。

医案 2：患者 50 多岁，抽筋肉跳，胳膊抬不起来，腿走路挨摔抬不动，手大鱼际肌肉萎缩，虎口肌肉萎缩，患病 4 年，舌淡粉白，苔白。回阳救命汤 6 剂药后，愈六成。

医案 3：患者 20 岁，长期患有强直性脊柱炎，每月需要打靶向针压制，超过 1 天就会痛得受不了，舌苔胖大微齿痕水滑，微暗紫。整日有气无力，身体很瘦弱，双手冰凉，平时比较怕冷，脉象沉迟无力。回阳救命汤加减 3 剂，过了该打针一个半月之久也没再犯。

医案 4：患者 60 多岁，糖尿病、脑梗死病史，从幼儿开始患有皮肤病，全身双腿背部、双手肘都有小白亮的皮肤，如鱼鳞状，多处因痒抓伤。近 60 年来，抓伤留下了许多的斑状伤痕，双手手掌无血色，脖子、双脚冰凉，经常冒冷汗。排便困难，大便如盘珠硬，常头昏眼花，左手端碗困难，上下楼梯非常艰难，用拐杖才能走几步路。每天入睡困难，没食欲，经常痛苦，近期在绝望时常用刀片割脉轻生，舌淡润而暗，苔白而少。服药后，两腿居然能交叉站起来，走路、上下楼梯也可以了，大便正常了。更神奇的是，60 年的皮肤病居然好了，简直像变了一个人似的。

医案 5：患者六七十岁，行阑尾炎手术后发生肠粘连，经常发作痉挛性腹痛，右下腹刀口位置瘢痕严重。手术后输液 20 年，几乎年年发作痉挛性腹痛，今年更严重，因腹痛而住院输液，针灸、艾灸效果不好，平时大便不通，靠吃通便药，面色黄白而暗，舌淡暗紫，苔白厚湿润，回阳救命汤加活血化瘀药，吃了 1 剂，就感觉腹痛症状减轻，9 剂药病症消。

医案 6：患者 37 岁，有多年乙型肝炎病史，轻度痔疮，多年腰臀部酸痛乏力，不能久坐久立，口中甜腻湿滑，咽喉常年有异物堵塞感，时有胸部闷痛，怕冷怕热，爱汗出，汗出沾衣。常感倦怠乏力，喜欢睡觉，性情冷漠对事物提不起兴趣。平素常觉心烦气躁，爱喝冷饮，喜食生冷、油腻香辣，但现在觉得喝热的东西舒服，不爱喝水，很少口渴，但口渴喝水喝很多都不觉得解渴。大便次数偏多黏溏，紧张时就需要上厕所。小便少、黄多年。舌淡胖大灰白暗，苔白厚，舌中间有裂痕，还有全身多发性脂肪瘤。3 剂回阳救命汤后，感觉精神状态明显好些了，胸闷痛也感觉舒畅一点，腰感觉没有那么累，双膝关节走路轻松了。

医案 7：患者左乳腺有一鸡蛋大肿块，服回阳救命汤加莪术、赤芍后，肿块消失了，只是乳腺管粗不通，到现在还痛。

医案 8：患者 70 多岁，吃饭少，没胃口，消瘦，颈部特别不舒服，头有些晕痛不太严重，睡眠可以，不汗出，早晨起床前口干，舌头有点涩，怕风、怕冷、手脚冷凉，遇热舒服，喜欢喝热水，眼睛看不清，大便有时头干后湿，小便频，最重要的是腰酸无力不能久站，双腿酸无力不能走远，有时活动后心慌，但不经常也不严重，舌淡胖大湿润，苔白。6 剂回阳救命汤加葛根、麻黄，吃完症状好转。

2. 医案总结

本节只有一位患者 20 岁，其余皆是中老年人，所患的病症皆属顽固病：漏尿，抽筋肉跳，胳膊抬不起来，腿走路挨摔抬不动，手大鱼际肌肉萎缩，虎口肌肉萎缩，强直性脊柱炎，糖尿病，脑梗死，从幼儿开始患有皮肤病，双手手掌无血色，脖子双脚冰凉，经常冒冷汗，排便困难，大便如盘珠硬，常头昏眼花，左手端碗困难，上下楼梯非常艰难，用拐杖才能走几步路，每天入睡困难，没食欲，经常痛苦，行阑尾炎手术后发生了肠粘连，经常发作痉挛性腹痛，腰臀部酸痛乏力，不能久坐久立，口中甜腻湿滑，咽喉常年感觉有异物堵塞感，时有胸部闷痛，怕冷怕热，爱汗出，汗出沾衣，左乳腺有一鸡蛋大肿块，吃饭少，没胃口，消瘦，颈部特别不舒服，头有些晕痛不太严重，睡眠可以，不出汗，早晨起床前口干，舌头有点涩，怕风、怕冷、手脚冷凉，遇热舒服，喜欢喝热水，眼睛看不清等病症。

此病症虽多，但皆属“阳气大虚，不固阴液，脾胃虚弱，心神不宁”，故用回阳救命汤加减而取效。

十二、回阳救命汤在虚弱病症中的应用

（一）验方医案精选

医案 1：严重头晕汗出腹胀甚至大小便在床上 10 剂药几愈

2024 年 3 月 29 日，李云红医师发来反馈信息。

患者，女，50 多岁。晕得严重的时候在床上都不能下床，大小便都在床上。汗出严重，正常吃饭都会出很多汗，洗澡出来要拿电吹风吹身体，否则汗不会干，没法穿衣服。

【446 辨证】“50 多岁”，气血阴阳皆虚。“晕得严重的时候在床上都不能下床，大小便都在床上”，阳气大虚不能上养于头。“汗出严重，正常吃饭都会出很多汗，洗澡出来要拿电吹风吹身体，否则汗不会干，没法穿衣服”，阳气大虚，不固摄汗液。

【综合辨证】阳气大虚，不固汗液。

【确定治则】大补阳气，固摄汗液。

【确定性味】温热甘补，酸涩固收。

【确定方药】回阳救命汤。

制附子（有毒，须先煮 90 分钟）80g，生黄芪 180g，桂枝 20g，炙甘草 30g，干姜 30g，炒白术 50g，防风 15g，生姜丝 50g，大枣（去核）12 枚，生龙骨 30g，生牡蛎 30g，炒白芍 20g，怀山药 90g。水煮服用，每天 1 剂。

【效果反馈】患者吃了 6 剂后，吃饭仍汗出，但洗澡后不再汗出，还有一点晕。

嘱：原方加莪术、葛根。

吃完 9 剂药后，晨起头晕还有一点。第十剂药加了山楂 10g，共服药 10 天左右就差不多痊愈了。

医案 2：四肢无力颈项盗汗半年 4 条毛巾湿透 5 剂愈

2023 年 11 月 3 日，一女性患者来我科室就诊，80 岁。患者自诉，颈项后部盗汗半年余，睡觉时颈部垫 4 条毛巾都被浸湿透，很不舒服，

四处求医无效。刻诊见舌淡苔白，脉搏快，平时每分钟 90～120 次，血压正常，浑身无力。

处方：回阳救命汤加减。

制附子（有毒，须先煮 90 分钟）20g，黄芪 80g，干姜 30g，桂枝 20g，炒白芍 20g，炙甘草 30g，龙骨 30g，牡蛎 30g，防风 15g，炒白术 50g，山药 60g，麦冬 10g，五味子 6g，栀子 10g，淡豆豉 20g，丹参 20g。水煮服用，每天 1 剂。

患者服用 3 剂后反馈：盗汗明显减少。

患者服完 5 剂后反馈（2023 年 11 月 8 日）：已不再盗汗，身上有劲，也有精神了。

衷心感谢周老师传道授业解惑，将几十年的临床经验，无私传授给我及众多中医人。

【446 辨证】“80 岁”，气血阴阳极虚。“颈项后部盗汗半年余”，患者若舌红苔少则为阴虚，若舌淡苔白则为阳气虚。“睡觉时颈部垫 4 条毛巾都被浸湿透，很不舒服，四处求医无效”，如此严重多为阳气大虚不固摄汗液。“舌淡苔白”，阳气虚无疑。“脉搏快，平时每分钟 90～120 次”，阳气虚。“浑身无力”，气虚，严重者阳也虚。

【综合辨证】阳气大虚，不固汗液，兼有阴虚。

【确定治则】大补阳气，固摄汗液，滋阴止汗。

【确定性味】温热甘补，涩固酸收，兼以滋阴。

【确定方药】回阳救命汤加滋阴清热活血药。

（杨晓峰）

医案 3：全身乏力四肢畏冷 1 剂效

2022 年 10 月 27 日，温州学员陶子老师替患者求诊。

患者，女。近 3 个月经期开始不正常，第一次延迟 20 天，第二次提前 6 天，第三次延迟 20 天。全身乏力，感觉很疲劳，讲话很吃力，没有力气。四肢畏冷，大便不干结，但常没有力气排便，使不上劲。舌淡少红，苔少略湿润。在温州吃了很久的中药，也不见效。

【446 辨证】“近 3 个月经期开始不正常”，没有说有外感经历，多不是外感。“第一次延迟 20 天，第二次提前 6 天，第三次延迟 20 天”，气血阴阳不足，月经易延后。“全身乏力，感觉很疲劳”，气虚。“讲话很吃力，没有力气”，气虚。“四肢畏冷”，阳虚。“大便不干结”，排除阴虚和实火证。“但常没有力气排便，使不上劲”，气虚。“舌淡少红”，气虚。“苔少略湿润”，气虚不化水湿。“在温州吃了很久的中药，也不见效”，病情顽固不仅气虚，阳也虚。

【综合辨证】阳气亏虚，不运阴血。

【确定治则】补阳益气，助运阴血。

【确定性味】温热甘补，辛温甘凉。

【确定方药】回阳救命汤加减。

制附子（有毒，须先煮 90 分钟）80g，生黄芪 180g，干姜 30g，桂枝 20g，炒白芍 20g，炙甘草 30g，炒白术 50g，防风 15g，怀山药 90g，生姜丝 50g，大枣（去核）12 枚。水煮服用，同时冲服麦芽糖 100g，每天 1 剂，连服 3 剂。

【效果反馈】2022 年 10 月 20 日，陶子老师发来患者反馈信息：昨晚服药后感觉整个身子连后背都是暖的，很舒服，睡了个好觉。询问胸部、脖子都做过结节摘除手术，子宫也做过手术，这样的体质是否适合喝膏方。

嘱：可服用元阳升降膏加白芷干姜膏。

医案 4：身体疲惫眼睛干涩服药后明显改善

2022 年 3 月 8 日，一位患者发来反馈信息。

栾某，女，44 岁。身体疲惫犯困，要求调理眼睛干涩，服用回阳救命汤加苍术、半夏后，身体疲惫感改善比较明显。以前相同路程骑自行车中间需要停下来推着走一会，现在全程不需要休息。中午小憩一会，下午也不会那么困了。眼睛到下午的时候不涩了，总体来说感觉良好。

【446 辨证】“44 岁”，气血阴阳开始虚。“身体疲惫犯困”，气虚，严

重者阳也虚，或内有痰饮，外有湿邪。“眼睛干涩”，阴血不足。“以前相同路程骑自行车中间需要停下来推着走一会”，阳气虚。“犯困”，阳气虚不养头。

【综合辨证】阳气亏虚，阴血不足。

【确定治则】补阳益气，略滋阴血。

【确定性味】温热甘补，甘凉滋阴。

【确定方药】回阳救命汤加苍术去湿，加半夏化痰饮。

苍术 20g，姜半夏 25g，制附子（有毒，须先煮 90 分钟）80g，生黄芪 180g，干姜 30g，桂枝 20g，炒白芍 20g，炙甘草 30g，生龙骨 30g，生牡蛎 30g，炒白术 50g，防风 15g，怀山药 90g，生姜丝 50g，大枣（去核）12 枚。每天 1 剂，连服 3 剂。

【效果反馈】见上。

嘱：原方继续服用。

医案 5：产后疲劳乏力果冻样白带隐痛乏力 2 袋效

2022 年 12 月 29 日，应我媳妇请求，再次向周老师求诊（患者对医生的选择绝对离不开疗效，现在我媳妇对周医生的医术非常信任）。

我媳妇 8 月 16 日剖腹产，母乳喂养 7 天，因奶水不足，之后一直是奶粉喂养。最后一次月经为 12 月 12 日，那时刚好感染新型冠状病毒，月经结束后，就有果冻样棕色白带，小腹隐隐作痛；腰痛，夜间加重，难以翻身；梦多，夜间醒后，不易入睡；疲劳乏力；手关节胀痛，遇凉后加重。

周老师看完我编辑的文字和舌苔后，发回阳救命汤原方如下。

制附子（有毒，须先煮 90 分钟）80g，生黄芪 180g，干姜 30g，桂枝 20g，炒白芍 20g，炙甘草 30g，生龙骨 30g，生牡蛎 30g，炒白术 50g，防风 15g，怀山药 90g，生姜丝 50g，大枣（去核）12 枚。每天 1 剂，连服 3 剂。

媳妇于 2022 年 12 月 29 日按上方开了 5 剂代煎。喝完第 2 袋药后，就没有果冻样棕色白带了。

2023 年 1 月 5 日喝药后，疲劳乏力也好多了，整体状态都挺好。

【446 辨证】“剖腹产”，产后多虚。“母乳喂养 7 天，因奶水不足，之后一直是奶粉喂养”，气血阴阳虚难化成母乳。“那时刚好感染新型冠状病毒”，感染新型冠状病毒最伤阳气。“月经结束后，就有果冻样棕色白带”，阳气虚不化水饮。“小腹隐隐作痛”，血虚则易隐隐作痛。“腰痛，夜间加重，难以翻身”，夜间阳气弱，故阳气虚易加剧。“梦多，夜间醒后，不易入睡”，阳气虚，心神飘浮；阴血虚，心神不宁，二者皆可导致不易入睡或者合而为病。“疲劳乏力”，气虚。“手关节胀痛，遇凉后加重”，阳虚不温运则郁而胀痛。

【综合辨证】阳气亏虚，温运不足，水饮不化，阴血略虚。

【确定治则】温阳益气，助运温通，化水消饮，滋阴补血。

【确定性味】温热甘补，辛通温运，温热辛化，甘凉略佐。

【确定方药】见上。

（袁海洸）

医案 6：引产后腰酸身无力流口水心慌诸药无效

张某，女，41 岁，来自湖南。

2023 年 1 月 29 日行大月份引产手术，2 月 19 日因恶露没排干净，而行清宫术，3 月 19 日来月经至今，每个月的月经量很少，一天下来一片卫生巾都只见点红。月经周期五六天，有时会推迟三四天。

平时腰酸，身体感觉无力，睡觉流口水，爱做梦，平躺久一点会心慌。自服血府逐瘀丸、补中益气丸、金匮肾气丸、益母草颗粒，都没有好转。舌质淡胖大而湿润，苔白有红点而湿滑，口不苦。

【446 辨证】“41 岁”，气血阴阳见虚。“2023 年 1 月 29 日行大月份引产手术”，气血阴阳皆伤。“2 月 19 日因恶露没排干净，而行清宫术”，伤气血阴阳。“每个月的月经量很少”，阴血不足。“有时会推迟三四天”，不仅阴血不足，阳气也虚。“平时腰酸”，阴血虚。“身体感觉无力”，气虚。“睡觉流口水”，阳气虚不化水饮。“爱做梦”，阳气虚，心神飘浮；阴血虚，心神不宁，皆可为病。“平躺久一点会心慌”，阳气虚。“自服血府逐

瘀丸、补中益气丸、金匮肾气丸、益母草颗粒，都没有好转”，选方不够精准，药量不足胜病。“舌质淡胖大而湿润”，阳气虚不化水饮。“苔白有红点而湿滑”，苔白证明整体阳气虚，排除阴虚和实火，红点只是郁火或夹杂实火，湿滑为阳气虚不化水湿。“口不苦”，没有实火。

【综合辨证】阳气亏虚，水饮不化，阴血不足。

【确定治则】补阳益气，温宣水饮，滋阴补血。

【确定性味】温热甘补，温辛宣化，略佐甘凉。

【确定方药】回阳救命汤加葛根升气，加麻黄升阳宣化水饮。

葛根 40g，麻黄 5g，制附子（有毒，须先煮 90 分钟）80g，生黄芪 180g，干姜 30g，桂枝 20g，炒白芍 20g，炙甘草 30g，生龙骨 30g，生牡蛎 30g，炒白术 50g，防风 15g，怀山药 90g，生姜丝 50g，大枣（去核）12 枚。每天 1 剂。

【效果反馈】2023 年 8 月 26 日，患者发来反馈信息：药喝了 2 剂，第一次喝全身发热，后面再喝就没有这种感觉了，但是肚子有时痛，大便每天 2 次，稀便，眼袋轻微有点浮肿，还有 1 剂药没吃，询问是停药还是继续服用。舌开始略红。腰酸减轻些，身体也没那么无力了，但还是流口水，做梦，这两天没心慌了。

于是增加利水消肿的赤小豆 90g，让其接着服用。

2023 年 9 月 3 日，患者发来反馈信息：3 剂药已吃完，目前也不怎么流口水了，眼袋不浮肿，也不腹泻了，无力的症状没有了。只是还有点腰酸，做梦的症状也减轻了。

嘱：接着服用。

医案 7：肾炎近 1 年透支严重中药 1 剂效

2023 年 9 月 11 日，朱英理疗师求诊。

患者，肾炎病史，血尿、蛋白尿，去年生意太好，每天 10 来个客人，属于工作透支出来的肾炎。后来感染新型冠状病毒，过了没几天，就做事，一点力气都没有。现在反反复复，舌粉红干苔白。容易累，感觉中气不足。医院化验：尿隐血（+），尿蛋白质（++）。

腹泻五六个月，肾炎 1 年。一直都是好了又反复发作，经常虚汗出，有时候会感觉累，手脚无力，有时候也会有点胸闷。好久都没怎么做事，连地都没怎么拖。嘴青，嘴唇有点黑。感觉今年又胖了很多，看起来就很虚。现在症状是不做事就没什么特别难受的，但一做事就肾炎严重，尿蛋白加重。

休息了半年没做一点事，疫情后几天做事了，就像“要死”一样。很忙的时候连着做事有 20 来天，累得脚发软。出去的时候都像踩棉花，一脚高，一脚低，手脚无力。把电动车骑出去，都不记得骑回来，也不知道在哪里，要想半天才想得起来。嘴巴里面没味，吃东西吃不出来味道，一点感觉都没有。

【446 辨证】“肾炎”，慢性肾炎多为阳气虚。“血尿、蛋白尿”，血尿多为阳气虚不固摄，蛋白尿多为阳气虚不化水饮或不固摄精微。“去年生意太好，每天 10 来个客人，属于工作透支出来的肾炎”，过多劳累耗气。“感染新型冠状病毒”，伤阳气。“过了没几天，就做事，一点力气都没有”，气虚。“舌粉红干苔白”，舌粉红干也有阴虚，苔白为阳虚，为寒。“容易累，感觉中气不足”，气虚。“尿隐血（+）”，阳气虚不固血。“尿蛋白质（++）”，阳气虚不化水饮或不固精微。“腹泻五六个月”，阳气虚不固摄阴液。“经常虚汗出”，阳气虚不固汗液。“有时候会感觉累，手脚无力”，气虚。“有时候也会有点胸闷”，阳气虚不充养胸。“好久都没怎么做事，连地都没怎么拖”，气虚则无力。“嘴青，嘴唇有点黑”，阳虚则生内寒而发青发黑。“感觉今年又胖了很多，看起来就很虚”，阳气虚不化水饮则虚胖。“现在症状是不做事就没什么特别难受的，但一做事就肾炎严重，尿蛋白加重”，阳气虚怕劳累。“休息了半年没做一点事，疫情后几天做事了，就像‘要死’一样”，阳气虚则无活力。“很忙的时候连着做事有 20 来天，累得脚发软。出去的时候都像踩棉花，一脚高，一脚低，手脚无力”，阳气大虚。“把电动车骑出去，都不记得骑回来，也不知道在哪里，要想半天才想得起来”，阳气虚不布阴血到头则记忆力下降。“嘴巴里面没味，吃东西都吃不出来味道，一点感觉都没有”，脾胃虚弱。

【综合辨证】阳气大虚，不固阴液，脾胃虚弱。

【确定治则】补阳益气，固摄阴液，健脾养胃。

【确定性味】温热甘补，涩固酸收，甘温润养。

【确定方药】回阳救命汤加葛根升清止泻。

葛根 40g，制附子（有毒，须先煮 90 分钟）80g，生黄芪 180g，干姜 30g，桂枝 20g，炒白芍 20g，炙甘草 30g，生龙骨 30g，生牡蛎 30g，炒白术 50g，防风 15g，怀山药 90g，生姜丝 50g，大枣（去核）12 枚。3 剂，每天 1 剂。

嘱：虚损病要休息。

【效果反馈】2023 年 9 月 14 日，患者反馈：昨天中午吃的药，今天去检查了尿隐血（++），尿蛋白质（±）。吃了 1 天药后，像充血一样，感觉爬楼没以前累了，有力了，感觉阳气补回了点。

嘱：接着服用。

医案 8：房劳 3 剂效

2023 年 4 月 25 日，一位叫 QSH 的微信患者求诊。

患者，四五十岁。腰酸软无力，同房后更明显，健忘，白发增多，晚上睡觉大腿根两侧潮湿、痒。2 个月前刚做的疝气手术，做手术前身体抵抗力就不好，现在感觉更差，还有早泄。

十几年前就有手淫习惯，感觉自己比较虚。身体虚得比较严重，容易感冒，感冒了还难痊愈。这次做完手术之后，虚得更严重了。下腹感觉有点下垂，腰上感觉酸软无力。舌嫩红苔白。

【446 辨证】“四五十岁”，气血阴阴见虚的年龄段。“腰酸软无力”，腰酸为阴血虚，无力为气虚。“同房后更明显”，肾虚。“健忘”，阳气虚不输阴血于脑。“白发增多”，阳气阴血皆虚。“晚上睡觉大腿根两侧潮湿、痒”，阳气虚不化水湿。“2 个月前刚做的疝气手术”，手术耗气伤血。“做手术前身体抵抗力就不好，现在感觉更差，还有早泄”，气虚。“十几年前就有手淫的习惯”，耗气伤精。“容易感冒，感冒了还难痊愈”，气虚。“下腹感觉有点下垂”，气虚则不升而下垂。“舌嫩红苔白”，嫩为水多，为气虚不化水饮，苔白排除阴虚和实火。

【综合辨证】阳气亏虚，阴血不足。

【确定治则】补阳益气，滋阴补血。

【确定性味】温热甘补，甘平略凉。

【确定方药】回阳救命汤。

制附子（有毒，须先煮 90 分钟）80g，生黄芪 180g，桂枝 50g，炙甘草 30g，干姜 30g，炒白术 50g，防风 15g，生姜丝 50g，大枣（去核）12 枚，生龙骨 30g，生牡蛎 30g，炒白芍 20g，怀山药 90g。水煮服用，每天 1 剂。

【效果反馈】3 剂药后患者 QSH 反馈：用了 3 剂药后，整体状态明显好多了。现在天热的时候，后背汗出的同时发凉，腿发凉，有时候感觉腿有点往外冒凉气。

嘱：可以再多吃几剂。

医案 9：甲亢乏力回阳救命汤 3 剂效

2022 年 3 月 18 日，一位朋友替其妻子求诊。

患者，女。甲状腺功能亢进症（简称甲亢），消瘦明显，大便每天 2～3 次，胃口一般，双手托平后手抖严重，肚脐正中及四周按上去都有猛烈的跳动。性情容易急躁、发脾气。前几天喘，心慌。喝 2 剂青龙虎啸汤无效后改元阳升降汤，憋闷、喘、心慌症状消失。

现在乏力，懒，消瘦，胃口不佳，排便多，手抖，肚脐跳动，口腔有溃疡。舌淡胖大苔白而少。

【446 辨证】“其妻子”，患者年龄有四十多岁，气血阴阳见虚。“甲状腺功能亢进症”，西医病名还要按中医重新辨证。“消瘦明显”，阴血虚。“大便每天 2～3 次”，气虚不固。“胃口一般”，脾胃虚弱。“双手托平后手抖严重”，气虚。“肚脐正中及四周按上去都有猛烈的跳动”，气虚不养筋肉则跳动。“性情容易急躁，发脾气”，气虚之虚火。“前几天喘，心慌”，气虚。“喝 2 剂青龙虎啸汤无效”，不对证。“后改元阳升降汤后，憋闷、喘、心慌症状消失”，这次方证对应了故见效。“乏力，懒”，气虚。“消瘦”，阴血不足。“胃口不佳”，脾胃虚弱。“口腔有溃疡”，气虚不荣阴血

则溃烂。“舌淡胖大苔白而少”，阳气虚不布阴液。

【综合辨证】阳气亏虚，阴血不足。

【确定治则】补阳益气，滋阴补血。

【确定性味】温热甘补，甘平略凉。

【确定方药】回阳救命汤。

制附子（有毒，须先煮 90 分钟）80g，生黄芪 180g，干姜 30g，桂枝 20g，炒白芍 20g，炙甘草 30g，生龙骨 30g，生牡蛎 30g，炒白术 50g，防风 15g，怀山药 90g，生姜丝 50g，大枣（去核）12 枚。每天 1 剂，连服 3 剂。

【效果反馈】2022 年 3 月 21 日，朋友发来反馈信息：3 剂药用完，大便每天 1～2 次，饭量恢复正常，身体比以前有力。易怒、易饿、犯懒、身上无力症状比以前好多了。舌两边不那么淡，开始见红。现在手放平还会抖，肚脐正中按上去跳动厉害。

于是用山萸肉换掉回阳救命汤的怀山药，与四逆散合方。

柴胡 30g，炒枳实 30g，制附子（有毒，须先煮 90 分钟）80g，生黄芪 180g，干姜 30g，桂枝 20g，炒白芍 20g，炙甘草 30g，生龙骨 30g，生牡蛎 30g，炒白术 50g，防风 15g，山萸肉 90g，生姜丝 50g，大枣（去核）12 枚。每天 1 剂，连服 3 剂。

2022 年 3 月 26 日，朋友发来反馈信息：3 剂药已经服完，脾气好些了，大便每天 2 次，成形。饭量正常，肚子比以前充实了，但按上去会隐痛。嗓子痒想咳，吞咽甲状腺有异物感，特别是晚上，口干。晨起鼻中有黄浓鼻涕，但不多，中午是白鼻涕，不流，活动会汗出。睡眠不好，十二点半能入睡。

于是在前方基础上加滋阴润燥止渴的天花粉。

天花粉 30g，柴胡 30g，炒枳实 30g，制附子（有毒，须先煮 90 分钟）80g，生黄芪 180g，干姜 30g，桂枝 20g，炒白芍 20g，炙甘草 30g，生龙骨 30g，生牡蛎 30g，炒白术 50g，防风 15g，山萸肉 90g，生姜丝 50g，大枣（去核）12 枚。每天 1 剂，连服 3 剂。

（二）验方医案提要总结与应用思路拓展

1. 医案提要

医案 1：患者 50 多岁，晕得严重的时候都不能下床，大小便都在床上。汗出严重，正常吃饭都会出很多汗，洗澡出来要拿电吹风吹身体，否则汗不会干，没法穿衣服。服用回阳救命汤加味，10 剂药几愈。

医案 2：患者 80 岁，自诉颈项后部盗汗半年余，睡觉时颈部垫 4 条毛巾被浸湿透，很不舒服，四处求医无效。刻诊见舌淡苔白，脉搏快，平时每分钟 90～120 次，血压正常，浑身无力。服用回阳救命汤 3 剂后，盗汗明显减少，5 剂后，已不再盗汗，身上有劲，也有精神了。

医案 3：患者近 3 个月经期开始不正常，第一次延迟 20 天，第二次提前 6 天，第三次延迟 20 天。全身乏力，感觉很疲劳，讲话吃力，没有力气。四肢畏冷，大便不干结，但常没有力气排便，使不上劲。舌淡少红，苔少略湿润。回阳救命汤加减，昨晚喝了药后感觉整个身子连后背都是暖的，很舒服，睡了个好觉。

医案 4：患者 44 岁，身体疲惫犯困，眼睛干涩。第二次服药 7 剂（共 10 剂）后，身体疲惫感改善比较明显。以前相同路程骑自行车中间需要停下来推着走一会儿，现在全程不需要休息。中午小憩一会儿，下午也不会那么困了，眼睛到下午的时候不涩了。

医案 5：患者产后感染新型冠状病毒，月经结束后，就有果冻样棕色白带，小腹隐隐作痛，腰痛，夜间加重，难以翻身，梦多，夜间醒后，不易入睡；疲劳乏力；手关节胀痛，遇凉后加重。喝完第 2 袋回阳救命汤原方后，就没有果冻样棕色白带了，继续服药疲劳乏力情况也好多了，整体状态都挺好。

医案 6：患者 41 岁，引产手术后恶露没排干净，行清宫术，每个月的月经量很少，一天下来一片卫生巾都只见点红，平时腰酸，身体感觉无力，睡觉流口水，爱做梦，平躺久一点有时会心慌，服诸药无效，舌质淡胖大而湿润，苔白有红点而湿滑，口不苦。予回阳救命汤加葛根、麻黄，第一次喝全身发热，舌开始略红，腰酸减轻了些，身体也没那么无力了，这两天没心慌了。

医案7：患者肾炎、血尿、蛋白尿，辛苦工作透支出来的肾炎，后又感染新型冠状病毒，一点力气都没有，舌粉红干苔白。容易累，感觉中气不足，腹泻五六个月了，经常虚汗出，有时候会感觉累，手脚无力，嘴青，嘴唇有点黑，脚发软。出去的时候像踩棉花，手脚没力，把电动车骑出去，都不记得骑回来，也不知道在哪里，要想半天才记起来。嘴巴里没味，吃东西都吃不出来味道，一点感觉都没有，吃了1天回阳救命汤加葛根后，人像充血一样，爬楼没以前累了，感觉阳气补回了点。

医案8：患者腰酸软无力，同房后更明显，健忘，白发增多，早泄，容易感冒，感冒后难痊愈，做完手术之后，虚得更严重了。下腹有下垂的感觉，腰上酸软无力，舌嫩红苔白。用了3剂回阳救命汤，整体状态明显好多了。

医案9：患者甲亢，消瘦明显，乏力，懒，胃口不佳，排便多，手抖，肚脐跳动，口腔溃疡，舌淡胖大苔白而少。3剂回阳救命汤后，大便每天1～2次，饭量恢复正常，身体比以前有力气了。易怒、易饿、犯懒、身上无力的情况也比以前好多了。

2. 医案总结

本节医案的患者仍以中老年人为主，但也有年轻人。

病症有严重头晕、颈项后部盗汗、全身乏力、感觉疲劳、讲话吃力、没有力气、四肢畏冷、产后感染新型冠状病毒后出现果冻样棕色白带，平时腰酸，感觉身体无力，睡觉流口水，肾炎、血尿、蛋白尿、肾炎后感染新型冠状病毒，一点力气都没有，容易累，感觉中气不足，腹泻、腰酸软无力，同房后更明显，健忘，白发增多，早泄，容易感冒，消瘦明显，乏力，懒，胃口不佳，排便多，手抖，肚脐跳动等。

以上皆属阳气大虚，阴血不足，脾胃虚弱为主的病症，故用回阳救命汤为基础方而取效。

十三、回阳救命汤在其他病症中的应用

（一）验方医案精选

医案 1：低密度脂蛋白胆固醇从 4.0mmol/L 降到 2.9mmol/L

2023 年 4 月 8 日，微信名叫“好运来房地产金融”的网友发来反馈信息。

吃了 10 剂药后，前几天做了检查，低密度脂蛋白胆固醇降下来了，原来是 4.0mmol/L，现在是 2.9mmol/L（低密度脂蛋白胆固醇正常值是 2.07～3.12mmol/L），齿痕舌还是老样子，耳鸣、肌肉松弛、舌头有点歪、多梦、乏力缓解了很多。舌淡嫩湿润有齿痕，苔白。

嘱：接着服用。

方药是回阳救命汤加麻黄、葛根。

制附子（有毒，须先煮 90 分钟）60g，生黄芪 180g，干姜 30g，桂枝 50g，炒白芍 20g，炙甘草 30g，生龙骨 30g，生牡蛎 30g，炒白术 50g，防风 15g，怀山药 90g，生姜丝 50g，大枣（去核）12 枚，葛根 50g，麻黄 10g。3 剂。

【知识补充】低密度脂蛋白胆固醇（LDL-C）浓度与冠状动脉粥样硬化性心脏病的发病率有明显正相关，浓度增高见于高脂蛋白血症、急性心肌梗死、冠状动脉粥样硬化性心脏病、肾病综合征、慢性肾功能衰竭、肝病和糖尿病等疾病，也可见于神经性厌食及怀孕女性。浓度降低则见于营养不良、慢性贫血、骨髓瘤、创伤和严重肝病等。LDL–C 已成为冠状动脉粥样硬化性心脏病危险因素的重要指标。测定低密度脂蛋白胆固醇的方法很多，目前公认的参考方法是“β 定量”，包括离心法。

杨晓辉医师补充：舌淡嫩湿润，齿痕苔白，耳鸣肌肉松弛，舌头歪，多梦乏力。综合辨证是阳气虚不运化水湿，气虚不充养各个脏腑，故出现耳鸣，肌肉松弛，多梦，乏力等慢性疾病。

张海燕医师补充：舌淡嫩湿润，齿痕苔白及耳鸣，多梦乏力等症状为阳虚气虚表现，舌象及临床症状无明显瘀滞，痰饮不运化及外感之证，

故不夹杂实证，不用元阳升降汤，用回阳救命汤更合适。加葛根解肌肉痉挛，加麻黄升提开耳窍。

医案 2：血糖高腿如踩棉花的治疗

2023 年 11 月 12 日，赵禾涵老师替患者求诊。

患者，男，48 岁。血糖高达 20mmol/L，是饭后 1.5 小时所测数据，早上空腹血糖是 15.4mmol/L。脚有踩棉花的感觉，暴瘦，体重从 72.5kg 降到 58kg。腿有点浮肿，不便秘，晚上夜尿多，腰酸，喜欢喝冷饮，特别是冰啤酒。舌淡苔白湿润。

【446 辨证】“48 岁”，气血阴阳见虚。“血糖高达 20mmol/L，是饭后 1.5 小时所测数据，早上空腹血糖是 15.4mmol/L”，现代医学的血糖高多属于中医学的气虚和阴虚。“脚有踩棉花的感觉”，阳气虚不养头则脚有踩棉花的感觉。“暴瘦，体重从 72.5kg 降到 58kg”，阴血虚。“腿有点浮肿”，阳气虚不化水湿。“不便秘”，大肠尚未受到影响。“晚上夜尿多”，阳气虚。“腰酸”，阴血不足不养腰则酸。“喜欢喝冷饮，特别是冰啤酒”，胃有阴虚或郁热。“舌淡苔白湿润”，阳气虚不化水饮。

【综合辨证】阳气亏虚，不化水饮，阴血虚热。

【确定治则】大补阳气，温化水饮，滋阴清热。

【确定性味】温热甘补，淡利水饮，略佐寒凉。

【确定方药】回阳救命汤加滋阴清热降血糖的地骨皮和利水消肿的赤小豆。

地骨皮 50g，赤小豆 90g，制附子（有毒，须先煮 90 分钟）80g，生黄芪 180g，干姜 30g，桂枝 20g，炒白芍 20g，炙甘草 30g，生龙骨 30g，生牡蛎 30g，炒白术 30g，防风 15g，怀山药 90g，生姜丝 50g，大枣（去核）12 枚。每天 1 剂，连服 3 剂。

【效果反馈】2023 年 12 月 3 日，赵禾涵老师发来反馈信息：患者喝了 10 剂药，空腹血糖原先是 15.4mmol/L，今天空腹测为 13.1mmol/L，腿没有踩棉花的感觉了。但现在脚腕有点肿，起床有些麻，身体有力气了，晚上起夜也只是四五点 1 次，没有以前那么多了。

嘱：接着服用就可以。

医案 3：肚憋好转同时预防感染新型冠状病毒

患者，男，老年人。血压 146/110mmHg，四肢逆冷，手比较严重，总感觉冻得严重，气紧、心律不齐、房颤，每天夜里 1～3 点醒，起夜 3 次，干点活就汗出，话说多了口干，有一点肚憋，呃逆，饭量一般。胸满闷，心下按之有跳动感，爱发火。手极寒冰冻，夏天也没温度，脚也冰凉，没手严重，血压收缩压高，头晕、腰怕冷、头冷。

选方：苓桂术甘汤加龙骨、牡蛎、泽泻、佩兰。服 3 剂有效，但不是很满意。

此患者之前脐周都是硬的，按之跳动，断断续续服 1 年苓桂术甘汤，现只有脐上跳动。有一次中风，扎针放血后没有任何不适，行如常人。

【446 辨证】“老年人”，气血阴阳皆虚。“血压 146/110mmHg”，老年人高血压只要舌不红，苔不黄皆是气虚为主。“四肢逆冷、手比较严重，总感觉冻得严重”，阳虚。“气紧、心律不齐、房颤”，阳气虚不养心胸。“每天夜里 1～3 点醒，起夜 3 次”，阳气虚，半夜升发不足则醒，固摄不足则起夜次数多。“干点活就汗出”，阳气虚固摄汗液不足。“话说多了口干”，言多耗气，不布阴液到口则干。“有一点肚憋，呃逆，饭量一般”，阳气虚运化不足。“胸满闷，心下按之有跳动感”，阳气虚运化不足。“爱发火”，郁而化火。“手极寒冰冻，夏天也没温度，脚也冰凉，没手严重”，阳虚。“血压收缩压高，头晕”，气虚。“腰怕冷、头冷”，阳虚。“选方：苓桂术甘汤加龙骨、牡蛎、泽泻、佩兰。服 3 剂有效，但不是很满意”，苓桂术甘汤是温化水饮的方剂，补阳气力不足，龙骨、牡蛎是重镇安神之品，泽泻、佩兰是利水除湿之药，皆无补阳气之功。“此患者之前脐周都是硬的，按之跳动，断断续续服 1 年苓桂术甘汤，现只有脐上跳动”，加大补阳气药才能彻底痊愈。

【综合辨证】阳气大虚，温运不足，心神飘浮。

【确定治则】大补阳气，增温助运，养心安神。

【确定性味】温热甘补，辛运温助，重镇安神。

【确定方药】回阳救命汤原方。

制附子（有毒，须先煮 90 分钟）80g，生黄芪 180g，干姜 30g，桂枝 20g，炒白芍 20g，炙甘草 30g，生龙骨 30g，生牡蛎 30g，炒白术 50g，防风 15g，怀山药 90g，生姜丝 50g，大枣（去核）12 枚。每天 1 剂，连服 3 剂。

【效果反馈】6 剂药后反馈：今年比去年好很多，今年回家不是总想躺着了，肚憋好转最明显，因为吃了这个药，也没被感染新型冠状病毒。

（陈继珍）

医案 4：腹胀排便不畅阴痒影响学习 3 剂几愈

2024 年 3 月 22 日，栾春梅老师发来咨询信息。

患者，男，19 岁。没食欲，腹胀，不呼气时肚脐以下胀，呼气时整个腹胀，总想大便，蹲半天能拉出一两条，大便不硬也不软，总感觉有便，排不干净，便不出来。肚脐往下一直到阴茎总感觉里面痒。喝了 3 剂半夏泻心汤后除了胃口还可以，其他没改善。睡眠时好时坏，精神状态不好，上午总是犯困，舌苔不红。用厚朴生姜半夏甘草人参汤：厚朴 25g，生姜 20g，半夏 12g，炙甘草 10g，党参 10g。喝了 3 剂后，食欲挺好，小腹两侧摸着有两根条索（患者自己描述好长时间了），一按有刺痛感，使劲按一会儿有绞痛感，然后会大便，大便偏稀不成形。肚脐以上及左右有点胀，使劲按会有痛感，然后会排气，后背两侧按着有点痛，睡眠时好时坏。肚脐往下一直到阴茎还是痒，时痒时不痒，晚自习的时候比较明显，影响学习思考问题。

【确定方药】回阳救命汤。

制附子（有毒，须先煮 90 分钟）80g，生黄芪 180g，桂枝 20g，炙甘草 30g，干姜 30g，炒白术 50g，防风 15g，生姜丝 50g，大枣（去核）12 枚，生龙骨 30g，生牡蛎 30g，炒白芍 20g，怀山药 90g。水煮服用，每天 1 剂。

【效果反馈】2024 年 3 月 29 日，栾老师发来反馈信息：喝了 3 剂回阳救命汤，现在基本没问题了。喝前 2 剂的时候一直腹泻，泻完很舒服，大便还不成形。第三剂是带到学校去喝的，喝了 2 天，昨天打电话说大便成形了。现在肚子还有点胀（孩子自己说慢慢恢复一下可能就没问题了），其他没问题了。

医案 5：慢性膀胱炎气管炎咽炎出院后 1 剂效

2023 年 3 月 17 日，一位信佛的师兄求诊。

患者，男，70 多岁。慢性膀胱炎、慢性气管炎、咽炎 10 多年病史，现在在西安某医院住院治疗，已经住院 8 天，略有好转，医生说要住院 2 周。

一直没有好办法根治，断断续续，有时也会好一阵子，一般劳累，或喝水少了就会发作，现在发作症状比以前轻，白天不明显，到晚上小腹隐约灼痛，难以入睡，有一点尿就难受，就得起来，所以经常睡不好觉。因为在医院无法服中药，只好作罢。

3 月 26 日，师兄发来信息：前天刚从医院回来，因慢性膀胱炎使用头孢他啶 14 天，现炎症已经消除，因为在医院每天早上都吃凉拌菜，有时还吃凉水果，生活很不规律，所以舌苔一直发白，也睡不好，腰背疼痛，腰骶部感觉经常僵硬疼痛，受凉加重，两肾区只要休息不好，或劳累就会胀痛，从年前一直到现在，手关节、手腕疼痛，右手关节有点肿，总感觉乏力。舌胖大湿润而略鲜红，苔白而少。

【446 辨证】“70 多岁”，气血阴阳皆虚。“慢性膀胱炎、慢性气管炎、咽炎 10 多年病史”，年高、久病、多病必气虚。“一般劳累或喝水少了就会发作”，劳则加剧为气虚。“白天不明显，到晚上小腹隐约灼痛”，晚上阴气盛，阳气虚的病症则易加剧，灼痛为阳气虚不运化产生的郁热。“难以入睡，有一点尿就难受，就得起来，所以经常睡不好觉”，阳气虚不固摄则储存尿的能力下降。“舌苔一直发白”，阳气虚，同时排除阴虚和实火。“也睡不好，腰背疼痛，腰骶部感觉经常僵硬疼痛”，阳气虚温运不足则僵硬疼痛。“受凉加重”，阳虚。“两肾区只要休息不好，或劳累就会胀痛，从年前一直到现在，手关节、手腕疼痛，右手关节有点肿，总感觉

乏力”，阳气虚温运不足。“舌胖大湿润而略鲜红，苔白而少”，胖大为阳气虚，湿润为水饮不化，略鲜红为郁而生热，苔白为阳气虚为主，同时排除非阴虚和实火为主，苔少为阳气虚不布阴液。

【综合辨证】阳气亏虚，温运不足，郁而生热，阴液略虚。

【确定治则】大补阳气，助温行运，解郁清热，兼滋阴液。

【确定性味】温热甘补，辛运温通，辛凉清热，甘平佐凉。

【确定方药】回阳救命汤。

制附子（有毒，须先煮 90 分钟）80g，生黄芪 180g，干姜 30g，桂枝 20g，炒白芍 20g，炙甘草 30g，生龙骨 30g，生牡蛎 30g，炒白术 50g，防风 15g，怀山药 90g，生姜丝 50g，大枣（去核）12 枚。每天 1 剂，连服 3 剂。

【效果反馈】3 月 28 日，师兄发来反馈信息：1 剂药喝完，就感觉症状减轻了。

医案 6：梦到已故之人和多种病症的治疗

2022 年 10 月 3 日，一位患者微信求诊。

患者，4 月体检报告显示糜烂性胃炎。9 月 22 日复查诊断为萎缩性胃炎。舌胖大色淡，苔白中间厚。平时除了不觉饥饱，没有其他不适，偶尔感觉胃胀，不痛也不反酸。

【确定方药】桂枝 10g，炒白芍 20g，炙甘草 12g，生姜丝 15g，大枣（去核）12 枚。水煮服用，每天 1 剂，同时冲服麦芽糖 90g。

【效果反馈】10 月 9 日患者反馈：之前不觉饥饱，现在有改善，这几天胃也没有胀的感觉了。

嘱：接着服用和观察。

10 月 20 日患者反馈：接着服用了 10 剂。目前消化比之前要好很多，舌苔也没之前厚。但每天早上起来口干、舌燥苦，有棕色的痰，偶尔也有想流口水的感觉。

于是改用柴胡桂枝汤加芪苓膏再加天花粉。

天花粉 30g，生黄芪 80g，茯苓 60g，柴胡 40g，黄芩 15g，姜半夏

30g，党参 30g，生姜丝 150g，大枣（去核）12 枚，炙甘草 30g，桂枝 20g，炒白芍 20g，生石膏 30g。水煮服用，每天 1 剂。

10 月 23 日患者反馈：舌苔变白，舌根没有之前那么重了。口干舌燥感觉好些，痰也变黄了，就是偶尔嘴巴有流清水的感觉。喝前 2 剂中药大便稀，今天正常。舌根紫黑色变淡了。

于是让其原方配合中成药附子理中丸接着服用。

10 月 26 日患者反馈：3 剂药喝完了。感觉早上起来痰的颜色变淡了，也少些，其他没改变。舌苔舌根这几天感觉没变化。早上起来口干舌燥没之前严重，痰也少了很多，痰变成清痰了。

10 月 28 日患者反馈：这两天总有立心（心里不舒服）的感觉，嘴巴老想流清水，像凉了胃，又像吃了东西胃不舒服，像是没吃青菜不舒服样，但每顿吃很多青菜。肚子也不舒服，总想上厕所大便，但每次又只拉一点。

嘱：汤药暂停，服用中成药附子理中丸。

11 月 9 日患者反馈：中成药已服用 10 天，最近感觉早上起床后嗓子不像以前那么干了，没有黄痰，但还是口臭。

又 3 剂药后患者反馈：汤药已服完。嘴巴里偶尔还是有流口水的感觉，嗓子干和有痰好了很多。舌苔和舌根也好很多。

改方回阳救命汤。

制附子（有毒，须先煮 90 分钟）80g，生黄芪 180g，干姜 30g，桂枝 20g，炒白芍 20g，炙甘草 30g，生龙骨 30g，生牡蛎 30g，炒白术 50g，防风 15g，怀山药 90g，生姜丝 50g，大枣（去核）12 枚。每天 1 剂，连服 3 剂。

再 3 剂药后患者反馈：药服完了。现在每次躺下有流口水的感觉、嗓子干、痰基本没有了。以前容易失眠，这几天睡得比较好。之前一睡觉就梦到已故的人，这几天没有了。

医案 7：声音哑得厉害 1 剂药能说出话了

2023 年 3 月 13 日，陈老师发来求诊信息。

患者，女，30多岁。前段时间因感觉颈肩腰背和胆经经过臀部的位置不舒服，自开柴胡桂枝汤，服5剂后，当时颈肩腰背好了些。但最近出现胃脘部胀气，还常放屁，又有脱肛的现象，四肢冰凉，比之前怕冷多了。这次月经前3天胸部特别胀，头和颈肩腰背很不舒服，感觉很累，月经提前，量少有黑血块，面色黄开始出少许斑，平时白带不多但有些黄，同房后白带偶尔会夹血。现在月经干净2天，感冒喉咙沙哑但不难受，我之前没感染新型冠状病毒，体质还算可以。舌淡湿润有齿痕，苔白。

【446辨证】“30多岁”，气血阴阳尚可。“前段时间因感觉颈肩腰背和胆经经过臀部的位置不舒服，自开柴胡桂枝汤，服5剂后，当时颈肩腰背好了些”，方中柴胡、黄芩为寒凉药，不适合阳气亏虚者服用。“胃脘部胀气”，气虚不运化。“还常放屁”，气虚运行不畅。“又有脱肛的现象”，气虚不固摄。“四肢冰凉，比之前怕冷多了”，阳虚。“而这次月经前3天胸部特别胀”，阳气虚运行阴血力不足，故胀，月经欲来，虚证易加剧。“头和颈肩腰背很不舒服，感觉很累”，气虚。“月经提前，量少有黑血块”，量少为血虚，黑血块为血瘀。“面色黄开始出少许斑”，气虚不运血到面则黄。“平时白带不多但有些黄”，郁热。“同房后白带偶尔会夹血”，气虚不固血。“现在月经干净2天，感冒喉咙沙哑但不难受”，阳气虚不布阴血到喉咙。“舌淡湿润有齿痕，苔白”，阳气虚不化水湿，同时说明不是以阴虚和实火为主。

【综合辨证】阳气亏虚，不布阴血。

【确定治则】补阳益气，输布阴血。

【确定性味】温热甘补，辛布甘平。

【确定方药】回阳救命汤原方。

制附子（有毒，须先煮90分钟）80g，生黄芪180g，干姜30g，桂枝20g，炒白芍20g，炙甘草30g，生龙骨30g，生牡蛎30g，炒白术50g，防风15g，怀山药90g，生姜丝50g，大枣（去核）12枚。每天1剂，连服3剂。

【效果反馈】2023年3月17日，陈老师反馈：最近毛病感觉有点多，前天都哑得说不出话，没想到服用 1 剂，第二天就能说出好多话了，3 剂药后就不哑了。

（二）验方医案提要总结与应用思路拓展

本节的提要和总结请读者按前文的思路自行填写，以锻炼大家主动学习的能力。

十四、回阳救命汤在传染病中的应用

传染病中出现“大伤阳气，五脏六腑衰竭，阳气大虚，阴液不足，甚至阳气欲脱”者皆可以服用回阳救命汤。

如全身乏力，虚汗出，无法入睡，咳喘痰多，不思饮食，嗅觉味觉下降。现代医学的心肌炎，血氧低，血管栓塞，只要是舌淡苔白，身体虚者皆可以服用。

注：服药后，正常应该 3 剂见效，不见效者，证明不适合，方证不对应，需要另外换方服用。孕妇和 1 岁内婴幼儿，一般不建议服用。

（一）验方医案精选

医案 1：感染新型冠状病毒休克重用回阳救命汤起死回生

2022 年 12 月 25 日，一位朋友打电话为其老朋友问诊。

患者，2022 年 12 月 13 日感染新型冠状病毒，严重时休克过几次，头痛，严重气短，咳嗽，全身骨节里冒冷气，食而无味，嗅而无觉。已经感觉没有嘴巴与鼻子似的，随时全身大汗从头至脚如洗，人也随时飘飘然。舌暗红无苔。

【综合辨证】外感风寒重，病久体虚弱。

【确定性味】辛温散风寒，温甘补正气。

【确定方药】重用回阳救命汤。

制附子（有毒，须先煮 90 分钟）80g，生黄芪 240g，干姜 30g，桂枝 30g，炒白芍 30g，炙甘草 30g，生龙骨 50g，生牡蛎 50g，炒白术 50g，防风 15g，怀山药 120g，生姜丝 100g，大枣（去核）12 枚。每天 1 剂，连服 3 剂。

【效果反馈】患者服完 1 剂药后，能正常出气，2 剂药后，汗收咳消，身体基本痊愈。

【医案总结】本医案中患者虽然有咳嗽，但坚决不可以单用或重用以麻黄、细辛、杏仁、厚朴等辛温发散，苦辛化痰降气破气的药和方，如“小青龙汤”是万万不可以使用的。包括我研创的“青龙虎啸汤”都要加大黄芪、附子药量，并对方中辛散破气、苦降燥湿、淡渗利水、寒凉伤阳的药进行减量才可以使用。

因为患者的咳嗽是在“曾休克过几次，严重气短，全身骨节里冒冷气，食而无味，嗅而无觉，已经感觉没有嘴巴与鼻子似的，随时全身大汗从头至脚如洗，人也随时飘飘然”，处于阳气虚脱的危险情况下，此时只能重用“甘补温热、收敛固脱”的药和方。

后来我去成都时，患者还专门前来拜访，并详述患病过程，方知当时病情的凶险，远超文字所述。

（杜亚鸿）

医案 2：医院拉回危重患者 1 剂中药救命

2023 年 7 月 24 日，王燕医生发来一组患者危重时的图片和反馈信息。

患者在县医院住院治疗接近 20 天，“大白肺”，已经奄奄一息，半夜打电话给我，患者家属原本棺材寿衣都准备好了，没想到 1 剂回阳救命汤喝了几天，就救回了患者。

回阳救命汤原方：制附子（有毒，须先煮 90 分钟）80g，生黄芪 180g，干姜 30g，桂枝 20g，炒白芍 20g，炙甘草 30g，生龙骨 30g，生牡蛎 30g，炒白术 50g，防风 15g，怀山药 90g，生姜丝 50g，大枣（去核）12 枚。每天 1 剂，连服 3 剂。

正是：一将功成万骨枯，自古富贵多罪恶，怎及杏林岐黄美，救死除疾积福德，可怜世人多愚痴，造孽积福两不分。

【知识补充】“白肺”是指在胸片 CT 上发现正常肺组织的透射线为黑色，只有心脏和大血管为白色。由于各种疾病和致病因素，两肺野密度大面积增加，出现白色阴影，故称为白肺。感染新型冠状病毒后患者严重时，大量肺组织受损，产生大量渗出，肺组织密度增加，在 CT 上表现为白肺。除了感染新型冠状病毒，还有细菌、休克、异物吸入、挤压伤，甚至与治疗、输血 / 血浆、体外循环、手术等相关的医源性感染都可能造成白肺。

【疑点解惑】问：胸肺疾病到什么程度时需要进行 CT 检查？

答：无运动情况下，呼吸急促，呼吸频率每分钟超过 30 次；发热、咳嗽、咳痰持续不缓解，同时伴有胸痛或者憋气，呼吸困难；服用消炎药物及止咳、化痰药物 3～5 天，咳嗽、痰浓稠没有减轻，反而加重，或中低热症状没有缓解甚至加重；如果有指脉氧仪，静息状态下血氧饱和度低于 93%；年龄大于 65 岁，体质较弱或伴有慢性病、基础疾病的老年人转阴后，虽然咳嗽，甚至没有明显胸闷、憋气，但出现低热不退或明显没精神、食欲差等。

医案 3：低热特别累乏昏迷身体发紧 3 剂退热恢复

大概 12 月初，我感觉身上有点酸痛，好像劳动、运动后的体酸，也没管。2 天以后开始体乏，想睡觉，就睡了 1 天，晚上测量体温，38℃。之后体温一直没超过 38℃，开始吃连花清瘟胶囊。期间嗓子左侧感觉不舒服，遂在左手指三商放血，在大椎扎了一针（位置可能不准确）。

我的嗓子疼痛不像刀割，倒像是长了个肉疙瘩，吃饭喝水时才能感觉到不适。每天都有好几次发汗，有种要湿透衬衣的感觉，1 周以后逐步好转。13 日感觉身体恢复，就换洗了床罩被套内衣内裤，洗了个热水澡。没想到又开始低热，体温没超过 38℃，且是热一阵正常一阵，特别累乏，躺下后就睡（现在回想就是昏迷），起不来。开始咳嗽又咳不出来，身体发紧，吃药不管用了。

12 月 15 日，我就向周老师求救。周老师发来了处方，我跑遍了好几个大药房，都没有附子。我买齐除了附子的其他药，回家熬好凉温后，和桂枝茯苓丸（治疗静脉曲张）一块喝了下去，药效也是很好的。

晚上吃了 1 次以后：皮肤不紧，松弛了，有舒服的感觉。咳嗽顺畅了，吃药以前阵咳有痰，但是痰咳不出来。不发低热了。

我吃完 3 剂药以后，抗原检测阴性，虽然每天有好几次腹泻，但是不难受，反而舒服。之前我吃了 1 周的连花清瘟胶囊（药性寒凉为主），每天有好几次里急后重的感觉，但是去卫生间，除了排气啥都出不来。到现在做了 3 次抗原检测都是阴性。

非常感谢周老师！这是老师给我的处方（回阳救命汤）。

制附子（有毒，须先煮 90 分钟，缺）80g，生黄芪 180g，干姜 30g，桂枝 20g，炒白芍 20g，炙甘草 30g，生龙骨 30g，生牡蛎 30g，炒白术 50g，防风 15g，怀山药 90g，生姜丝 50g，大枣（去核）12 枚。每天 1 剂，连服 3 剂。

【医案总结】连花清瘟胶囊是治疗热毒袭肺的实热证，不适合阳气虚和脾胃虚寒为主的病症和患者，因其配方多是寒凉伤阳，苦寒下气，辛散耗气之品。其成分有，连翘、炙麻黄、炒苦杏仁、石膏、板蓝根、绵马贯众、鱼腥草、广藿香、大黄、红景天、薄荷脑、甘草。

大多数民众并不知道这些知识，一检测是感染新型冠状病毒，就马上服用连花清瘟饮（或胶囊）。这是非常盲目和危险的。治疗新型冠状病毒病一定要分型、分期辨证，对证服药才可以。

研发连花清瘟饮（或胶囊）的专家、生产厂家、销售商家对此一定要给广大民众普及正确和全面的知识。避免因为“药证不符”加重病情，特别是阳气虚脱者（多包含原有心脏病、血栓栓塞类患者）服用后容易有生命危险，而脾胃虚寒者容易导致腹泻、饮食减少、气力下降。严重急性呼吸综合征流行期间，人们疯狂抢购味苦性寒的板蓝根就是犯了以上错误。

慎之！慎之！选方用药的前提，一定是辨证准确。至于用哪个方，开哪味药，先统统往后排，辨证不准，不得开方用药。切记！切记！

（张晓鸣）

医案 4：感染新型冠状病毒后全身哆嗦冒冷气 1 剂愈

2022 年 12 月 23 日，南部奶奶打电话为在成都的女儿求诊。

患者，女。现在冷得打哆嗦，浑身骨节里冒冷气，其他还好，怕冷是主症。感染新型冠状病毒 4 天，微汗出。舌体青白，除了中间有浅淡的血色，其余皆无血色，苔白少。

恩师临床的回阳救命汤，可以直接用，但因为我自己也躺在床上，信心不足，特别向恩师请示。恩师回复可以用，我便把“回阳救命汤”发给奶奶。

制附子（有毒，须先煮 90 分钟）80g，生黄芪 180g，干姜 30g，桂枝 20g，炒白芍 20g，炙甘草 30g，生龙骨 30g，生牡蛎 30g，炒白术 50g，防风 15g，怀山药 90g，生姜丝 50g，大枣（去核）12 枚。每天 1 剂，连服 3 剂。

然而患者家人拿着药方，在那一片区的药店里，都不给捡附子。下午四五点了，奶奶又打电话咨询没附片是否可以，我说：“没附片不可以，这药里的附片就像冬天的棉被，很重要。”

奶奶忽然想起 3 年前，我曾经给她送了几百克附子。她放在成都儿子的家里了，可是女儿家离儿子又那么远。我告诉奶奶：“现在唯有这哥哥能帮助妹妹，只要哥哥下班不辞劳苦，把药给妹妹送过去，能喝上 1 剂药就会好转。”奶奶一听。信心百倍，当晚这位兄长不怕劳累，也不怕自己会被妹妹传染，下班后，亲自把附子送给他妹妹。

第二天一早传来信息，妹妹好了，哥哥也安然无事。

奶奶打电话时，非常开心，非常感谢我，兄妹俩都平安。

感谢我的恩师，把临床经验，毫无保留，毫无所求的传递众生，这次感染新型冠状病毒救命无数，功德无量。

补充：患者喝完药后，之前的“舌体青白，除了中间有浅淡的血色，其余皆无血色，苔白少”变成了“舌淡红苔白而不少”。对比反差非常大。

【医案总结】患者“冷得打哆嗦，浑身骨节里冒冷气，舌白苔白”乃阳虚为主兼有外寒。制附子是大补元阳第一药，同时辛温能外散风、寒、湿，在本方中是不可缺少的“君药”。故而，杜老师说：“没附片不可以，这药里的附片就像冬天的棉被，很重要。”

药中之王：赞附子

历朝皇帝代代换，皇位从来人人抢。

方药配伍大不同，各司其职凭本事。

试问附子谁能替，天下中药第一味。

（杜亚鸿）

医案5：感染新型冠状病毒后服错药大汗虚脱失眠的救治

2022年12月23日，韦医师微信求诊。

患者，感染新型冠状病毒3天，全身像“玻璃打碎在身上”的感觉，一丁点儿力气都没有，总是怕冷，头晕头痛。舌体胖大湿润苔，上有浮黄（整体阳气虚前提下，此时的浮黄是虚火，千万不要当成实火清之）。昨天发热，今天不发热了，但是有点类似病毒性心肌炎，一点力气都没。睡眠不好，已经1周没睡觉了，特别痛苦。主任给患者开了药：荆芥穗10g，防风10g，独活10g，羌活10g，银柴胡10g，前胡10g，生鸡内金15g，桔梗10g，川芎5g，茯苓10g，枳壳10g，车前草30g，陈皮10g，青蒿10g（注：此方有大量辛温耗散之品，原本阳气虚或重病伤阳气者忌服，否则易汗出虚脱）。昨晚出了一晚上的汗，人有虚脱的感觉。

【确定方药】回阳救命汤。

制附子（有毒，须先煮90分钟）80g，生黄芪180g，干姜30g，桂枝20g，炒白芍20g，炙甘草30g，生龙骨30g，生牡蛎30g，炒白术50g，防风15g，怀山药90g，生姜丝50g，大枣（去核）12枚。每天1剂，连服3剂。

【效果反馈】第二天韦医师反馈：浑浑噩噩躺了三天三夜，身体没有一处是好的，感觉世界末日已经发生在我的身边！昨晚吃了药后，是睡得最舒服的一个晚上。昨天下午4点，家人煎好药后，就吃了1碗。1个小时后吐了，过了半小时，又吃了1碗，后面感觉就没有那么累了，但仍然没有力气。一直睡醒了又睡，好像被“碎玻璃扎在身上”的感觉没有了。

【医案总结】祝俊波医生在学员群里说：确实有患者反馈吃了回阳救

命汤睡眠很好。我突然想到人在饥饿的时候睡不好觉，那么人体的五脏六腑在饥饿（缺乏阳和气）的情况下自然也会“失眠”。如此简单的道理却让我迷糊了好久。感谢周老师的大爱，也希望我这样的解读，让大家能够明了其中的道理。

我：说得有道理，祝医生这个比喻很有体验感和生动性。阳气虚浮，心神不宁，故而失眠。《伤寒论》中有“发汗，若下之，病仍不解，烦躁者，茯苓四逆汤主之”的说法。

“火逆下之，因烧针烦躁者，桂枝甘草龙骨牡蛎汤主之。”患者都烦躁了如何能够睡好觉呢？

祝俊波医生：虚劳、虚烦不得眠，其实虚弱性基本都是这样的。

我：是的，一般人只知道，上火会失眠，再多知道一点儿的，阴虚会导致失眠。阳气会导致失眠，知道的相对就少了。但我们的中医课程，开篇第一方，黄芪甘草汤就讲气虚失眠了。

患者吃药“1 个小时后吐了”，这是中医所说的“正气充足，驱邪外出”的表现。而患者服药后又说是睡得最舒服的一个晚上，也是因服药后，“阳气充足，心安神宁”的良好反应。

我临床上观察“汗、吐、下、睡或昏”是患者病情好转或恶化的一个关键“分水岭”。所以大家对此现象一定要有正确和全面的认识，并学会判断。

患者服药或治疗后汗出好转的判断：①受了外感风、寒、湿之邪，服辛温发散之方如麻黄汤、桂枝汤、麻黄加术汤，发汗而出，病症减轻痊愈，这是好转。②实火高热证患者，壮热不恶寒；烦渴喜冷饮；神昏谵语，舌红苔黄干，服寒凉药后，热邪遇冷药，化汗而出，热退神宁，病症减轻痊愈，这是好转。③阳气大虚无法推动输布阴虚到体表，身体极虚，怕冷、皮肤干燥，服了温热药后，阳虚布阴液到体表，身体微汗，伴随肢体温，气力充足此是好转。

患者服药或治疗后出汗恶化的判断：①受了外感风、寒、湿之邪，服用辛温发散之方药量过大或者汗出后又连续服用，或者采取汗蒸、捂汗等强迫患者发汗。患者就会汗出不止，气力大虚，精神疲惫，这是恶化的表现。②患者原本阳气大虚受了外感风、寒、湿之邪，单独服发散的药或汗蒸，导致患者汗出不止，气力大虚，精神疲惫，这是恶化的表现。

我们学员有的是做养生行业的，学了“四虚四实六外感”课程后，恍然大悟，说：“以前我对任何客人都说，没事要经常发发汗，原来是不对的，如果阳气虚或发汗过了，人是会虚脱的。”

任何一句话的成立都要有存在的前提，任何方法的适用都有环境条件，否则就会出事故。

患者服药或治疗后呕吐是好转的判断：患者外受六邪寒、湿、风、火、暑入胸胃；或者体内有实邪，痰饮水湿、内火、气滞、瘀血在胃膈，服了对证的药方后，药力发挥，驱邪外出，胃气上冲而呕吐，患者的病症随之减轻则为好转的现象。

患者服药或治疗后呕吐是恶化的判断：六外感服错药，如伤寒、伤风、寒湿、凉燥反而服用寒凉药，“雪上加霜”，损伤脾胃阳气，无法运行消化，胃气上逆而呕吐，此为恶化；外火、中暑、温燥反而错用温热药，“火上浇油”，引热邪入内，热扰胸胃，胃郁而吐此为恶化。痰饮水湿证本应服用性偏“温热”味“苦咸辛淡”化痰消饮燥湿利水之品，结果多服滋补黏腻甘味和性寒凉凝滞之品，导致脾胃不运而吐。同理气滞、瘀血、错服滋补黏腻甘味也会导致呕吐。阴虚证、内火证同外火一样错用温热药“火上浇油”热扰胸胃而吐。阳气亏虚证用寒凉药，损伤脾胃阳气，无法运行消化，胃气上逆而呕吐。

患者服药或治疗后腹泻是好转的判断：内火实热、湿热证、瘀血证在肠胃、下焦，大便不通，频转矢气，脘腹痞满，腹痛拒按，按之则硬，甚或潮热谵语，手足濈然汗出，舌苔黄燥起刺，或焦黑燥裂，脉沉实；热结旁流证，下利清谷，色纯青，其气臭秽，脐腹疼痛，按之坚硬有块，口干舌燥，脉滑实；里热实证之热厥、痉病或发狂或痢下赤白黏冻等服用清热泻火、活血化瘀血药，虽腹泻而病症减轻，精神和气力不减是好转的表现。阳气亏虚证、体内有寒，服了温热药，寒遇热药化水而下，故而腹泻，但精神气力反而加增，此是好转现象。

患者服药或治疗后腹泻是恶化的判断：患六外感病症，不解表，反而服攻下药，引邪入内导致腹泻不止为恶化。阳气大虚，不服甘温大补之药，反而服用辛散苦寒攻伐之品，更加损伤阳气，导致阳气不固摄，此为恶化。

患者服药或治疗后多睡是好转的判断：六外感服辛散之药，邪去正安而易睡，睡醒病若失，此为好转。阴虚证、内火证热扰心神不宁失眠，服用寒凉药，热去神宁，此为好转。阳气虚浮，心神不宁服用温热重镇安神之品，而易睡，睡醒后，精神气力大增，此为好转。

患者服药或治疗后昏沉是恶化的判断：明明是阳气亏虚证却重用辛散、苦降、淡利的药来治疗六外感、四实证，或者过用寒凉药更耗散损阳气，导致患者神志不清、昏沉不醒、全身无力、精神疲惫、面色苍白或青黑、脉象沉微欲绝，如此便是阳气欲绝不能上达于头部导致昏沉、昏睡，此为恶化。实火证服温热药，患者是高热神昏、烦躁谵语、面赤气粗，或有抽搐、小便黄赤、舌红绛而干，苔黄或焦黄，脉滑数的实火证，反而服用温热药，导致热入心脑，而出现昏迷者为恶化。

服药或治疗后患者出现“汗吐下睡”后，若精神气力见增，病症见轻就是好转；若精神气力衰减，病症加重就是恶化。一定要注意鉴别两者之间的本质。

医案 6：感染新型冠状病毒后耳鸣耳聋 3 剂愈

2023 年 1 月 13 日，广东的黎生老师求诊。

患者，感染新型冠状病毒后康复较慢，因年事已高，近两天右耳听力下降，感觉有一层东西阻隔着，并有耳鸣（以前也有耳鸣现象）。舌体胖大色淡而湿润，苔薄白。

【确定方药】回阳救命汤加葛根、麻黄。

葛根 40g，麻黄 10g，制附子（有毒，须先煮 90 分钟）80g，生黄芪 180g，干姜 30g，桂枝 20g，炒白芍 20g，炙甘草 30g，生龙骨 30g，生牡蛎 30g，炒白术 50g，防风 15g，怀山药 90g，生姜丝 50g，大枣（去核）12 枚。每天 1 剂，连服 3 剂。

【效果反馈】当天下午，黎生老师发来补充信息：平时头还有点晕，心有时会有振的感觉，是否需要加药。

我回复：不用加。

当天晚上，黎生老师发来反馈信息：按照要求，煮 2 次混合后又煮，分 2 次吃了 1 剂，感觉听力好了很多。现在还有耳鸣未消，吃 2 次后，口有时苦，经常有想大小便的感觉，尿道有点胀。

嘱：先不加减，再服 3 剂。

2023 年 1 月 18 日，黎生老师高兴地发来反馈信息：吃了 3 剂，耳聋现象完全消失，精神也比较好。

嘱：没有不适可以停服，如果还虚就可以接着服用。

2023 年 1 月 21 日，黎生老师在学员群里发反馈信息：我是广东黎生，近几天忙，没有看信息，周老师分享我的病例，确实如此。至今右耳及头、心都没有出现症状，太感谢周老师的神方了！祝周老师在新的一年里，普济众生，妙手回春，事业兴旺，龙马精神。

正是：习得岐黄术，无财可行善，随缘解众苦，施手即功德。

【疑点解惑】祝俊波医生：周老师这个方子用得太灵活了，麻黄开九窍，在这里运用很妙。一般的人可能只想到耳鸣、耳聋跟少阳有关系，实际上陷入了经验教条。这个患者加葛根、麻黄，您当时怎么想到加这两味药呢？

我：引导阳气上达于头部，兼可散外寒余邪。

祝俊波医生：一语惊醒梦中人。我还是思考错误了。

我：你是怎么思考的？

祝俊波医生：只想到麻黄开窍之功独一无二，因为麻黄类方有返魂汤之美称。

我：这个患者是阳气虚为主，麻黄只能作为引经药；如果单用麻黄必拔阳耗气虚脱。

祝俊波医生：这也说明了麻黄对心脑神智的独特之处。我能理解用这个方子了，最近也用了几个，反馈很不错。今晚的这个医案又让我收获不少。

医案 7：建议“回阳救命汤”申请配方专利

2023 年 1 月 11 日，陈鸿智老师发来反馈信息。

患者，女，73 岁。有基础病，心脏不好，体质差，感染发热后，吃了 2 剂人参败毒散，热退，但舌苔白厚腻，咳嗽，乏力，嗜睡，虚汗出，盗汗，没胃口。

按您开的回阳救命汤，1 剂 1/4 的药量，吃了 5 剂，舌苔恢复正常，其他症状缓解，但完谷不化。又照上方的药量开了 5 剂，配合人参健脾丸，现在基本恢复正常。感谢周老师的药方。

附方：制附子（有毒，须先煮 90 分钟）80g，生黄芪 180g，干姜 30g，桂枝 20g，炒白芍 20g，炙甘草 30g，生龙骨 30g，生牡蛎 30g，炒白术 50g，防风 15g，怀山药 90g，生姜丝 50g，大枣（去核）12 枚。每天 1 剂，连服 3 剂。

【疑点解惑】陈鸿智老师：加龙骨、牡蛎是为了防上火吗？

我：重镇安神和收敛阳气，也防止上火。

陈鸿智老师：嗯，将阳气固住。

陈鸿智老师：您可以申请这个配方专利，将来作为中成药配方，可以先申请这个方的专利权，将来变专利权为产权。

我：好建议！我咨询一下。

【知识补充】人参健脾丸健脾益气，和胃止泻。用于脾胃虚弱引起的饮食不化，倒饱嘈杂，恶心呕吐，腹痛便溏，不思饮食，体弱倦怠。

组成：人参 25g，白术（麸炒）150g，茯苓 50g，山药 100g，陈皮 50g，木香 12.5g，砂仁 25g，黄芪（蜜炙）100g，当归 50g，酸枣仁（炒）50g，远志（制）25g。蜜制为丸。

医案 8：感染新型冠状病毒后冒虚汗乏力睡眠不好怕冷 3 剂效

2023 年 1 月 10 日，一位微信名叫拥有幸福的朋友微信求诊。

患者，感染新型冠状病毒后 20 天，身体有些不适。乏力，最近两天冒虚汗。体温 36.7～37.1℃。CT 检查显示左肺有炎症，轻微咳嗽，胸发沉、发闷，怕冷，睡眠不好，经常睡到深夜一两点就醒。轻微的咽干、鼻子干。舌淡嫩胖有齿痕，水湿欲滴，苔白。

【确定方药】回阳救命汤原方。

制附子（有毒，须先煮90分钟）80g，生黄芪180g，干姜30g，桂枝20g，炒白芍20g，炙甘草30g，生龙骨30g，生牡蛎30g，炒白术50g，防风15g，怀山药90g，生姜丝50g，大枣（去核）12枚。每天1剂，连服3剂。

【效果反馈】2023年1月15日，拥有幸福发来反馈信息：3剂药已经喝完了，效果还不错。睡眠有改善，比以前睡得好。感觉乏力比没吃中药时强，但还是有乏力、冒虚汗的症状。这几天感觉后背凉，脚汗出，小腿也微微汗出。水湿欲滴有改善，其他变化不大。

嘱：接着服用。

【医案总结】睡眠不好目前中医辨证常按以下六种证型来划分：肝郁化火，痰热内扰，阴虚火旺，心脾两虚，肝郁脾虚，心胆气虚。

本医案的患者“乏力、冒虚汗、胸发沉、发闷、怕冷”属于“阳气虚浮，心神不宁”，而不属于以上六种，故用“回阳救命汤”而取效。可见“书是死的，人是活的”，我们不能说现在中医书上只有六种失眠，就去“照书看病”，那样很难达到理想的治疗效果。

医案9：感染新型冠状病毒后累到不能上班耳朵响3剂几愈

2023年7月24日，李佳惠老师反馈。

去年我感染新型冠状病毒后差一点不能上班，走一点路或做一点事都累到不行，讲话耳朵还会嗡嗡响，吃了3剂药，基本好差不多了才去上班的。那时是第一次开始吃中药，非常感谢老师！

这个方子是不是不管阳虚还是阴虚都可以喝？便秘的老人我觉得也可以喝，是不是？我婆婆排便就在肛门口，差一点儿就能排出来，但每次都要用开塞露，或者喝便秘茶。

我回答：阳气虚为主，阴虚火旺，实火，舌红，苔黄干者，不可以服用。你婆婆，不是阴虚和实火，就可以服用。

附回阳救命汤药方：制附子（有毒，须先煮90分钟）80g，生黄芪

180g，干姜 30g，桂枝 20g，炒白芍 20g，炙甘草 30g，生龙骨 30g，生牡蛎 30g，炒白术 50g，防风 15g，怀山药 90g，生姜丝 50g，大枣（去核）12 枚。每天 1 剂，连服 3 剂。

医案 10：择医宜慎，用医要专

2023 年 1 月 17 日，一位叫贾明（化名）的患者微信求诊。

患者，52 岁，与女儿相继感染新型冠状病毒，现在处于一个很虚的阶段，咳嗽，浑身乏力。咳嗽不严重，主要是腹泻，但也相对稳定。上午感觉虚，虚汗出，甚至浑身肌肉酸。舌宽湿润色淡有裂痕，苔白而少。

【确定方药】回阳救命汤原方。

制附子（有毒，须先煮 90 分钟）80g，生黄芪 180g，干姜 30g，桂枝 20g，炒白芍 20g，炙甘草 30g，生龙骨 30g，生牡蛎 30g，炒白术 50g，防风 15g，怀山药 90g，生姜丝 50g，大枣（去核）12 枚。每天 1 剂，连服 3 剂。

【效果反馈】贾明随后又发来其女儿的舌苔照片：舌粗色淡而干水分少苔白上有浮黄。16 岁，开始是高热，后来通过拔罐和食指放血稳定。近几天体温正常。现在咳嗽不严重，头晕鼻塞，乏力。有些怕冷。已经 1 周多了，现在正在恢复，流清鼻涕，基本上没有其他症状了。一直以来肚子都有一些不舒服，腹痛，腹胀，肚脐周围、下面按着有硬块，有时左胸有一些刺痛感，有很长时间了。

我回复：吃一样的方子就可以，她喝的量小一点。

当天中午，贾明又发来咨询信息：党参、山萸肉各 20g，制附片 15g，干姜 10g，炙甘草 12g。2 剂，水煎服。用水泡 20 分钟，煮开后小火煮 30 分钟，煮 2 遍合一起，分 2 次温服。手头有这个小方子的药，然后加上 100g 的黄芪放在一起煮，可以吗？

我回复：可以，但效果差点，附子有毒必须先煮 90 分钟。

2023 年 1 月 21 日，贾明发来咨询信息：现在吃着某医生的方子，但是经常大量虚汗出，请问有什么好办法吗？

我：药方给我看看。

贾明：附子 60g，麻黄 10g，黄芪 180g，柴胡 40g，黄芩 10g，法半夏 30g，党参 60g，生姜 60g，大枣 12 枚，桂枝 20g，炒白芍 20g，苍术 20g，厚朴 15g，陈皮 15g，炙甘草 30g，茯苓 60g。从昨天下午开始吃这个方子，腹泻，特别虚。每天 1 剂是不是量有点儿大？

我：你服用的不是我给你开的方子。你服用的是某医生的，那吃了药的情况，你要问他，让他跟你解释原因，什么情况怎么调整。我开的方子，当时没吃？

贾明：没有。

我：我开的问我，某医生开的要问某医生。否则不但不是正确解决的方法，也是对某医生的不尊重！记住，要如实反馈，医生才好判断和调整。

正是：择医宜慎用医专，此山望着那山高，到了那山又回转，心猿意马朝暮多。解铃还须系铃人，有疑不问开方人，反向同行询短长，此即颠倒糊涂举。

医案 11：感染新型冠状病毒后全身不适 1 剂大效

2023 年 1 月 14 日，朋友为家人求诊。

患者，男，52 岁。感染新型冠状病毒后，1 个多月来疲倦乏力，整个身体软绵绵的，头昏胀，曾有高血压病史，一般收缩压在 160mmHg 左右，吃海椒没事，有些尿急，大便正常，吃东西没胃口，口不渴，二阴痒，难受，晚上也不好入睡。舌淡厚大，苔白。

【确定治则】补阳益气，健脾除湿，解表祛寒，扶止固本。

【确定方药】回阳救命汤加减。

附子（有毒，须先煮 90 分钟）80g，生黄芪 180g，桂枝 30g，葛根 60g，炒白芍 20g，炒白术 50g，防风 15g，生牡蛎 30g，生龙骨 30g，怀山药 90g，炙甘草 30g，生姜 100g，干姜 30g，大枣（去核）12 枚。3 剂。

嘱：先喝 1/10，适应后再加量。如服药期间出现腹泻，或不适，就减量或停药。

【效果反馈】服 1 剂药后，好了大半，2 剂基本痊愈，后面都很好。

【疑点解惑】问：杜亚鸿老师为什么加葛根 60g？依据是什么？

答：葛根升阳解肌，透疹止泻，除烦止温。主治伤寒、温热头痛项强，烦热消渴，泄泻，痢疾，斑疹不透，高血压，心绞痛，耳聋。

（杜亚鸿）

医案 12：感染新型冠状病毒后双耳嗡嗡怕风身冷 1 剂效

2023 年 1 月 16 日，朋友电话求诊。

患者，女，53 岁。感染新型冠状病毒 1 个多月，仍怕风，身体冷，双耳嗡嗡声不停，胃口不好，晚上很难入睡，时常感觉气短，疲惫，做一点事就觉得很累，一不小心就上火。舌体嫩红苔中白。

【446 辨证】“怕风，身体冷”，体表外感重，“晚上难眠”，阳不入内，“口常上火”，阴虚火旺，“劳感疲累”，正气已伤，“病久耳响”，气血不养。

【确定治则】散寒祛湿，健脾益气，补阳扶正。

【确定方药】回阳救命汤加味。

制附子（有毒，须先煮 90 分钟）80g，生黄芪 180g，干姜 30g，桂枝 20g，炒白芍 20g，炙甘草 30g，生龙骨 30g，生牡蛎 30g，炒白术 50g，防风 15g，怀山药 90g，生姜丝 50g，大枣（去核）12 枚，葛根 50g，麻黄 10g。3 剂。

【效果反馈】朋友喝完 1 剂，就有效果，不怕风，也有力气了，晚上也能睡着。继续服完后 2 剂，症状基本消失。

（杜亚鸿）

医案 13：感染新型冠状病毒后腰痛 3 剂愈

张某，男，48 岁，2023 年 1 月 25 日来诊。

感染新型冠状病毒后腰痛 1 个月，感染新型冠状病毒之前，步行 5 千米都不乏力，现在步行 500 米就感觉很累，平时有点怕冷。舌淡苔白，脉弱，口不苦，大便溏。

考虑感染新型冠状病毒后阳气大虚，直接用了周老师的回阳救命汤加减。

生黄芪 180g，蒸附片 30g（冷水和附子 1：2 浸透，高压锅蒸 90 分钟），干姜 30g，桂枝 20g，炒白芍 20g，炙甘草 30g，生龙骨 50g，生牡蛎 50g，防风 15g，炒白术 30g，怀山药 90g，杜仲 30g，桑寄生 30g，川续断 15g，生姜丝 100g，大枣 12 枚。水煮服用，每天 1 剂。

疗效反馈：今日患者打电话告知，腰痛已愈，浑身轻松，过两天再抓几剂中药巩固一下。

【446 辨证】"48 岁"，气血阴阳见虚。"感染新型冠状病毒后"，新型冠状病毒最伤阳气。"腰痛 1 个月"，阳气虚不运阴血到腰则痛。"感染新型冠状病毒之前，步行 5 千米都不乏力，现在步行 500 米就感觉很累"，气虚。"平时有点怕冷"，阳虚。"舌淡苔白"，阳气虚的舌苔，同时排除以阴虚和实火为主。"脉弱"，气虚。"口不苦"，无火。"大便溏"，阳气虚。"考虑感染新型冠状病毒后阳气大虚"，正确。

【综合辨证】阳气大虚，不运阴血。

【确定治则】大补阳气，助运阴血。

【确定性味】温热甘补，辛运温助。

【确定方药】见上。

【知识补充】杜仲甘，温；归肝、肾经。补肝肾，强筋骨，安胎。用于肾虚腰痛，筋骨无力，妊娠漏血，胎动不安；高血压。

桑寄生苦、甘，平；归肝、肾经。补肝肾，强筋骨，祛风湿，安胎元。用于风湿痹痛，腰膝酸软，筋骨无力，崩漏经多，妊娠漏血，胎动不安；高血压。

川续断性微温，味苦、辛。归肝、肾经。补肝肾、强筋骨、续折伤、止崩漏。属祛风湿药下分类的祛风湿强筋骨药。

（杨晓辉）

医案 14：感染新型冠状病毒后咳嗽 3 剂愈

患者，男，56 岁，2023 年 1 月 10 日来我处就诊。

感染新型冠状病毒退热后咳嗽 2 个多月，胸闷气喘，吐白色浓稠痰，乏力，吃了抗生素、止咳化痰中成药，都不见好转。舌苔水滑，脉沉，大小便正常。

因考虑久咳致阴阳两虚，直接用周老师的回阳救命汤加减。

生黄芪 180g，蒸附片 30g（冷水和附子 1∶2 浸透，高压锅蒸 90 分钟），干姜 30g，桂枝 20g，炒白芍 20g，炙甘草 30g，生龙骨 50g，生牡蛎 50g，防风 15g，炒白术 30g，怀山药 90g，杏仁 20g，厚朴 20g，茯苓 30g，五味子 12g，细辛 6g，生姜丝 100g，大枣 12 枚。3 剂，每日 1 剂，每剂 3 次。

疗效反馈：昨天偶遇患者，问其情况，吃了 3 剂已经痊愈。

我用周老师的回阳救命汤加减治疗感染新型冠状病毒后咳嗽患者不下 6 例，基本都是 3 剂愈，有些 3 剂药没吃完就好了，故写出来供同道参考。

在此感谢老师，设计出这样的好方，医患均受益。

【446 辨证】“56 岁”，气血阴阳皆虚。“感染新型冠状病毒退热后咳嗽 2 个多月”，新型冠状病毒最伤阳气，阳气虚不养胸肺则咳嗽。“胸闷”，阳气虚不温运。“气喘”，阳气虚不养肺肾。“吐白色浓稠痰”，阳气虚不化痰饮。“乏力”，气虚。“吃了抗生素不见好转”，西药不擅长此病。“止咳化痰中成药不见好转”，患者是阳气大虚，药不对证，自然无效。“舌苔水滑”，阳气虚不化水饮。“脉沉”，阳虚。“大小便正常”，未受影响。

【综合辨证】阳气大虚，不养肺肾，痰饮不化。

【确定治则】大补阳气，温养肺肾，化痰消饮。

【确定性味】温热甘辛，辛开苦燥。

【确定方药】见上。

【疑点解惑】问：回阳救命汤与青龙虎啸汤治疗咳嗽的区别是什么？

答：回阳救命汤适合的患者是阳气亏虚严重，且没有夹杂痰饮、水湿、气滞、郁热等实邪。青龙虎啸汤适合的患者是虽有阳气虚，但没有回阳救命汤的患者阳气亏虚的那么严重，同时夹杂痰饮水湿、气滞、郁热等实邪。

本医案患者感染新型冠状病毒后咳嗽是以阳气虚为主，兼有痰饮咳嗽，治疗时可以有两种方案。一是将青龙虎啸汤中辛散耗气、苦降下气燥湿、淡渗利饮的药，减药减量，将补阳益气之药加量。二是将回阳救命汤略为增加辛散化饮、苦温化痰、酸涩止咳之品。这样都能实现“扶正为主，兼祛余邪”，既要“面面俱到”，更要“主次分明”的方义。

正是：学方实质在方义，方药有形义无形，若能真解方中义，变化方药任我行。

（杨晓辉）

医案15：感染新型冠状病毒后咳嗽气喘严重心力衰竭的救治

患者，女。73岁。

2023年春节病重，从去年感染新型冠状病毒后，老人咳嗽不断。后面出现每走两三步路就要停一下，张口喘气。严重心力衰竭、肺炎、高血脂、高血压等病史，收缩压160mmHg。在社区医院输液治疗1周没有效果，要求转院。由于长时间挂不了号，导致老人病情越来越重。

偶然机会，听佛友讲我回成都了，便急急电话求诊：身体很不好，现在张口出气，走个路就喘得厉害，连自己煮一碗饭都非常困难，但还能吃，睡眠也好。舌胖大苔白水滑。阳气虚不化水饮。不能濡养心胸，头部。

第一诊：试用三味阳气汤合附子理中丸。生黄芪120g，桂枝30g，炙甘草30g。3剂后反馈，是泡开水喝的，有效果，喘气频率减少。但喉咙有痰，咳不出，又有些干渴，但不想喝水，尤其感觉胸部正位有个像小碗大的跳动的泡泡球，若下蹲就压着难受，蹲下往上起时滑动偶尔会冒出很大响声（阳气虚不运化胸腔水湿，也可能水响，也可能气滞。根据情况）。

现在基本能熬药了，这次用回阳救命汤加葛根、杏仁、厚朴、枳实、赤小豆，以补阳气、祛寒湿、利水兼化痰宽中下气。

附子（有毒，须先煮90分钟）80g，生黄芪180g，干姜30g，桂枝30g，炒白芍20g，炙甘草30g，生龙骨30g，生牡蛎（生龙牡粉用小布袋装好）30g，炒白术 50g，防风 15g，怀山药 90g，生姜丝 50g，大枣（去核）12 枚，枳壳 20g，枳实 10g，厚朴 15g，赤小豆 80g，杏仁 20g，葛根 60g。3 剂。

3 剂药后反馈：效果特别好，现在提着菜，走一站多路都没喘了。胸腔里的泡泡球消失了，头不昏晕，喉咙清爽了，整个身子特别好。

要感谢我远方的恩师——周忠海先生。发大爱之心，慈悯众苦，愿千处化身解众疾苦，而创建了这套“四虚四实六外感”新中医学习体系。创古今未有，启后学之路。

真谓：功德无量边，周性宇宙间，忠心犹似点，海量纳百川，宏医千秋事，唯师莫属焉。

（杜亚鸿）

医案 16：感染新型冠状病毒后浑身无力腰下坠 3 剂效

2023 年 2 月 13 日，一位叫悠兰轩的线上学员发来反馈信息。

现在舌淡暗紫，没吃药的时候，舌苔特别红。感染新型冠状病毒后，就赶紧熬药吃药，吃完药就感觉到，舌苔又恢复了。

整体感觉好了许多，精气神儿比没吃药之前好多了，有精气神儿。那个时候一点精气神儿也没有，干啥也没有力气。现在，虽然干活的时候也会累，有点心慌，但是比没吃药前症状轻了，感觉整体的症状都有好转。

前两天阴天，天气比较冷。在外边就觉得左腿外侧一开始凉，后来感觉冒凉风。另外，左小腿外侧外踝骨上面胆经，去年的时候特别冷，骨头里都能感觉到。前天也感觉到了，骨头有点发凉，就是靠里侧小腿的骨头发凉。一不舒服，就开始心情不爽，就有点郁闷。牙上有个囊肿，感觉好像是骨头，有点儿不舒服，一发凉，就挺害怕牙痛的，现在吃药后，牙也不那么痛了，但还有点隐痛。

服药后，整体效果都非常好，真的挺感谢你的。

干活累的时候，腰膝酸软往下坠的感觉都轻多了，现在就特别软，整个后背往下坠的感觉还有一点，很轻微。

我：腰膝酸软轻了多少？

悠兰轩：腰膝酸软感觉都轻了，差不多能有一半。

我：那暂时先不动，中医讲究“效不更方”，再接着服用3剂。

悠兰轩：原来就是从两个肩胛骨感觉到往下坠，一直到脚踝，现在就是感觉腰部、臀部、大腿根，一直到后窝这块儿，有些坠得厉害。

附之前的记录和药方。

感染新型冠状病毒后，一干点家务活，就浑身乏力，还有点心慌，这段时间稍好一些。

处于更年期，在断断续续的吃中药，不好也不坏，情绪无常。觉得身体特别虚，浑身无力，还怕冷。也不敢艾灸，一艾灸就上火。牙里有个囊肿，不舒服，有点痛。

现在最主要就是觉得后背往下坠，从腰部往下坠，到臀部、大腿根、膝盖，一节一节地往下垂、掉。还有耳鸣，今年较去年好一点，去年耳鸣导致睡不着觉，今年耳鸣好一点了，但还是有。睡觉也不太好，有的时候睡不着，有的时候3点多就醒了，醒了就睡不着了。

药方：制附子（有毒，须先煮90分钟）80g，生黄芪180g，干姜30g，桂枝20g，炒白芍20g，炙甘草30g，生龙骨30g，生牡蛎30g，炒白术50g，防风15g，怀山药90g，生姜丝50g，大枣（去核）12枚，葛根50g，麻黄10g。3剂。

2023年2月16日，悠兰轩发来反馈信息：病快要好了，现在身体比前几天轻松很多，身体轻松心情也愉快，昨天喝完2剂中药就感觉到有一个明显的提升，今天早上嘴唇有一点干，下嘴唇的左侧有点要起疮的感觉。

医案17：疫情后每夜四肢严重发麻3剂大效

患者，女，55岁。2023年春节后电话求诊。

患者感染新型冠状病毒后，每晚睡觉都会四肢严重发麻，基本持续到天亮（阳气虚，血虚），夜睡失眠（阴虚，或是因这期间外表有寒未解，阳气外浮）。夜间上好几次厕所（阳气虚不固摄）。平时喉咙总是不舒服，有泡泡似的，像痰又不是痰的感觉（外寒入里，阳虚不能运化痰饮），走路时，气短（气虚），时常觉得腰凉（肾阳虚），吃凉的食物，腰部马上反应凉（阳虚），口不渴不爱喝水，大小便正常，胃口好。头部感觉凉凉的（阳虚不温养头部）。舌淡苔白（阳气虚）。

【确定治则】温阳散寒，大补元气。

【确定方药】回阳救命汤加葛根、麻黄。

附子（有毒，须先煮 90 分钟）80g，生黄芪 180g，干姜 30g，桂枝 20g，炒白芍 20g，炙甘草 30g，生龙骨 30g，生牡蛎 30g，炒白术 50g，防风 15g，怀山药 90g，生姜丝 50g，大枣（去核）12 枚，葛根 40g，麻黄 10g。3 剂。

【效果反馈】3 剂药后，不舒服处都有很大改善，人比以前有力气了，四肢发麻减轻很多，偶尔还会有，腰不凉了，晚上小便次数减少。头部凉的感觉没怎么减轻。

【疑点解惑】问：头部凉之感没怎么得到改善，另外，身边很多感染新型冠状病毒后的中年女性为什么都会感觉头部凉凉的？是肾阴阳皆虚，受外寒重浸伤，不能濡养头部吗？

答：是的。头部凉属阳气虚，不温养头部导致，可以服用“温阳散寒汤”，附子加量。

附子（有毒，须先煮 90 分钟）80g，葛根 60g，麻黄 15g，干姜 50g，炒白芍 50g，炙甘草 50g，茯苓 50g，桂枝 50g，炒白术 20g，生黄芪 180g，防风 15g，生姜丝 100g，大枣(去核)12 枚。水煮服用，每天 1 剂，早晚各服 1 次，吃完后要静卧 2 小时，出微汗效果佳，但不可以出大汗。3 剂。

嘱：附子有毒必须先煮 90 分钟；第一顿先喝 1/10，身体适应后可以加量多喝。

（杜亚鸿）

医案 18：感染新型冠状病毒后耳受伤出现怪响的治疗

患者，女，53 岁。

感染新型冠状病毒后，身体一直乏力怕冷，不好入睡，曾用过2剂回阳救命汤，本已康复。但年初干活时不小心，一个柴棍刚好塞进左耳里，当时痛惨了。后面虽然不痛，但左耳开始发出“咯嗒咯嗒”的响声，不断，深夜2点全身开始发热，持续天亮不能入睡。心里平静不躁，脚冷，平常不能吃辣的，易上火。舌淡少红苔白。症状已有2周。

咨询是不是药里附子加多了？

我说：不是的，应该再加点，可能脚就会暖和点。

于是，根据她反馈的情况，阳气虚不运化耳朵里的水，阴虚易上火，补阳气，滋阴利水。继续用回阳救命汤加葛根、麻黄、赤小豆。

制附子（有毒，须先煮90分钟）80g，生黄芪180g，干姜30g，桂枝20g，炒白芍20g，炙甘草30g，生龙骨30g，生牡蛎30g，炒白术50g，防风15g，怀山药90g，生姜丝50g，大枣（去核）12枚，葛根50g，麻黄10g，赤小豆60g。2剂。

2剂药用完，反馈情况挺好，身体正常了。

正是：感染阳后耳外伤，左耳咯嗒咯嗒响，如此怪病怎着手，山前无路辟蹊径，回阳护阴葛麻豆，不由惊叹奇奇奇。

【医案总结】当时患者怀疑是不是药里附子加多了？杜老师说：不是的。应该再加点，可能脚就会暖和点。如果不是对辨证的确信，是不会如此坚定的，且还要附子加量。

（杜亚鸿）

医案19：日夜无眠烦躁有自杀倾向的救治

2023年1月10日晚，接到一位传统文化爱好者名泽楦的朋友，为远在湖北老家孩子的爷爷奶奶求诊的电话。

奶奶先感染新型冠状病毒，发热去医院输液10多天后，热退，但不思饮食、疲惫、声音有些嘶哑，偶干咳，少白痰，一动就出热汗。

爷爷身体不适，吃药后不见好转，又到医院输液3天。之后极度畏寒怕冷，10多天白天黑夜无法入眠，烦躁不安，身痛，不思饮食、懒言、口渴、想喝水，有自杀倾向。舌淡苔白还有些腻。

奶奶主动找到自己的亲家，一名中医教授。想让中医教授建议一下他们应该吃些什么补药才能精神起来。中医教授告知他们现在绝对不能用补药，需要中药调理。欲开方时，泽楦请求中医能否给个机会来验证周老师教学成果是否有效（对于周老师推广的中医教学理念，朋友是深信不疑的）？因奶奶信任这位中医教授（患者信任医生这一点非常重要），请这位中医教授在此坐镇。在整个诊病过程中，这位中医前辈一直在严格审核把关我开的处方，故而才有我介入处方的机会。

其实泽楦提前就已给他们邮寄了感染新型冠状病毒预防方在家备用，但患者的情况还是比较严重。

爷爷外感疫毒重伤正气，故阳气皆虚怕冷、畏寒。受寒入里，故外寒伤正气致脾胃虚寒，无胃口。夜间体内阳气极虚，虚浮于外，无法入体，故无法睡眠，久病，口渴想喝水，疫重转化快，灼伤阴液。

奶奶不思饮食脾气虚，疲惫气虚，声音沙哑，气虚或受寒，没精神阳气虚，一动就出汗，阳气虚不固摄阴液。舌淡苔水腻。干咳少痰，阴虚，少白痰，气虚不化痰饮。

治则：温阳补气，散寒解表，健脾祛湿，除疫。

1 月 10 日晚上开方。

爷爷是阴液不足，输液过多，内热外寒。奶奶也非常严重。两个人都是阳虚重。

处方：回阳救命汤。

生姜丝 100g，大枣（去核）12 个，黄芪 180g，怀山药 90g，干姜 30g，龙骨 30g，牡蛎 30g，桂枝 20g，炒白芍 20g，炒白术 50g，防风 15g，炙甘草 30g，附子（单包）80g。3 剂。

注意：附子有毒，须先煮 90 分钟，先喝 1/10，适应再加量。服药期间出现腹泻或身体不舒服就停药。

因为在小县城，捡药不便，附片也不方便捡，故而前 3 剂药里的附片，是由恩师的预防方取量 60g 代之。为方便熬药避免药物混淆，两位老人同服 1 剂药。

熬药方法：7 大碗水熬 3 大碗药，2 人喝。以上处方先用冷水泡 30

分钟，龙骨与牡蛎单独用小袋装先熬。药开后熬 20 分钟。加入预防方 60g，继续熬 18 分钟（不超过 18 分钟），药一共熬 2 次。以上为第一次熬药。第二次加入开水，煮开，再改成中火煮 10 分钟。最后过滤。第一次熬好的药和第二次熬好的药混合在一起服用。

注意事项：1 剂药服用后，注意观察，适应后加量，可如茶饮，2 小时喝 1 次。喝完 1 剂后反馈舌象。在服药期间，忌冷水，忌吃生冷食物、鱼、海鲜等发物。服药期间，饮食宜清淡、易消化，每天一定配食热粥，注意保暖，效果明显。

1 月 12 日开始服药，喝药当如饮茶：奶奶仅是精神欠佳，舌苔有明显好转。爷爷喝了半天药后，开始咳嗽，吐白泡沫痰，怕冷状况稍好，开始主动说话。晚饭喝了 2 碗粥。精神比 11 日好了不少。1 小时起夜 1 次，口干，尿无色。大便正常。之前 10 多天无法入眠，晚上睡了 2 小时。

1 月 13 日：效不更方，继续服用。再捡 2 剂药。12 日的药未喝完，继续服用。药熬浓一点，每天 1 剂。每剂可以喝 3 次。如有剩余，3 小时喝 1 次。服药期间，尽量少食肉食，肉生痰寒，导致痰吐不出。加山药熬粥。休息好。

奶奶在服药次日精神多了，诉都好了，不用吃药了。

爷爷轻松些了，略口干，身上微痛。晚上又开始无法入睡。情绪反弹，精神不安。睡不着、怕冷、痛、烦躁，无胃口，又恢复以前的状态。想喝水，基本已经不咳，偶尔有一点白泡痰，口略苦。

奶奶有送爷爷去医院精神科接受治疗的想法。我建议泽楦劝奶奶不去医院，让他们不着急，病有恢复调理的过程是正常的。

1 月 14 日：爷爷单独服用第三剂没加附片的回阳救命汤（取消预防方），整个状况好转，情绪稳定多了，口不渴，有一点苦，仍怕冷重，偶尔痛，晚上睡了 4～5 小时。

奶奶继续喝原方加预防方。

1 月 15 日：为了尽快解决爷爷怕冷问题，制附子必不可少，嘱咐家人去市里买附子，效方不变，再用 3 剂回阳救命汤。

为了节省，捡 3 剂，熬第一次的给爷爷喝（爷爷病重），第二次的给奶奶喝（奶奶已经差不多痊愈，比喝开水好很多）。

1 月 15 日：奶奶拒绝喝药，坚持说自己已经好了，并告知早就在散步、购物、做生意了。

从 1 月 12 日开始服汤药期间，我叫他们每天 1 剂。但是他们偶尔是 2 天 1 剂。大概在 17 日，加了附片的药还未服完，爷爷未按医嘱，也早已在外散步、购物等，觉得自己已好，不愿再服药，恢复了之前的正常生活。

奶奶仅服用了 2 剂未添加附子的方子，就未再服用药方了，一嫌麻烦，二是觉得自己每天都有精力去做生意，做家务事，恢复正常了。泽楦本来希望乘机调理下爷爷奶奶一些基础病，可他们自觉已好，加之春节忙，也就算了。

看似精神病的老人就在几剂汤药调理中，恢复了正常生活，省钱又省事，安全又放心。

在这个过程中，这位老中医也同意我们的辨证思维及处方。

中医的复兴，是文化的复兴，恩师之愿：人人学医，家家无疾，身为国人何乐而不为。为了父母的健康，做儿女的都应觉醒，要学习用中医文化，做好儿女，识好医，才能帮助父母、亲人减轻疾苦，为社会带来安定。

（杜亚鸿）

医案 20：疫情放开后浑身无力食欲差 3 剂愈

2023 年，刚过完大年初六，南阳的患者，由其儿子及老伴带着来到漯河专程致谢。反馈自从用中药调理后，各方面都很好。他还说，由于家里经济条件不太好，1 剂中药喝完 1 天后，都舍不得倒，还会再反复熬几天当茶喝。听了着实让人觉有点心痛。

他老伴儿说：“这次疫情放开后，他也一直没有感染，只是最近几天感觉浑身无力，食欲也不太好。”

于是，拿出处方签开了周老师的回阳救命汤加减。

桂枝 45g，白芍 45g，生龙骨 20g，生牡蛎 20g，生黄芪 80g，白术 30g，防风 15g，怀山药 30g，附子 15g，炙甘草 30g，干姜 20g，大枣（去核）12 枚，生姜 25g。水煎服，每天 1 剂。

3 天后，收到微信回复："这次开的中药吃了 3 剂，精神好多了，饭也吃得多，谢谢你，真心谢谢你。"

正是：不管感染未感染，浑身无力食欲差，阳气大虚胃气弱，回阳救命加减效。

（刘宗强）

医案 21：疫情后人劳累小便失禁大便解不尽 6 剂愈

一位叫莲花的网友，68 岁。求诊。

自 2021 年疫情后，整个人很累，随时会排小便，去厕所排便时量又很少，一般不敢出门，甚至用上了尿不湿，晚上要去 10～20 次厕所，根本没法入睡，自己常感觉很羞愧。胃不好，不想吃东西，医生诊断为胃炎，大便常解不尽，也吃了很多药，但都没有解决问题。舌淡苔白水滑。

【综合辨证】久病阳气大虚不固，也不运化。

【确定治则】大补阳气，利水，养阴

【确定用药】回阳救命汤加茯苓、泽泻。

制附子（有毒，须先煮 90 分钟）80g，生黄芪 180g，干姜 30g，桂枝 20g，炒白芍 20g，炙甘草 30g，生龙骨 30g，生牡蛎 30g，炒白术 50g，防风 15g，怀山药 90g，生姜丝 50g，大枣（去核）12 枚，茯苓 30g，泽泻 30g。2 天 1 剂，连服 3 剂。

嘱：附子有毒必须先煮 90 分钟；第一顿先喝 1/10，身体适应再逐步加量多喝；如果出现腹泻或不适就减量或者停药。

用完 1 剂后反馈：晚上 1～2 小时小便 1 次，当晚居然睡了 4～5 小时，3 剂用完后基本不累，每晚小便次数 3～4 次。可以回到团队带队了，很是开心。后来又效不更方，抓了 3 剂，现在身体很不错。

（杜亚鸿）

医案 22：感染新型冠状病毒后头痛怕风改粉剂亦效

2022 年 12 月 21 日，张丽君老师微信求诊。

患者，女，感染新型冠状病毒 8 天，现身体有时稍感觉冷，主要感觉头怕风，冷，整头痛，七窍不灵通，咳嗽，双耳嗡嗡，口稍渴，不想喝热水。过去本身头上就循环不好，头痛。双嘴唇发暗，舌中间多裂纹，平时颈椎病严重。舌淡嫩苔白。

【确定方药】回阳救命汤加麻黄、葛根。

麻黄 15g，葛根 40g，附子（有毒，须先煮 90 分钟）120g，生黄芪 180g，干姜 30g，桂枝 50g，炒白芍 50g，炙甘草 30g，生龙骨 30g，生牡蛎 30g，炒白术 50g，防风 15g，怀山药 90g，生姜丝 50g，大枣（去核）12 枚。每天 1 剂，连服 3 剂。

【效果反馈】2023 年 1 月 26 日，回访后得知张老师将汤药改成粉剂服用，并反馈：现在还有头及全身筋不好，这是感染新型冠状病毒前就有的症状，把药打粉，早上和晚上各喝一种，感觉能正常生活，春节停药 1 天，感觉背上胀痛，准备等几天熬汤药再喝。

2023 年 2 月 16 日，张丽君老师发来服用汤药后反馈：现在熬药喝第三剂，1 剂药喝 3 天，喝多时会口干，整体效果不错，现在头上症状还是明显，中脘部痞块也明显，但较原来有好转，舌细小裂纹增多，大便 2 天 1 次，不爽快，成形，不干。

因为见效了，所以在前方基础上增加莪术 120g，生黄芪加到 240g。

麻黄 15g，葛根 40g，制附子（有毒，须先煮 90 分钟）120g，生黄芪 240g，生莪术 120g，干姜 30g，桂枝 50g，炒白芍 50g，炙甘草 30g，生龙骨 30g，生牡蛎 30g，炒白术 50g，防风 15g，怀山药 90g，生姜丝 50g，大枣（去核）12 枚。每天 1 剂，连服 3 剂。

医案 23：感染新型冠状病毒后没精神没力气 3 剂效

2023 年 1 月 14 日，一位微信名叫“从此生活再无光明”的网友替其母亲求诊。

患者，女。12 月 27 日感染新型冠状病毒，高热腹泻。这段时间好了，但是人一点精神都没有，说话没力气，气短咳嗽，起夜多，容易醒。舌胖大而湿润，苔白而厚。说话走路看起来没有一点精神，脸色也差。

【确定方药】制附子（有毒，须先煮 90 分钟）80g，生黄芪 180g，干姜 30g，桂枝 20g，炒白芍 20g，炙甘草 30g，生龙骨 30g，生牡蛎 30g，炒白术 50g，防风 15g，怀山药 90g，生姜丝 50g，大枣（去核）12 枚。每天 1 剂，连服 3 剂。

【效果反馈】2023 年 2 月 18 日，“从此生活再无光明”发来反馈信息：抓了 2 次药，效果的确很明显。没喝之前肚子感觉总有气顶着，不想吃饭，喝了 3 剂后肚子就好多了。后来又抓了 1 次，脸色看着好了很多。

医案 24：感染新型冠状病毒后眩晕症呕吐 3 剂愈

2023 年 1 月 23 日，何泽俊老师替其丈夫求诊。

患者，男。回老家过年，初一按传统礼仪到祠堂祭拜祖先，患者一直没有在比较安静的氛围中生活过，这次住的房子就在祠堂旁边 50 米。早上起床去祠堂拜祖先时因为人多，爆竹声吵得头晕呕吐，回来躺床上起床后都没有方向感。舌头比较厚，嘴唇四周发黑，眼眶也发黑，脸色发黄，精神状态非常不好，找了医生，诊断为眩晕症，其他没什么大碍，打了两针，足足睡了 12 小时才好点。今天早晨起来能自理洗漱，还是浑身没有力气。

昨天发热也怕冷，今天不发热了也不冷。躺床上，血压 145/88mmHg。头部聪门有 2 个凹陷的窝，一劳累或心情焦虑就头痛，就按压那 2 个凹陷的窝。舌淡嫩，苔白中间略厚。

【确定方药】制附子（有毒，须先煮 90 分钟）80g，生黄芪 180g，干姜 30g，桂枝 20g，炒白芍 20g，炙甘草 30g，生龙骨 30g，生牡蛎 30g，炒白术 50g，防风 15g，怀山药 90g，生姜丝 50g，大枣（去核）12 枚。每天 1 剂。

【效果反馈】2023 年 2 月 19 日，何泽俊老师发来反馈信息：吃了药后，头不晕了，但还是会失眠，每天晚上 11 点多睡觉，凌晨 3 点多就醒，然后就睡不着了，到早上 7 点又很累不想起，显得憔悴。

嘱：加麦芽糖 100g 接着服用。

医案 25：感染新型冠状病毒后心肝肾衰肺感染 20 剂后康复

程某，女，78 岁。2023 年 1 月 8 日求诊。

感染新型冠状病毒后在医院住院治疗半月余，昨日出院。医院诊断为心力衰竭，肝肾衰，肺部感染。出院时，患者在床上睡着，由女儿将其从床上拉起。人乏力纳差、心慌，有时汗出，有时犯迷糊，语言错乱，舌暗红，苔白腻，舌下脉络瘀曲，六脉沉弱无力。

【确定方药】回阳救命汤。

制附片（有毒，须先煮 90 分钟）50g，黄芪 120g，干姜 20g，桂枝 20g，炒白芍 20g，炙甘草 20g，生龙骨、生牡蛎各 20g，炒白术 30g，防风 9g，怀山药 60g，生姜 10g，大枣 12 枚。3 剂。

【效果反馈】2023 年 1 月 12 日早上 7 点，其女来电反馈：患者吃药后很舒服，想再开几剂。

上方共服药 20 剂，现在没事了，能独自来门诊找我诊疗了。

（邓　硕）

医案 26：感染新型冠状病毒后的病症和痛风一起治

患者，男，56 岁。

患者是我孩子的姑父。自 2016 年痛风严重，到处找中西医治疗都没解决问题，今年过年听家人讲我了解一点中医，就问我，中医有没有办法治痛风？我很肯定地告诉他，只要对证就有方药。于是，在 2023 年 2 月 6 日电话找我开药。

自从去年冬天感染新型冠状病毒后，乏力，易困，头晕，手脚冰凉，手肘、大手拇指关节处、脚踝、腿痛，手上的工作还要坚持做完，深夜加班，劳累后疼痛加重。吃了药，但中西药均无效，这几个月没胃口，一点东西也不想吃，痛了就睡不好，胸闷，咳嗽，喉有白痰。每年冬天痛得最严重，夏天好些。小便正常，大便也算正常。舌淡苔白。

【446 辨证】“自 2016 年痛风严重”，久病，气虚。“劳累后疼痛加重，头晕”，气虚。“手脚冰凉，乏力，每年冬天痛得最严重”，阳气虚。“感染新型冠状病毒后几个月都没胃口”，脾胃阳气虚。“胸闷”，阳气虚不温养，或久病心情不好有气滞。“咳嗽”，阳气虚不化痰饮加外感。“脚踝、手肘痛”，阳气虚不温煦肢体，尤其关节得不到濡养。

【确定治则】温阳补气，健脾燥湿，散寒除疫。

【确定方药】回阳救命汤加味。

附子（有毒，须先煮 90 分钟）80g，生黄芪 180g，干姜 30g，桂枝 20g，炒白芍 45g，炙甘草 30g，生龙骨 30g，生牡蛎 30g，炒白术 50g，防风 15g，怀山药 90g，生姜丝 50g，大枣（去核）12 枚，杏仁（去尖）15g，枳实 15g，厚朴 10g，葛根 40g，麻黄 10g。3 剂。

【效果反馈】用药 1 剂后，手上痛减轻了，咳嗽也减轻了，有力气了，3 剂药用完直到现在，痛风处不痛了，胃口也好了，胸部舒服了，整个人也精神了。

恩师的 3 剂回阳救命汤还能治 7 年多的痛风，真是不可思议！

（杜亚鸿）

医案 27：感染新型冠状病毒后夜尿七八次 3 剂大效

刚过完春节，一女患者前来针灸埋线，主要治疗不宁腿综合征。做完埋线后，让我给她号脉，想调理一下夜尿频数的问题。

患者，女，42 岁。面色萎黄，脉略沉迟。自感染新型冠状病毒退热后，夜尿频数，每晚要起来小便七八次，严重影响睡眠。

根据“四虚四实六外感”理论：脉沉，多为里证，多为阳虚，脉迟为寒，且患者没有内热的指征，大概是因为感染新型冠状病毒后发热时用寒凉泻下的药物伤了阳气，且又是感染新型冠状病毒以后出现的临床症状，心里马上就有了主意。

提笔开了周老师的验方：回阳救命汤。

附子 15g，桂枝 45g，白芍 45g，生龙骨 20g，生牡蛎 20g，干姜 20g，炙甘草 30g，怀山药 30g，黄芪 80g，炒白术 20g，防风 15g，生姜

25g，大枣 12 枚。3 剂，水煎服，每天 1 剂。

20 天后，患者再次前来埋线，巩固治疗不宁腿综合征时反馈：上次开的药方非常管用，喝了 3 剂后，晚上基本不再起夜，只是偶尔还会有 2～3 次，想再喝几剂巩固。

总结：周师之临床验方，实为专病专方。我常把它视为镇店之宝，临床上只要通过四四六辨证与病机相符，则无须考虑其症状变化万千，针对病机，选择与之相对应验方，甚至无须加减，照方抓药也能取得很好的效果。

（刘宗强）

医案 28：感染新型冠状病毒后咳嗽 5 个月 6 剂药愈

翁某，女，46 岁。2023 年 2 月 16 日就诊。

感染新型冠状病毒后咳嗽至今 5 个多月，吃过中西药，输过液，吃药后好点，不吃药就又咳嗽，无法治愈。找了很多有名的中医，后听厂里的一位同事介绍，遂来我处就诊。

舌淡苔水滑，脉沉弱，咳嗽不止。

直接用了周老师的回阳救命汤加减。

生黄芪 180g，蒸附片 50g，干姜 30g，炙甘草 30g，桂枝 20g，炒白芍 20g，生龙骨 50g，生牡蛎 50g，防风 15g，炒白术 30g，山药 100g，生姜丝 100g，大枣 12 枚，杏仁 20g，厚朴 20g，茯苓 60g，五味子 12g，细辛 10g，紫菀 30g，款冬花 15g，乌梅 12g。3 剂，每天 1 剂，每剂 3 次。

疗效反馈：吃完 3 剂药后，咳嗽减轻 80%，又原方抓了 3 剂，每剂药吃 2 天，现已痊愈。

回阳救命汤的运用体会：我运用周老师的回阳救命汤治好我老婆感染新型冠状病毒后的咳嗽。咳嗽好了头痛，又用回阳救命汤加川芎、白芷、菊花。又遇到一腰痛患者，用回阳救命汤加杜仲、桑寄生、川续断，都是 3 剂而愈。

感谢老师辛苦付出，创造了这么好的良方。构思精密，安全有效。

（杨晓辉）

医案29：素患肝病感染新型冠状病毒后右胁胀刺痛无法入睡1剂效3剂消

患者，男，52岁。2023年4月11日电话求诊。

自读初中三年级时，就患黄疸肝炎，至给我电话时，右侧内胁在偏内点胀、刺痛，每到冬季和深夜加重。各大医院都检查过，但没有查出具体原因。尤其去年感染新型冠状病毒后，痛处加重，严重时，睡着痛醒不能再睡。其他都正常。舌体偏青老，苔白腻，常有水疱。

【446辨证】“久病”，阳气虚。“冬季和深夜加重”，阳气虚。“舌体偏青”，有瘀堵，或寒，“苔白腻”，有陈寒湿，阳气虚不运化水饮。

【确定治则】补气升阳，散寒祛温，理气去瘀。

【确定方药】回阳救命汤加味。

附子（有毒，须先煮90分钟）80g，生黄芪180g，莪术90g，干姜30g，桂枝20g，炒白芍20g，炙甘草30g，生龙骨30g，生牡蛎30g，炒白术50g，防风15g，怀山药90g，生姜丝50g，大枣（去核）12枚，赤小豆60g，枳壳20g，厚朴10g，枳实15g。水煮服用，每天1剂。

【效果反馈】服药当晚夜间疼痛消失，继续服完3剂，痊愈。为了巩固疗效，继用3剂桂枝汤加味。

桂枝20g，炒白芍40g，炙甘草20g，大枣（去核）12枚，生姜30g，枸杞30g，菟丝子30g，生黄芪120g，怀山药（捣碎）60g。

3剂后，身体很好，很开心。

（杜亚鸿）

医案30：肺气肿腰痛服两方无效照搬杜老师药方1碗效

2023年5月16日，一位广西西宁的朋友替其母亲求诊。

患者，女，70岁。咳嗽5天，有黏痰，无力，怕冷，口干不苦，食欲不佳，腰痛，只想躺着，躺久后背骨痛，昨天发热，服了退热药，今日体温正常，大便量少不硬。舌胖大略红苔白厚。以前医生开的药方：紫苏子15g，半夏15g，炙甘草12g，前胡6g，厚朴6g，当归9g，肉桂5g，陈皮9g，大枣5枚，防风10g，生姜3片。这是第一次开的。

附子（先煎）10g，桂枝 10g，白芍 10g，炙甘草 6g，杏仁 10g，桔梗 10g，大枣 6 枚，生姜 30g，羌活 15g，防风 15g，白术 15g，茯苓 15g。这是第二次开的。

第一剂的中药没有效，第二剂喝了挺好，没那么难受也没那么咳，第三剂接着喝就没有效果了。

影像学检查报告单显示：①右肺中叶及两肺下叶肺气肿。②左肺下叶炎症。③两肺少许实性结节，考虑炎性结节。④主动脉、冠脉硬化。附：甲状腺右叶结节。

【确定方药】我一看其病机符合杜亚鸿老师发的肝病感染新型冠状病毒后的医案病机，于是让其原方服用。

附子（有毒，须先煮 90 分钟）80g，生黄芪 180g，莪术 90g，干姜 30g，桂枝 20g，炒白芍 20g，炙甘草 30g，生龙骨 30g，生牡蛎 30g，炒白术 50g，防风 15g，怀山药 90g，生姜丝 50g，大枣（去核）12 枚，赤小豆 60g，枳壳 20g，厚朴 10g，枳实 15g。水煮服用，每天 1 剂。

【效果反馈】2023 年 5 月 16 日，朋友发来反馈信息：昨晚喝了小半碗就睡觉了，睡得很好，早上精神了很多，现在有些力气了，腰也不怎么痛了，整体效果很好，感谢老师。

正是：两患两医同一方，自古成功三要素，识得病机照方用，若能优化楼上楼，大心推广施天下。

2023 年 5 月 20 日，朋友反馈：患者出现脚趾痉挛，痰黏难咳总黏在喉咙，晚上睡不着。

改方：附子（有毒，须先煮 90 分钟）80g，生黄芪 180g，姜半夏 30g，陈皮 20g，干姜 30g，桂枝 20g，炒白芍 60g，炙甘草 30g，生龙骨 30g，生牡蛎 30g，炒白术 50g，防风 15g，怀山药 90g，生姜丝 50g，大枣（去核）12 枚，赤小豆 60g，枳壳 20g，厚朴 10g，枳实 15g。水煮服用，每天 1 剂。

2023 年 5 月 24 日，朋友发来反馈信息：患者好得差不多了，不咳，也可以走来走去了，脚也不抽筋了，腰不怎么痛了，现在感觉喉咙有点痰黏着，口干但不苦，手、肩膀痛，头晕胀。头晕胀原本就有，平常能受得了就不管，如果发作太难受了就开中药喝，但是一直都解决不了，只能缓解。

我：吃药后，头晕胀比吃药前减轻吗？

朋友：有减轻，以前一天都是晕胀痛，现在是早上起床晕胀痛，一直以来头晕胀痛都是在头顶位置。以前头晕胀痛发作之前都是头顶先出现胀痛要用指甲去掐，胀胀得没什么感觉。

我：栀子 15g，附子（有毒，须先煮 90 分钟）80g，生黄芪 240g，姜半夏 30g，陈皮 20g，干姜 30g，桂枝 20g，炒白芍 60g，炙甘草 30g，生龙骨 30g，生牡蛎 30g，炒白术 50g，防风 15g，怀山药 90g，生姜丝 50g，大枣（去核）12 枚，赤小豆 60g，枳壳 20g，厚朴 10g，枳实 15g。水煮服用，每天 1 剂。

朋友：以前发作就不敢下床或者走路。我之前一直辨证为厥阴肝经的问题，刚开始有点用，到后面就没有用，这个头晕的问题一直解决不了。

我：厥阴属于一部分，整体是阳气虚，非一经可以解决。

朋友：整体阳气虚引起厥阴问题，所以主方向为治疗阳气虚，厥阴问题就会解决，我这样理解对吗？老师。

我：对！

医案 31：感染新型冠状病毒后乏力汗出睡眠不好 3 剂效

2022 年 12 月 17 日，内蒙古的孔医生求诊。

患者，感染新型冠状病毒后身体一直都是虚的，无力，总觉得累，手脚发热，手心汗出，阴囊潮湿严重，睡眠特别不好，一吃饭头就汗出，运动汗出多在背后，舌苔厚白，但舌体鲜红，大便不成形，两肋痛。

【确定方药】回阳救命汤原方。

附子（有毒，须先煮 90 分钟）80g，生黄芪 180g，干姜 30g，桂枝 20g，炒白芍 20g，炙甘草 30g，生龙骨 30g，生牡蛎 30g，炒白术 50g，防风 15g，怀山药 90g，生姜丝 50g，大枣（去核）12 枚。每天 1 剂，连服 3 剂。

【效果反馈】2023 年 5 月 16 日，孔医生反馈：吃完药后，两肋痛有明显的改善，汗出少了，大便正常，舌体也变淡红了。

医案 32：感染新型冠状病毒后胸闷诸药无效 3 剂回阳救命汤痊愈

患者，女，58 岁。

6 月 1 日，朋友刘主任打电话说他妈妈在浙江感染新型冠状病毒后 2 个多月，身体无力，睡眠差，胸闷气短，怕冷梦多，走路吃力，在当地医院输液 12 天无效。又在当地医院中医科开中药 14 剂，服药后症状没有好转。舌淡苔白胖大，有齿痕，舌面水滑。

【确定方药】回阳救命汤加减。

黄芪 180g，桂枝 20g，炙甘草 30g，干姜 30g，生龙骨 30g，炒白术 50g，防风 15g，生牡蛎 30g，炒白芍 20g，怀山药 90g，生姜丝 50g，大枣（去核）12 枚，附子（有毒，须先煮 90 分钟）30g。3 剂。

【效果反馈】几天后电话反馈：喝了 3 剂药后，身体不适的症状全部痊愈。3 剂药解决了大问题。

（贾兴友）

医案 33：感染新型冠状病毒后肺癌两人两病同服一方速效

2023 年 6 月 29 日，张春燕老师在学员群里发来反馈信息。

分享一个近期医案，有位朋友感染新型冠状病毒后，后遗心慌头痛乏力，非常严重，刚学经方，胆小试开回阳救命汤（用的蒸附子）让先买 3 剂，严格按周老师教的方法让其服用，2 剂配合针灸治疗后，愈。

正好其老家父亲肺癌晚期已不能吃饭，开始准备后事，考虑都是病后病久虚证，嘱剩 1 剂给其父亲服用，服 1 剂后其父竟然能吃饭了，有精神了，内心又燃起了重生的希望。现继服，一天天越来越好！

此次试开，真正体会到周老师回阳救命汤的名称含义：果真是回阳救命！

感谢周老师的传承传授，让大家受益离苦，吾辈当好好珍惜跟周老师认真学习。

附其父亲服用方：附子（有毒，须先煮90分钟）80g，生黄芪180g，干姜30g，桂枝20g，炒白芍20g，炙甘草30g，生龙骨30g，生牡蛎30g，炒白术50g，防风15g，怀山药90g，生姜丝50g，大枣(去核)12枚。其朋友加了葛根60g。每天1剂，连服3剂。

医案34：感染新型冠状病毒后腿抽筋2剂愈

2023年7月8日，李秀英老师求诊。

上次感染新型冠状病毒后，喝了开的回阳救命汤，才3剂就痊愈了。可就是有痰堵于喉咙里，总吐不完，且这两天每晚脚都在抽筋，一到晚上12点多就开始脚部抽筋，抽得脚都要弯硬，要有人不断的拉、捏才好一点，可过半小时又要发作1次，一直到夜里3点多才好一点。每到晚上胃就感觉很热，12点后就感觉胃里好像有开水一样，睡不着觉，很难受。舌淡略青紫，苔白而湿润。

【确定方药】回阳救命汤去怀山药，加生石膏，并重用生白芍。

生石膏60g，生白芍60g，附子（有毒，须先煮90分钟）80g，生黄芪180g，干姜30g，桂枝20g，炒白芍20g，炙甘草30g，生龙骨30g，生牡蛎30g，炒白术50g，防风15g，生姜丝50g，大枣（去核）12枚，葛根60g。每天1剂，连服3剂。

【效果反馈】2023年7月16日，李老师发来反馈信息：吃了开的药，2剂后脚抽筋就全好了，真是太神奇了。只是胃还不行，还是灼热得很，特别是夜间，胃里好像有热水在烧。全身疼痛，好像蚂蚁咬，皮肤干燥、涩，手脚天热就热冬天就冷，很难受。早起口苦，平时吃饭过一两个小时又感饿，但又吃不多，总感觉肚子空空，全身没力气，尿有点黄，大便正常，于是，将新冠退热方加味治胃病的方子发了过去。

附子（有毒，须先煮90分钟）30g，麻黄10g，生黄芪120g，茯苓60g，柴胡40g，黄芩15g，姜半夏30g，党参30g，生姜丝30g，大枣(去核）12枚，炙甘草30g，桂枝20g，炒白芍20g，苍术20g，生石膏30g，饴糖15g。服用3剂看看，饴糖就用麦芽糖。

2023年7月18日，李老师发来反馈信息：1剂药方，喝了2天，有腹胀感，喝完半小时后就有这种现象，特别是晚上，喝了药，睡在床上就感觉很胀，窜不过来气，得 2 小时左右才好点，且大便有点紧硬，其他没变化，买了 3 剂，只煮 1 剂。

我：胃还热不热?

李老师：还热，但轻了些。

我：去掉麦芽糖和附子、麻黄，再服用看看。

7 月 28 日，李老师发来反馈信息：又喝了 3 剂，好多了，现在胃没有热气腾腾的感觉了，白天也不胀气了，但晚上刚躺下，就有一鼓气往上胀，不太好睡，翻来覆去一两个小时才能睡，平时也感觉气短，但气短已经有好几年了。

我：厚朴 30g，炒枳实 30g，生姜 30g，半夏 30g，炙甘草 30g，人参 10g，栀子 15g，淡豆豉 30g。水煮服用，每天 1 剂，吃 3 剂看看。

2023 年 8 月 2 日，李老师发来反馈信息：喝 2 剂药，几乎好了，还有 1 剂，还要继续喝吗?

我：把那 1 剂喝完。

李老师：真是太谢谢您啦，几年来的气胀不好睡，这几天睡好了。

医案 35：感染新型冠状病毒后胸口闷堵咳嗽有痰 3 剂效

2023 年 8 月 25 日，一位叫赵文思的患者发来医院诊断并求诊。

门诊诊断为肺炎，出院主要诊断为双侧肺炎。其他诊断为支气管扩张，室性期前收缩，房性期前收缩，慢性胃炎，乳房结节。意见：双肺下叶炎症，左肺下叶支气管稍扩张；右肺中叶条索灶。

患者自诉，6 月份再次感染新型冠状病毒后，现在总时不时感觉胸口特别闷，堵得慌，咳嗽并伴有痰，有时黄痰，有时清痰。现在医生建议吃抗生素、头孢类，暂时没吃其他药。舌淡胖大前端略红，苔白上有浮黄，舌中有裂纹。

【确定方药】回阳救命汤、栀子豆豉汤合方加陈皮、生石膏。

陈皮 30g，栀子 15g，淡豆豉 30g，生石膏 120g，附子（有毒，须先煮 90 分钟）80g，生黄芪 180g，干姜 30g，桂枝 20g，炒白芍 20g，炙甘草 30g，生龙骨 30g，生牡蛎 30g，炒白术 50g，防风 15g，怀山药 90g，生姜丝 50g，大枣（去核）12 枚。每天 1 剂，连服 3 剂。

【效果反馈】2023 年 9 月 2 日，患者反馈：开的 3 剂药已经吃完了，现在胸口不太堵了，偶尔下午有一点感觉。咳嗽、痰也少了很多，白痰里包一点黄痰，晚上入睡比较困难，有点燥热，舌前端的略红、舌苔上的浮黄消失。

于是让其在煮好的药汁里兑入麦芽糖 100g，接着服用。

医案 36：感染新型冠状病毒后耳鸣 5 剂消失

2023 年 12 月 28 日，陈金凤老师发来求诊信息。

患者，女，80 多岁。这两天严重失眠，彻夜不眠。之前感染新型冠状病毒后耳鸣耳聋，服用 5 剂回阳救命汤加减后效果不错，耳鸣消失，耳聋也有所减轻。

这次主要是失眠，喝药无效，进而影响食欲，不想吃饭，心脏病也加重了，烦躁不安，2 天没有解大便了。舌淡湿润两边略红，苔白而湿。

于是，我将柴胡桂枝汤加芪苓膏加味发了过去。

栀子 15g，淡豆豉 30g，生黄芪 80g，茯苓 60g，柴胡 40g，黄芩 15g，姜半夏 30g，党参 30g，桂枝 30g，炒白芍 20g，炙甘草 30g，杏仁 20g，厚朴 20g，石膏 90g，生姜 30g，大枣 12 枚，苍术 10g，生大黄 9g。水煮服用，每天 1 剂，吃 3 剂看看。

嘱：腹泻则减量，去掉生大黄。

医案 37：感染新型冠状病毒后先低热后头晕眼昏 3 剂效

2023 年 10 月 6 日，大学校友赵同学为爷爷求诊。

患者，男，70 岁。自从感染新型冠状病毒后血压一直有点高，收缩压有时候能到 140mmHg。医院开的降压药吃了没什么作用。头晕眼昏，大概是 4 月份发现血压高的，4 月之前一直低热。舌淡苔白滑润。头部 CT 显示没问题。

【确定方药】回阳救命汤加葛根。

葛根 40g，附子（有毒，须先煮 90 分钟）80g，生黄芪 180g，干姜 30g，桂枝 20g，炒白芍 20g，炙甘草 30g，生龙骨 30g，生牡蛎 30g，炒白术 50g，防风 15g，怀山药 90g，生姜丝 50g，大枣（去核）12 枚。每天 1 剂，连服 3 剂。

【效果反馈】赵同学反馈：抓药时，药店说附子有点量大，能不能少抓点附子。

我：减量到 60g。

3 天后，赵同学反馈：今天差不多喝完了，有点腹泻，爷爷说头不晕了，好多了。

我：腹泻后难受吗？不难受就没事。

赵同学：不难受。

我：药是大热的，身体内比较寒，一热一冷就会腹泻。能拉出来，排排寒气更好。只要拉完没有感觉难受就可以。

赵同学：爷爷最近可轻松了，应该是药起作用了。

我又看了下舌苔不湿润偏粗糙，于是让其附子减到 30g，再喝 2 剂。

（本　空）

医案 38：感染新型冠状病毒后半年多疲劳低热 3 剂效

2023 年 9 月 15 日，一位微信名叫 Z 颖的网友求诊。

Z 颖：距离第二次感染新型冠状病毒半年多，经常低热，刚开始是隔 2 周多，体温在 37.5℃以内，也没有很在意，大多是下午发热，尤其是没有午休的话，下午就开始低热头痛。期间关节也一直不太好，肘关节疼痛，到后来手腕不舒适（这个是旧患），现在手指也不舒适。到 9 月，开始低热 5 天，最高体温 38.1℃，热退不下，遂住院检查，检查结果也都比较正常。出院后上班第一天（9 月 13 日）又开始发热，9 月 14 日晚吃退热药，9 月 15 日又开始发热，38℃左右，现在也还没退热。发热症状就是头晕头痛。只要一疲劳就发热。舌淡瘦舌尖与舌前半边缘偏红苔白湿滑。会不会是更年期导致的呢？

我：感染新型冠状病毒导致。

于是，将回阳救命汤加柴胡、黄芩、党参、生石膏、生地黄、葛根发了过去。

柴胡 40g，黄芩 15g，党参 30g，生石膏 30g，生地黄 100g，葛根 40g，附子（有毒，须先煮 90 分钟）80g，生黄芪 180g，干姜 30g，桂枝 20g，炒白芍 20g，炙甘草 30g，生龙骨 30g，生牡蛎 30g，炒白术 50g，防风 15g，怀山药 90g，生姜丝 50g，大枣（去核）12 枚。每天 1 剂，连服 3 剂。

Z 颖：要注意什么吗？

我：不要劳累，不要受寒，不要吃太油腻和寒凉的食物。抓紧服药。

Z 颖：对了，周老师我一到下午眼睛就睁不开，也感觉上不来气，说话也没力气，这个要加什么药吗？

我：不用加。

2023 年 10 月 14 日，患者发来反馈信息：上次喝完药后好多了，吃了 3 剂药，后来就没有发热了。

医案 39：甲流后四肢逆冷头晕用药

2023 年 4 月 20 日，陈继珍老师发来回阳救命汤加味方和反馈信息。

附子（有毒，须先煮 90 分钟）80g，生黄芪 180g，干姜 30g，桂枝 20g，炒白芍 30g，炙甘草 30g，生龙骨 30g，生牡蛎 30g，生白术 50g，防风 15g，怀山药 90g，生姜丝 50g，大枣（去核）12 枚，泽泻 20g，当归 20g。

患者，陈继珍老师父亲。2023 年春天，感染甲型流感病毒（简称甲流），平常也有四肢逆冷的现象，但是感染甲流后，越发严重，指甲盖都冻得不行，后来就吃了 5 剂回阳救命汤加味方。之前有高血压头晕，头发昏，现在头不晕，腿也有力，四肢畏冷的现象好了很多。但现在晚上睡觉的时候，就会咳一阵，咳出来痰是白色的，嗓子里有鸡鸣的声音。

左胳膊有脉动，前天开始痛，血管挺粗。饭量一直挺好的，睡眠也挺好的，但有脑血管病家族史，之前摔过 2 次，虽然没有遗留下疾病，但是感觉嘴、左腿有些无力，也不僵硬，说话正常，也没有流口水，记忆力没有下降。

我：在原方基础上去当归，加杏仁 20g，厚朴 20g，姜半夏 30g，柴胡 30g，炒枳实 30g。

医案 40：疑感染乙流病毒肋肩胛掣痛 1 剂明显好转

龙某，主诉右肋痛兼右肩胛下掣痛 2 天，鼻塞，昨夜加重。疑外出运动后感染乙型流感病毒，舌头白腻明显，舌两侧肝胆区有牙印。

【综合辨证】阳气虚，感受寒毒，直入厥阴，寒湿瘀堵，不通则痛。

【确定治则】大补元阳，温经散寒，疏肝解郁，活血化瘀。

【确定方药】回阳救命汤合四逆散、金铃子散，加莪术。

附子（有毒，须先煮 90 分钟）80g，生黄芪 180g，干姜 30g，桂枝 20g，炒白芍 20g，炙甘草 30g，生龙骨 30g，生牡蛎 30g，炒白术 50g，防风 15g，怀山药 90g，生姜丝 50g，大枣（去核）12 枚，生莪术 90g，柴胡 30g，枳实 30g，甘草 30g，延胡索 25g，川楝子 15g。每天 1 剂，连服 3 剂。

嘱：附子有毒必须先煮 90 分钟；第一顿先喝 1/10，身体适应再逐步加量多喝；如果出现腹泻或不适就减量或者停药。

【效果反馈】只服 1 剂，患者症状已明显好转。感谢周老师的教学体系，造福苍生，功德无量。

（农富翔）

（二）验方医案提要总结与应用思路拓展

本方的医案提要和总结请读者按前文的思路自行填写，以锻炼大家主动学习的能力。

中国科学技术出版社医学分社中医书目

ISBN	书　名	作、译者	出版日期	定价（元）
名家名作				
978-7-5046-7359-6	朱良春精方治验实录	朱建平	2017.1	35.00
978-7-5046-8287-1	柴松岩妇科思辨经验录：精华典藏版	滕秀香	2019.5	68.00
978-7-5046-8136-2	印会河脏腑辨证带教录	徐远	2019.1	35.00
978-7-5046-8137-9	印会河理法方药带教录	徐远	2019.1	35.00
978-7-5046-7209-4	王光宇精准脉诊带教录	王光宇	2016.12	29.50
978-7-5046-8064-8	王光宇诊治癌症带教录	王光宇	2018.8	35.00
978-7-5046-8508-7	胡思荣精选病案辨析录	胡思荣	2020.1	35.00
978-7-5046-7507-1	胡思荣中医临床带教录	左明晏，许从莲	2017.5	29.50
978-7-5046-7569-9	李济仁痹证通论	李济仁，仝小林	2018.1	29.50
978-7-5046-7969-7	陈国权八法验案：经方临证要旨	陈国权	2018.5	35.00
978-7-5046-8303-8	陈国权经方临证要旨：妇科五官科男科辨治经验	陈国权	2019.8	38.00
978-7-5046-8168-3	张秀勤全息经络刮痧美容（典藏版）	张秀勤，王振山	2018.10	98.00
978-7-5046-7651-1	吴中朝师承随诊录	王兵，张宁	2018.2	29.50
978-7-5046-8818-7	马派中医传薪	马有度	2020.1	58.00
978-7-5046-8156-0	马派中医传承	马有度	2018.10	48.00
978-7-5046-9267-2	承淡安针灸师承录（典藏版）	承淡安	2022.1	38.00
978-7-5046-9266-5	承淡安子午流注针法（典藏版）	承淡安	2022.1	38.00